医院护理人员应对新发传染病防控技术与案例分析

马　慧　王海英　刘运喜　主编

科学出版社

北京

内 容 简 介

本书阐述了医院护理人员应对新发传染病的新兴防控技术，运用大数据等技术进行临床护理防控，并系统介绍了新发传染病的种类、特点与防控影响因素，疫情分级及防护和患者收治，应急处置与管理，手卫生等常规防控技术等。通过新发传染病防控案例分析，深入探讨真实情景下的各种防控要素，帮助读者学习相关知识和拓展思维。

本书适用于护理专业人员、临床医学专业人员、卫生技术人员、对传染病防控技术感兴趣的读者，是一本实操性较强的参考书。

图书在版编目（CIP）数据

医院护理人员应对新发传染病防控技术与案例分析 / 马慧，王海英，刘运喜主编. --北京：科学出版社，2024. 6. --ISBN 978-7-03-078727-9

Ⅰ．R183

中国国家版本馆 CIP 数据核字第 2024P0V458 号

责任编辑：丁慧颖 / 责任校对：张小霞
责任印制：肖　兴 / 封面设计：龙　岩

科 学 出 版 社 出版

北京东黄城根北街 16 号
邮政编码：100717
http://www.sciencep.com

天津市新科印刷有限公司印刷
科学出版社发行　各地新华书店经销

*

2024 年 6 月第 一 版　开本：787×1092　1/16
2024 年 6 月第一次印刷　印张：13
字数：294 000
定价：98.00 元
（如有印装质量问题，我社负责调换）

《医院护理人员应对新发传染病防控技术与案例分析》
编写人员

主　　编　马　慧　王海英　刘运喜

副 主 编　杨　滢　支　晨　朱　敏

　　　　　肖红菊　张艳燕

编　　者　（按姓氏汉语拼音排序）

陈典洁　李　航　李敏烨

刘运喜　马　慧　马正文

孟　萌　施华丽　史　瑶

宋　敏　王海英　伍　琳

肖芳林　肖红菊　徐　艳

杨　凡　杨　滢　姚奕婷

张艳燕　张真真　赵燕祥

支　晨　朱　敏

前　言

　　新发传染病具有传播能力强、传播速度快、感染范围广、感染危害大的特点,给全球公共卫生带来沉重的负担。1918 年流感大流行导致超 5000 万人死亡,在过去的几十年,严重急性呼吸综合征、H1N1 流感、中东呼吸综合征、人感染 H7N9 禽流感及新型冠状病毒感染等新发传染病在各个国家乃至全球肆虐,严重影响人类健康和社会稳定。

　　随着新发传染病监测预警技术的快速发展和防控救护模式迭代更新,新发传染病护理工作的内涵和外延都在向多学科协作方向发展,医院护理人员防控救护的综合水平亟待提高。健全完整、系统、有效、科学的新发传染病护理应急处置方案,以保障护理质量和护理安全,并促进新发传染病护理防控工作的有序开展,使新发传染病防控救护工作更加专业化、标准化、规范化。

　　本书编写中根据新发传染病防控救护的实际需要,从新发传染病定义、预防控制策略、护理人员防控角色与职责等着手,注重汲取新发传染病护理防控的新知识和新技术,并在新发传染病实践防控救护案例分析中总结经验,体现新发传染病护理工作的科学性、先进性和实用性,符合医院护理人员防控救护新发传染病的需要。

　　衷心感谢为编写本书付出辛勤劳动的各位专家!希望广大护理工作者对本书提出修改及补充意见,以便再版时使本书不断完善。

编　者

2024 年 2 月 7 日

目　　录

第一章　新发传染病概述 …………………………………………………………… 1

　　第一节　新发传染病定义、种类及特点 ………………………………………… 1

　　第二节　新发传染病威胁与挑战 ………………………………………………… 5

　　第三节　新发传染病的流行过程 ………………………………………………… 6

　　第四节　新发传染病防控影响因素 ……………………………………………… 8

　　第五节　新发传染病防控策略 ………………………………………………… 10

　　第六节　医院护理人员防控角色与职责 ……………………………………… 12

第二章　新发传染病疫情分级及防护和患者收治 ……………………………… 14

　　第一节　突发公共卫生事件及传染病疫情分级 ……………………………… 14

　　第二节　新发传染病的区域防护 ……………………………………………… 16

　　第三节　护理人员的防护分级 ………………………………………………… 19

　　第四节　新发传染病患者收治的分级响应 …………………………………… 23

第三章　护理人员应对新发传染病应急处置与管理 …………………………… 27

　　第一节　发热门诊的设置管理 ………………………………………………… 27

　　第二节　新发传染病症状监测 ………………………………………………… 32

　　第三节　护理人员应急处置措施 ……………………………………………… 36

　　第四节　新发传染病监测预警与疫情报告 …………………………………… 42

　　第五节　新发传染病患者就诊流程优化 ……………………………………… 49

　　第六节　新发传染病护理工作的组织和展开 ………………………………… 53

　　第七节　预防服药与应急接种 ………………………………………………… 59

第四章　护理人员应对新发传染病常规防控技术 ……………………………… 65

　　第一节　手卫生 ………………………………………………………………… 65

　　第二节　个人防护 ……………………………………………………………… 70

　　第三节　清洁、消毒、灭菌 …………………………………………………… 75

　　第四节　隔离技术 ……………………………………………………………… 82

　　第五节　无菌技术 ……………………………………………………………… 86

　　第六节　标本采集 ……………………………………………………………… 92

　　第七节　医疗废物处理 ………………………………………………………… 98

第五章　护理人员应对新发传染病新兴防控技术 ································· 104

　　第一节　预检分诊新技术 ··· 104

　　第二节　风险评估新技术 ··· 105

　　第三节　监测预警新技术 ··· 108

　　第四节　消毒隔离新技术 ··· 111

　　第五节　应急处置新技术 ··· 114

　　第六节　个人防护新技术 ··· 117

　　第七节　标本采集新技术 ··· 121

　　第八节　防控培训新技术 ··· 124

　　第九节　过渡病房的建设与管理 ·· 127

　　第十节　不同等级接触者防控与管理 ······································ 130

第六章　新发传染病防控案例分析 ·· 140

　　第一节　新发呼吸道传染病防控案例 ······································ 140

　　第二节　新发消化道传染病防控案例 ······································ 146

　　第三节　其他防控案例 ··· 156

　　第四节　案例分析的可视化——知识图谱 ································· 175

第七章　护理人员应对新发传染病的防控展望 ································ 187

　　第一节　护理人员应对新发传染病的防控进展 ······················· 187

　　第二节　护理人员应对新发传染病的对策建议 ······················· 190

第一章 新发传染病概述

第一节 新发传染病定义、种类及特点

一、新发传染病的定义

在人类发展与社会进步的历程中，传染病似乎时刻都在困扰着人类甚至整个世界，历年来人类饱受传染病的摧残。传染病广义上是指病原体通过各种传播途径传播至人群中，危害人体健康与自然环境；狭义上是指病原微生物，如病毒、细菌、寄生虫、衣原体、立克次体、螺旋体和支原体等适应人类的生物学特性，侵入机体后依附于呼吸系统或消化系统等，进而威胁人体健康。新发传染病（emerging infectious disease，EID）是基于典型传染病的发生历史而提出的。例如，早期的天花（smallpox）对于当时的人类来说是新发传染病，天花是由天花病毒（variola virus）引起的一种烈性传染病，致死率达50%以上，在大规模流行期间至少剥夺了全球3亿人的生命，而首位感染天花病毒的患者至今未明。直到1980年，在全球共同努力下，世界卫生组织（World Health Organization，WHO）宣布彻底消灭天花，这是人类历史上首次战胜新发传染病的案例。近年来，新发传染病依旧反复发生，包括既往控制后再次发生和最新发现的传染病，如2003年，严重急性呼吸综合征（severe acute respiratory syndrome，SARS）在我国流行，造成8000余人感染和800余人死亡；2012年，中东地区首次发现中东呼吸综合征（Middle East respiratory syndrome，MERS），截至2015年5月25日，累计造成1139人感染和431人死亡，波及26个国家；2019年12月，全球暴发新型冠状病毒感染，据WHO统计，截至2022年10月28日，全球有6.3亿人感染和657万人死亡。从天花到新型冠状病毒感染，千千万万人的生命被新发传染病剥夺，这无疑对全人类健康和环境安全造成了重创。面对新发传染病，全社会应广泛关注，同时要结合现代化科学技术，对新发传染病进行实时监测，应尽早开展及时、有效的防控策略，减轻新发传染病给人类、自然及全球带来的负担。

随着新发传染病陆续涌现，传染病疫情的规模也不断扩大，自1970年以来，在世界范围内相继发现多种新发传染病，其中有20余种存在于我国境内。造成新发传染病频繁发生的因素可能是人类对自然界微生物群落缺乏足够的认识，以及难以掌握新发传染病的流行特征，导致新发传染病的预警防控难度大幅提高，严重影响人类生活秩序，并加重了全球的经济压力。新发传染病的概念最早由美国国家科学院医学研究所提出，其在1992年发表

的《新发传染病：微生物对美国人群健康的威胁》一文中提出新发传染病的概念，即新的、刚出现的或呈现耐药性的传染病，其在人群中的发生率在过去 20 年不断增加或有迹象表明在将来其发病率有增加的可能性。为了明确新发传染病的定义，2003 年 WHO 在相关文件中再次定义新发传染病：造成区域性或国际性公共卫生问题的新识别的和以往未知的传染病，如同一微生物不同耐药菌株、在新的地区和人群中首次出现的病原微生物、原本基本不流行的疾病开始间断出现、近年来因某些原因又重新流行的古老传染病、生物技术滥用造成人为的生物威胁出现特有的症状等均可视为新的传染病。

二、新发传染病的种类

自 20 世纪 70 年代以来，世界范围内至少有 40 种传染病，大多数为病毒感染，如新型冠状病毒（SARS-CoV-2）、埃博拉病毒（Ebola virus）、中东呼吸综合征病毒（MERS-CoV）、西尼罗病毒（West Nile virus）、新型流感病毒、严重急性呼吸综合征病毒（SARS-CoV）、奥卡病毒（Oropouche virus）等，这些病毒均是导致新发传染病的因素。此外，我国和部分国家还将生物恐怖事件纳入新发传染病的管理范畴。

根据 2004 年 12 月 1 日施行的《中华人民共和国传染病防治法》，我国将传染病依据危害程度、传播速度分为 3 类，即甲类、乙类和丙类，其中甲类传染病为需要强制管理的烈性传染病，如鼠疫、霍乱；乙类传染病为需要严格管理的传染病，如艾滋病、病毒性肝炎、脊髓灰质炎、严重急性呼吸综合征等；丙类传染病的危害程度、传播速度均低于甲类传染病和乙类传染病，故管理级别也相对较低，如流行性腮腺炎、麻风病、风疹和流行性感冒等。对于传染病，无论是烈性传播型还是缓慢传播型，都应给予足够的重视，故法律授予国务院卫生行政部门可以公布列入法定传染病以外其他乙类和丙类传染病的权力。近年来，随着新发传染病频发，除甲类传染病外，乙类传染病和丙类传染病的数量也在不断增加。按照分级管理，甲类、常见的乙类传染病和丙类传染病如表 1-1 所示。

表 1-1　我国传染病的常见类型

	传染病	病原体	主要传播途径
甲类	鼠疫	耶尔森细菌	鼠蚤叮咬
	霍乱	霍乱弧菌	食源途径
乙类	艾滋病	人类免疫缺陷病毒	性传播、血液传播
	严重急性呼吸综合征	SARS 冠状病毒	飞沫传播或接触传播
	脊髓灰质炎	脊髓灰质炎病毒	粪-口传播
	病毒性肝炎	肝炎病毒	血液-体液传播或粪-口传播
丙类	流行腮腺炎	腮腺炎病毒	飞沫传播
	麻风病	麻风杆菌	接触传播
	风疹	风疹病毒	飞沫传播
	流行性感冒	流感病毒	飞沫传播

根据传染病的定义,并结合其流行病学特征,可将传染病分为四类:第一类为病毒性传染病,如新型冠状病毒感染、严重急性呼吸综合征、中东呼吸综合征、禽流感、黄热病、马尔堡出血热、埃博拉出血热、亨德拉病毒感染、西尼罗病毒病、拉沙热、裂谷热和发热伴血小板减少综合征等;第二类为细菌性传染病,如人感染猪链球菌病、军团菌病、结核病及广泛耐药结核病和耐甲氧西林金黄色葡萄球菌感染性疾病;第三类为寄生虫传染病,如食源性寄生虫病、隐孢子虫病和环孢子虫病、血吸虫病、锥虫病和丝虫病等;第四类为其他病原体引起的新发传染病和再发传染病,如莱姆病、朊粒病、埃立克体病等(表 1-2)。根据疾病的发生前后,新发传染病可分为三类,第一类是某些疾病或综合征早已在自然界存在并被人们所认知,但并未被认定是传染病,直到近 20 年这些疾病的病原体被发现并鉴定后才确认是传染病,如黑死病、疟疾、西班牙流感等;第二类是某些疾病或综合征在自然界可能早已存在,但并未被人们所认识,直到近 20 年才被发现和鉴定,如军团病、莱姆病、丙型病毒性肝炎及戊型病毒性肝炎等;第三类是某些过去可能不存在,确实是人类新出现的传染病,如艾滋病、O139 霍乱等。

表 1-2　传染病类型

类型	传染源	疾病
病毒性传染病	新型冠状病毒	新型冠状病毒感染
	SARS 冠状病毒	严重急性呼吸综合征
	甲型流感病毒 H5N1	流行性感冒
	禽流感病毒 H7N9	人感染 H7N9 禽流感
	中东呼吸综合征冠状病毒	中东呼吸综合征
细菌性传染病	大肠埃希菌	细菌性食物中毒
	嗜肺军团菌	军团病
寄生虫传染病	华支睾吸虫、异形吸虫、棘口吸虫等	食源性寄生虫病
其他类型传染病	伯氏疏螺旋体、朊粒、埃立克体	如莱姆病、朊粒病、埃立克体病

三、新发传染病的特点

新发传染病的发生特征与病原体的感染力、毒力及宿主的易感性等因素有关,如在病毒性肝炎中,我国甲型肝炎病毒特异性的抗体流行率为 80.9%,乙型肝炎病毒血清标志物的流行率为 57.6%,提示甲型肝炎病毒的感染力要高于乙型肝炎病毒。近 20 年来,新发传染病发生种类繁多,如甲型 H1N1 流感、严重急性呼吸综合征、人感染 H7N9 禽流感、中东呼吸综合征、新型冠状病毒感染等,因病原体、传播途径、易感人群和地区不同,表现出不同的特征。根据典型传染病特征,并结合新发传染病实际特点,总结出以下共有特性。

(一)有特异的病原体

新发传染病是病原体与人体或其他宿主相互作用的结果,因此新发传染病都有特异的病原体,这是区别于非传染病的根本特性。新发传染病所涵盖的病原体种类多样,可根据病原体的不同，如细菌、病毒、寄生虫、衣原体、立克次体、螺旋体、支原体等，进行分类，其中病毒性传染病是新发传染病的主要类型，新发寄生虫类病原体也占有相当大的比例。通过病原体鉴别新发传染病是常见的疾病检测方法，如已确定人类免疫缺陷病毒可以引起艾滋病，SARS 冠状病毒（SARS-CoV）可导致严重急性呼吸综合征。

（二）有较强的传染性

传染性是新发传染病的基本特点，任何传染病都具有传染性。所谓传染，即病原体不断更换宿主的过程，但又区别于非传染病，所有新发传染病的病原体均具有传染性，但有病原体的疾病不一定具有传染性，如亚急性细菌性心内膜炎由草绿色链球菌引起，但没有传染性；又如化脓性中耳炎由葡萄球菌引发，也无传染性。反观新发传染病，如耶尔森细菌、SARS 冠状病毒、新型冠状病毒等均具有极强的传染性。

（三）临床表现的特殊性

新发传染病因其病原体的特异性表现出不同于其他疾病的临床表现。新发传染病特有的临床表现有发热、皮疹、毒血症症状和单核吞噬细胞系统增生反应。

发热为新发传染病中最常见的症状，其主要表现为机体体温高于正常水平，并伴有身体不适的症状。发热大致可分为三个阶段：体温上升期、极期和体温下降期，体温上升期表现为体温迅速上升达到高峰，体温上升时表现为产热量大于散热量；极期表现为体温已达到体温调定点，此时产热量与散热量相等；体温下降期表现为体温快速下降，产热量低于散热量，需进行降温，防止进入发热阶段。热型是反映发热程度及波形幅度的重要指标，可以通过体温-时间曲线图直接反映，常见的热型有稽留热、弛张热、间歇热、回归热、不规则热等。热型对于新发传染病有鉴别意义，如流行性出血热常出现弛张热，疟疾多表现为间歇热，伤寒或副伤寒常变现为稽留热等。

皮疹为新发传染病较为明显的症状，一般来说，皮疹性传染病存在前驱期和相对固定皮疹形态，水痘、风疹前驱期多为 1 天，猩红热为 2 天，麻疹多为 3～4 天，登革热一般为 5～6 天等；斑丘疹常见于风疹、手足口病、麻疹和伤寒等，疱疹多见于水痘、带状疱疹等。

毒血症症状是新发传染病共有的症状，多表现为肌肉关节酸痛、头痛、食欲缺乏，严重时可出现呼吸衰竭、循环衰竭等。

单核吞噬细胞系统增生反应见于大多数新发传染病，为单核吞噬细胞系统充血、增生反应，表现为肝脾及淋巴结肿大。

（四）传播方式的多样性

新发传染病传播途径多样，如空气传播、水体传播、食品传播、接触传播和血液传播等。这些传播途径使得病原体可以通过不同的途径进入人群，使疾病传播更加广泛和复杂。此外，由于环境变化和病原体变异，新发传染病也具有逃避免疫屏障的能力，这使得它们可以绕过人类的免疫系统，并在新的宿主中引发感染。这种特性使得对新发传染病的防治工作更具挑战性，需要更加及时和有效地采取预防和控制措施。

在全球经济一体化和交通工具迅速发展的背景下，人类的活动变得更加频繁和便捷，加速了新发传染病在不同地区和人群中的传播速度。人口流动性的增加为病原体的传播提供了更多机会，使得疾病可以更快速地传播。近年来，新发传染病呈逐渐增加趋势，并且预计这种趋势会继续发展。为了有效应对这种情况，全球卫生组织和国家卫生部门需要密切监测疾病的发展趋势，加强国际合作和信息共享，并采取相应的防控措施来应对新发传染病的传播挑战。

（五）新发传染病的未知性

新发传染病的未知性体现在人们对新发传染病的认知有限，通常不能及时对其进行有效的防控，当新发传染病首次出现，不能及时识别其危险因素，极易造成新发传染病在全球范围迅速蔓延，最终造成暴发或流行。新发传染病的未知性主要体现在其不确定性和难预防性。

新发传染病的不确定性。由于缺乏对新发传染病的监测体系，以及人们对相关的临床症状也不明确，使得人们察觉新发传染病具有一定的难度。并且，新发传染病的临床表现与以往已知传染病难以辨别，如果不加以仔细鉴别，则较难发现。

新发传染病的难预防性。尤其是在新发传染病刚出现时，人们尚不明确传染源及传播途径，对已感染的人群也无有效的疫苗和药物，使早期预警控制受到一定影响。如果疾病的传播性强，则很可能造成大规模的暴发或流行。2019 年出现的新型冠状病毒感染即是如此。

（六）新发传染病处理难度大

新发传染病具有耐药性。对于新发传染病，缺乏特异的治疗药物。新发传染病也具有变异性。随着人类社会和生态环境的变化，新发传染病的病原体也在不断变化。例如，在2020 年 10 月，在印度首次发现了新冠病毒变异毒株德尔塔，并于 2021 年 11 月 9 日在南非首次检测到新冠病毒变异毒株奥密克戎。这表明新发传染病具有极强的突变能力，给疾病的预防和控制带来了挑战。

新发传染病具有人畜共患性。新发传染病的发生和传播受社会因素和人类行为的影响。例如，乱采滥伐森林导致野生动物失去生存领地，进而将病原体直接或间接地引入人类社会。

上述挑战使得人类对新发传染病的防控工作变得更加困难。针对新发传染病带来的挑战，需要加强全球合作，加大基础研究和监测预警的投入，加快治疗药物和疫苗的研发进程，同时也需要采取必要的预防措施来控制人类活动对生态环境的负面影响，以减少新发传染病的发生和传播。

第二节　新发传染病威胁与挑战

20 世纪 70 年代以来，特别是近 20 年，新发传染病频繁暴发，由于人类生存环境的变化和全球经济一体化等因素，加速了新发传染病在全球范围内的发生和传播。统计数据显示，至 2023 年，世界上出现了 30 多种新的传染病。许多预防专家对"当今世界新发突发感染事件的频率正在增加"的观点表示赞同，如 2002 年的严重急性呼吸综合征和 2019 年的新型冠状病毒感染，无疑都在警告人们要时刻关注新发传染病。全球性传播的新发传染病可能在短时间内迅速传播，构成全球公共卫生安全威胁。这将直接影响到各国的经济水平，新发传染病甚至可能对全球经济造成影响，特别是对旅游、贸易、物流、供应链等行业造成打击。同样，新发传染病的发生可能会导致医疗资源紧张，带来医疗资源压力，特别是在医疗资源较为匮乏的国家和地区，可能会造成如医疗挤兑等更加严重的后果。

新发传染病严重影响社会动态发展，如影响生产力导致经济损失，新发传染病的发生会对我国经济造成直接影响，特别是会对第一生产力和第二生产力造成严重打击。此外，新发传染病的发生会影响医疗资源储备，造成医疗物资匮乏，给公共卫生健康带来巨大压力。既往研究表明，随着全球经济一体化及交通运输便利化，各国、各地之间的来往交流变得简单易行。我国作为人口基数最大、国际贸易量最多的国家，一旦暴发或流行新发传染病，将使新发传染病在短时间内通过国际贸易传播到多国，会对我国甚至全球的医疗资源带来巨大的压力。

新发传染病给人类造成的威胁与挑战有以下几点。第一，人群中普遍易感。新发传染病病毒具有较强的变异性，毒株随着环境的变化发生变异，逃避人群原本建立的免疫屏障，致使人体自身缺乏免疫体系的保护；同时，随着社会老龄化日益加剧，老年人群在常伴基础疾病的情况下自身免疫力不足，低龄和青壮年人群接触有害物质的机会增加，抵抗力降低。此外，新发传染病通常在短期内无法找到有效的预防、治疗和防控措施。"敌强我弱"的状态致使人群普遍易感新发传染病。第二，新发传染病影响范围大。新发传染病来势凶猛，传播速度快、范围广、途径多。如被人类称为超级癌症和世纪杀手的艾滋病在全球的传播极其迅速，自 1981 年以来，预估全球人类免疫缺陷病毒（HIV）感染人数达 3460 万～4230 万人；SARS 在数月就在 32 个国家和地区暴发和流行，累计报告临床诊断病例 8000 余例，死亡 800 余例；2019 年新型冠状病毒感染迅速蔓延至全球。新发传染病早期急速上涨的病例数足以体现新发传染病传播速度之快、影响之大。第三，严重的经济损失和负面的社会影响。新发传染病的影响是世界性的，绝非局部、独立的事件，如英国的疯牛病，2001 年英国为处理疯牛病耗资高达 35 亿英镑，这使得英国受到经济上的直接损失，而且对一些相关产业也造成了严重的影响；1996 年日本出现由大肠杆菌 O157：H7 引起的出血性肠炎大暴发，在短短一个月的时间，发病人数 9000 余人，死亡 8 人，经济损失惨重；2019 年底暴发的新型冠状病毒感染冲击着我国的交通运输、住宿餐饮、旅游等产业，成为我国经济增长最大的阻碍因素，明显阻碍第二产业的增速。

第三节　新发传染病的流行过程

新发传染病的流行过程一般可以分为以下四个阶段。①初期阶段：新发传染病在某个地区或国家开始出现病例，病例数量较少，甚至可能被误诊为其他疾病。②扩散阶段：新发传染病开始在本地区范围内扩散，病例数量逐渐增加，传播途径可能包括食品、空气、水源等途径。③跨地区传播阶段：新发传染病开始跨越地区传播，病例数量急剧增加，甚至可能跨越国境传播到其他国家。④全球暴发阶段：新发传染病在全球范围暴发，病例数量大幅增加，可能会引起全球性的恐慌和重大的经济损失。在这个过程中，政府和国际社会需要采取及时有效的措施，如加强疫情监测、提高公众健康意识、加速疫苗研发和生产、加强国际合作等，以控制疫情的扩散和降低疫情对人类的危害。

新发传染病的流行过程需要满足 3 个基本条件，即传染源、传播途径及易感人群，其中任何一个环节不能得到满足，新发传染病的流行便会随之终止。

一、传 染 源

传染源（source of infection）是指体内有病原体生长、繁殖，并且能排出病原体的人和动物，包括受感染的人和动物及病原携带者。传染源是新发传染病的源头，病原体排出的整个时期称为传染期（communicable period），即病原携带者将病原体排出的时期，新发传染病的传染性与传染期的长短、排出病原体的数量及频率有关。

病原携带者无明显临床症状，但自身存在大量的病原微生物，且长期排出体外。易感人群感染病原体后出现症状，整个发病过程如图 1-1 所示。

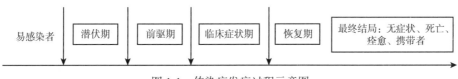

图 1-1　传染病发病过程示意图

其中潜伏期是病原体侵入机体到最早出现临床症状的时期，根据疾病的不同，潜伏期时间的长短也各不相同；临床症状期患者会出现特征性的症状，此时为传染性最强的时期；恢复期患者的临床症状开始消失，免疫力逐渐提升，大多数传染病此时期不再有传染性。

新发传染病主要的动物传染源包括禽类、哺乳类，如鸡、鸭、猴子、蝙蝠、果子狸等，除此之外，感染的患者和病原携带者均可能成为传染源。人类与动物由共同病原体引起的流行存在关联，流行病学上将这种关联称为人畜/兽共患病（zoonosis；zoonotic disease）。人畜共患病又可分为 4 种类型：①以动物为主，病原体在动物之间生存和传播，通过与人类接触传播给人类，但是当人类被感染后，不会引起人际传播，如狂犬病、钩端螺旋体病、森林脑炎等；②以人为主，病原体以人类为宿主得以生存延续，如阿米巴病；③人畜均可作为传染源，并可以互相传播，如血吸虫病；④真性人畜共患病，病原体必须以人和动物为终宿主和中间宿主，如猪绦虫病。传染源的危险程度，主要取决于易感者与传染源的接触机会、接触的密切程度，也与传染源的种类和密度等有关。

二、传 播 途 径

病原体被传染源排出后侵入新的易感宿主之前，在外界环境中经历的全部过程称为传播途径（route of transmission）。根据媒介的不同，传播途径可以分为经空气传播、经接触传播和经飞沫传播等。新发传染病可通过以上一种或多种路径进行传播。

不同传播途径具有不同的流行病学特征，根据传染病的流行病学特征可以推断病原体的传播途径，早期发现新发传染病的流行病学特征对终止其流行或暴发具有极其重要的作用。经空气传播的传染病大多具有季节性的特点，其中冬季最为常见，如新型冠状病毒最早于 2019 年 12 月发现，其传播范围与地区人口密集度密切相关，居住拥挤地段普遍高发；经水传播的传染病与供水的质量相关，由于水源的污染，经水传播的传染病常呈现暴发或流行的趋势，病例范围与同一供水源范围一致，流行强度取决于病原体的类型、供水范围、水源受污染程度等；经食物传播的新发传染病主要表现为进食被污染的食物后造成疾病的暴发或流行，停止食用被污染的食物后，暴发或流行即可缓解；经接触传播的新发传染病，流行过程缓慢，全年均可发病，多见于卫生环境相对落后的地区。此外，经虫媒传播、经土壤传播、医源性传播均可造成新发传染病的暴发或流行，尽早发现疾病的传播途径对新发传染病的早期预警具有关键性的作用。

三、易 感 人 群

易感人群（susceptible population）是指对新发传染病的病原体缺乏免疫体系保护的群体。人群易感性（herd susceptibility）是指某个群体对新发传染病的易感程度，可用人群中非免疫人口占总人口的百分比来表示：

$$人群易感性（\%）=非免疫人口/人口总数 \times 100\%$$

新发传染病的流行过程是通过传染源、传播途径及易感人群 3 个基本环节实现的，3 个环节缺一不可，而人群易感性可直接或间接影响新发传染病的流行过程。当人群中非免疫人口数量较多时，极易造成疾病的暴发。另外人口老龄化加剧、易感人群迁移、基础疾病等也会不同程度影响新发传染病的流行。因此，提高整体人群的免疫水平是保护易感人群的重要措施之一。

第四节　新发传染病防控影响因素

预防新发传染病需要制订合理的策略和措施，新发传染病的防控成效通常会受到病原体毒性、预防管理技术、公共卫生资源等因素的影响。

一、新发传染病的突变性、难预测性

新型冠状病毒感染作为近年来典型的新发传染病，其毒株可在复制的过程中不断适应宿主及产生突变，难以预测其发展趋势。2020 年 10 月在印度发现了德尔塔变异毒株；2021 年 11 月在南非首次检出奥密克戎变异毒株。由此可见，新发传染病的病原体可在短期内具有极强的突变能力。此外，医务人员因首次接触，面对新发传染病的变异毒株，无法及时

采用合理有效的治疗预防措施；政府机关也无法及时获得有效的信息，不能做出及时而准确的决策，无法对群众进行宣传教育，将严重影响新发传染病的救治成效。

二、人口流动加剧新发传染病的扩散

随着全球经济一体化，国际贸易和旅游业迅速发展，各国之间的联系变得极其简单，加速了新发传染病的全球化进程。新发传染病的传播形式多种多样，可经过空气、食物等媒介进行传播，其中经空气传播为新发传染病最常见的传播途径，部分病原微生物不仅能通过空气传播，还能通过贸易、旅客或交通工具被带到其他国家或地区，从而加快新发传染病的传播速度。

三、新发传染病预警体系建立不完善

随着互联网的崛起，现代化信息技术使信息转换进行得快速且简易，如人们通过互联网可足不出户获取世界最新研究成果和研究进展。但是相对于新发传染病，由于信息来源局限、数据性质复杂、预警机制缺失等，其信息源难以转换为人们可掌握的信息。首先，造成新发传染病信息难以掌握的原因之一为预警体系，如缺乏全球联防联控机制，新发传染病的暴发通常具有全球性特征，需要全球范围内的联防联控机制，但目前全球缺乏统一的预警机制，导致各国预警信息不充分、不及时，且相互之间缺乏有效的协调合作。其次，预警信息来源不够全面，新发传染病的暴发可能源自多种途径，需要多方面的信息来源进行预警，包括医疗机构、动物疫情监测、旅行者监测等，但目前还存在信息来源局限、信息共享不畅等问题。此外，预警机制不够灵活，新发传染病的暴发具有不确定性和不可预测性，需要灵活的预警机制及时响应和调整预警级别，但现有的预警机制缺乏灵活性，通常难以及时做出反应。最后，预警能力不够强大，新发传染病暴发时需要及时、准确、全面的预警能力来支撑防控工作，但目前预警能力存在如预警技术、预警人员和预警设备等方面的不足。新发传染病的暴发需要及时传递预警信息，但目前存在信息传递渠道不畅，预警信息的传递和接收过程中存在滞后、信息丢失等问题。

四、公共卫生资源匮乏

在新发传染病流行期间，需要大量供应公共卫生资源，但医疗资源和基本生活补给往往供应赶不上需求。在新型冠状病毒感染暴发初期，防护物资极其缺乏，存在医务人员的防护装备重复使用或供应不足等情况，如缺乏防护服、隔离衣、医用外科口罩、手套等。同时，防控新发传染病需要大量的人力资源保障，新发传染病暴发期间，一线人员一旦被感染，会让本来就缺乏的人力资源更加雪上加霜，这对新发传染病的防控造成了巨大考验。

第五节 新发传染病防控策略

预防和控制策略为新发传染病管理最为重要的一步，宏观上来说相当于一种指导思想，具体可视为一些方法、手段。合适的防控策略可使防控措施发挥更大的作用。

一、完善传染病监测策略

传染病监测（surveillance of infectious disease）是一种公共卫生监测。公共卫生监测是指通过长期、连续、系统地收集传染病在人群中的发生、发展、分布及其影响因素的数据资料，并经过科学分析和解释后，及时地将获得的信息发送、报告和反馈给相关部门和机构，用于指导制订、完善、评价和采取适宜的预防控制策略和措施的过程。

1. 完善传染病监测网络 互联网是当今获取信息、传递信息和信息交换的主要方式，基于互联网传染病信息监测网络，有利于帮助我们早期发现新发传染病，可以及时反映传染病暴发前的征兆。WHO 建立了一些传染病的全球监测网络，如 2003 年 SARS 流行期间，WHO 发出 SARS 全球警告后，当即成立了由 10 个国家和地区、11 个顶级实验室组成的合作网络，密切追踪 SARS 研究动态，通过互联网使信息共享，加速了对 SARS 的认识和研究。同时，WHO 将最新研究成果通过互联网第一时间向世界公布，从而使全球共享 SARS 研究资源。中国国家流感中心成立于 1957 年，1981 年加入 WHO 全球流感监测网络，2009 年中国通过 WHO 的评估，成为第 5 个全球流感研究合作中心。2003 年至今，我国已经实现以医院为基础的实时传染病网络监测。2008 年四川发生地震后，我国迅速建立了移动电话上报传染病的方式，并整合为现有的传染病报告系统。建立实时预警的症状监测系统，不仅需要卫生部门的努力，还需要多部门的密切配合，结合我国当前的实际情况，部分重点地区需要应用先进监测技术应对新发传染病的暴发及大型活动疫情等。

2. 明确新发传染病种类 近年来新发传染病的发生频率有所升高，法定报告的传染病种类逐渐增多。根据《中华人民共和国传染病防治法》，将传染病分为 3 类，即甲类、乙类和丙类。我国出现的部分新发传染病，如人感染 H7N9 禽流感在 2013 年 11 月被纳入乙类传染病，手足口病在 2008 年 5 月被纳入丙类传染病。2013 年，全国人民代表大会常务委员会对传染病防治法进行了局部修改，完善了传染病病种的相关规定，新型冠状病毒感染于 2020 年 1 月 20 日被纳入乙类传染病并按照甲类管理措施进行监管，后于 2023 年 1 月 8 日调整为"乙类乙管"。

3. 明确责任报告单位及报告时限 对于新发传染病而言，各级各类医疗机构、疾控中心、血液采供机构均为责任报告单位，机构的医护人员、检疫人员、疾病预防控制人员均为责任报告人员。在执勤或值班时，如发现法定传染病或疑似传染病，必须及时报告，履行法律规定的传染病上报义务。责任报告单位或责任报告人在发现甲类和乙类传染病中的炭疽、SARS、脊髓灰质炎、人感染 H7N9 禽流感或其他未知传染病时，应在 2 小时内将传染病报告卡通过网络报告；对于其他乙类传染病患者、丙类传染病患者、疑似患者和规定报告的传染病病原携带者，在诊断后，责任单位应于 24 小时内通过网络直报系统进行报告。

二、加速疫苗研发、扩大免疫规划

随着人类科技的发展，WHO 目前正在推进一项《全球疫苗行动计划》，旨在用疫苗消灭可预防的疾病。2007 年 12 月 29 日，我国卫生部印发了《扩大国家免疫规划实施方案》，将甲肝、流脑等 15 种可以通过接种疫苗有效预防的传染病列入国家免疫规划，其主要内容包括：①在乙肝疫苗、卡介苗、脊灰疫苗、百白破疫苗、麻疹疫苗、白破疫苗等 6 种原国家免疫规划疫苗的基础上，将甲肝疫苗、流脑疫苗、乙脑疫苗、麻腮风疫苗列入国家免疫规划，对适龄儿童进行常规接种；②在重点地区对重点人群进行疫苗接种，发生炭疽、钩端螺旋体病疫情或发生洪涝灾害可能导致钩端螺旋体病暴发流行时，对重点人群进行应急接种。通过接种相关疫苗，可预防乙型肝炎、结核病、脊髓灰质炎、百日咳、白喉、破伤风、麻疹、甲型肝炎、流行性脑脊髓膜炎、流行性乙型脑炎、风疹、流行性腮腺炎、流行性出血热、炭疽和钩端螺旋体病等 15 种传染病。

新型冠状病毒感染流行期间，有多个国家和地区的制药公司和科研机构在研发新型冠状病毒疫苗，其中一些已经进入临床使用阶段。中国疾病预防控制中心研发的疫苗于 2020 年 4 月 12 日获得临床试验批准，截至 2021 年 8 月，该疫苗已被批准在多个国家和地区使用；辉瑞公司研发的疫苗于 2020 年 12 月获得 FDA 紧急使用授权，是第一个获得紧急使用授权的疫苗；莫德纳公司研发的疫苗于 2020 年 12 月获得 FDA 紧急使用授权，该疫苗已被多个国家和地区批准使用；阿斯利康公司研发的疫苗于 2021 年 1 月获得 FDA 紧急使用授权。需要注意的是，所有疫苗都需要经过严格的临床试验和监管审批程序才能获得批准使用。此外，不同疫苗的安全性、有效性和适应证等方面也存在差异，需要根据具体情况进行选择和使用。

疫苗在传染病预防中具有独特作用，是预防新发传染病的主要手段和措施。因此，面对新发传染病，一方面要加速研发多种疫苗，另一方面应努力提高现有疫苗的质量，改进剂型，加速对新一代疫苗的研发。目前全球疫苗生产量依旧不足以应对传染病的流行。随着耐药性的出现，已知病原体对公共卫生产生新的威胁，目前药物失去作用的速度与科学家发现药物的速度差不多。专家认为，应对长效疫苗的需求进行预测和规划，优化疫苗效果，加大投资力度，提高传染病预防效果。

三、推进全球健康理念、全球共同应对策略

全球健康理念（global health）强调人-动物-环境三者的共同健康，保护人与自然的生态平衡，提倡使用跨学科协作、多部门协调和多组织协同的研究方法解决科学问题。促进健康科学领域内部和外部的多学科合作，将群体预防和个体诊疗有机整合起来，促进全球共同健康。针对新发传染病全球疫情，WHO 全球疫情警报及反应网络（Global Outbreak Alert and Response Network，GOARN）追踪不断演化的传染病疫情，在必要时发出警报，分享技术专长，并开展所需类型的应对工作以保护人群免遭无论何种起源或何时发生的传

染病的影响。该机构的工作内容包括收集流行的疾病情报、系统地发现事件、核实事件的真实性、信息管理和传播、实时预警、协调的快速应对、后勤工作，该系统目前预警和应对的疾病包括甲型 H1N1 流感、埃博拉出血热、登革热、肝炎、新型冠状病毒感染、猴痘、亨德拉病毒感染、黄热病、克里米亚-刚果出血热、拉沙热、裂谷热、马尔堡出血热、脑膜炎球菌病、禽流感、鼠疫、炭疽、天花、土拉菌病、SARS 等。全球共同协作预防新发传染病，打破以往对传染病分布和临床病种认识的局限性，研究新发传染病的流行动态、趋势特征、监测和预警技术，提升预警能力，有利于早发现和预警新发传染病。因此，应将经济发展与社会事业同步协调，在加强国际合作的同时，将公共卫生事业放在首位。各国要加强在新发传染病防治方面的信息和技术交流，相互借鉴成功的经验，致力于建设全球健康的新模式。

第六节　医院护理人员防控角色与职责

一、新发传染病的早期识别者

对潜在的新发传染病的最佳反应是早期预防，医院护理人员通过与传染病感染者的早期的接触而建立联系，应加强对新发传染病的早期识别。护理人员是新发传染病早期发现的人员之一，这将要求医院护理人员不断学习传染病相关知识和培养识别异常患者的能力，因为他们经常与患者接触，所以可以早期识别出有特殊症状的患者，从而建立新发传染病的第一道防线。将医院护理人员纳入早期预警系统，有助于迅速查明潜在的传染病。早期发现可疑感染者，进行相关症状监测、明确传播方式、中断感染链，以及迅速采取后续行动，这可能是促进早期识别传染病的一种高效、具有经济效益的方法，也有助于加强医院护理人员对新发传染病的认知。

二、新发传染病的流行期救护者

无论是 2003 年的 SARS，还是持续 3 年之久的新型冠状病毒感染，临床一线都能看到护士的身影。责任制护理制度下，护士要针对每一位新发传染病患者的个体情况，制订一套护理方案，密切观察患者的病情变化，同时详细记录患者的生命体征，随时评估治疗效果，及时采取有效的措施预防并发症。医院护理人员在新发传染病的救治过程中扮演着重要的角色，贯穿整个新发传染病的救护过程。

三、后疫情时代的教育者

在新发传染病暴发时期或传染病流行后期，人群会潜意识地降低对新发传染病的警惕性，对处于治疗期或恢复期的患者而言，此时正处于抵抗力低下的阶段。医院护理人员除了对患者进行常规的护理操作外，还应对患者进行新发传染病相关的教育，使患者认识到新发传染病的危害性和严重性，并教会患者正确预防传染病的措施，如指导患者规范手卫生，正确佩戴口罩、合理饮食、加强锻炼、注意休息等。降低与病原体接触的机会，提升自身免疫力，对预防新发传染病具有重要意义。

参 考 文 献

车小艳，梁毅，2020. 普通病房设置预检分诊岗位在筛查隐匿型新型冠状病毒感染患者中的应用[J]. 世界最新医学信息文摘，20（36）：257-258.

陈培文，武碧璇，2020. 统计在抗击疫情中的应用研究[J]. 经济师，3：38-39.

国务院办公厅，2020. 关于印发全国医疗卫生服务体系规划纲要（2015—2020 年）的通知[EB/OL]. [2023-3-14]. http://www.gov.cn/zhengce/content/2015-03/30/content_9560.

林玫，王鑫，梁大斌，2015. 症状监测在新发传染病和暴发疫情预警中应用的进展[J]. 中华预防医学杂志，49（7）：659-664.

卢康，2020. 传染病病原体数据库构建及基于深度学习的病原体序列分类[D]. 北京：中国人民解放军军事科学院.

宋萍，罗羽，2010. 我国传染病护理与管理中存在的问题与对策[J]. 护理管理杂志，10（5）：345-346.

田庚善，2005. 常见传染病防治手册[M]. 北京：北京出版社.

汪巧娅，任珍，袁晓青，2011. 护理应急管理系统在突发传染病救治中的作用[J]. 护理管理杂志，11（4）：288-289.

袁平戈，2022. 传染病的预防[J]. 肝博士，3：38.

郑文清，周宏菊，2017. 现代医学伦理学概论[M]. 武汉：武汉大学出版社.

Abat C，Chaudet H，Rolain JM，et al，2016. Traditional and syndromic surveillance of infectious diseases and pathogens[J]. International Journal of Infectious Disease，48：22-28.

Dong X，Boulton ML，Carlson B，et al，2017. Syndromic surveillance for influenza in Tianjin，China：2013-14[J]. Journal of Public Health，39（2）：274-281.

Fulginiti VA，Papier A，Lane JM，et al，2003. Smallpox vaccination：a review，part Ⅱ adverse events[J]. Clinical Infectious Diseases，37（2）：251-271.

Hao RZ，Liu YQ，Shen WZ，et al，2022. Surveillance of emerging infectious diseases for biosecurity[J]. Science China Life Sciences，65（8）：1504-1516.

Jins SW，Chen CM，Lee CY，et al，2017. Real-time surveillance of infectious diseases：Taiwan's experience[J]. Health Security，15（2）：144-153.

Koh D，Sng J，2010. Lessons from the past：perspectives on severe acute respiratory syndrome[J]. Asia Pacific Journal of Public Health，22（3 Suppl）：132S-136S.

Kuehn B，2003. Canada wraps up BSE investigation[J]. Journal of the American Veterinary Medical Association，223（7）：919-921.

Morens DM，Folkers GK，Fauci AS，2004. The challenge of emerging and re-emerging infectious diseases[J]. Nature，430（6996）：242.

Spaner C，Goubran M，Setiadi A，et al，2022. COVID-19，haemophagocytic lymphohistiocytosis，and infection-induced cytokine storm syndromes[J]. The Lancet Infectious Diseases，22（7）：937-938.

United Nations，2022. World Prospects Online Edition [EB/OL]. [2023-2-18]. Http://population.un.org/wpp/.

Yang WZ，2017. Early warning for infectious disease outbreak[M]. Cambridge：Academic Press.

第一节　突发公共卫生事件及传染病疫情分级

一、突发公共卫生事件分级

突发公共卫生事件是指突然发生，造成或可能造成社会公众健康严重损害的重大传染病疫情、群体性不明原因疾病、重大食物和职业中毒及其他严重影响公众健康的事件。一般具有以下特征：①突发性，难以及早发现；②群体性，影响范围大甚至可引起全球流行；③严重性，破坏性大且持续时间长；④紧急性，发生发展速度快且影响程度大；⑤不确定性，发生原因通常较为复杂且可控性差。

根据发生原因和性质，突发公共卫生事件主要包括生物因素所致疾病、自然灾害所致疾病、人为事故和不明原因引起的群体性疾病四类，如重大食物中毒或职业中毒，群体性预防接种反应和群体性药物反应，自然灾害导致的人员伤亡和疾病流行，重大环境污染事故，核事故和放射事故，生物、化学、核辐射恐怖事件，重大传染病疫情及新发传染病等。

我国《国家突发公共卫生事件应急预案》第 1.3 条规定，根据突发公共卫生事件性质、危害程度、涉及范围，突发公共卫生事件划分为特别重大（Ⅰ级）、重大（Ⅱ级）、较大（Ⅲ级）和一般（Ⅳ级）四级（表 2-1）。

发生特别重大突发公共卫生事件，依据《中华人民共和国突发事件应对法》《中华人民共和国传染病防治法》《国家突发公共卫生事件应急预案》《突发公共卫生事件应急条例》等相关法律条款和规定，由省级人民政府宣布、实施、启动Ⅰ级应急响应。

特别重大突发公共卫生事件主要包括：①肺鼠疫、肺炭疽在大、中城市发生并有扩散趋势，或肺鼠疫、肺炭疽疫情波及 2 个以上省份，并有进一步扩散趋势；②发生严重急性呼吸综合征、人感染高致病性禽流感，并有扩散趋势；③涉及多个省份的群体性不明原因疾病，并有扩散趋势；④发生新发传染病或我国尚未发现的传染病发生或传入，并有扩散趋势，或发现我国已消灭的传染病重新流行；⑤发生烈性病菌株、毒株、致病因子等丢失事件；⑥周边及与我国通航的国家和地区发生特别重大传染病疫情，并出现输入性病例，严重危及我国公共卫生安全的事件；⑦国务院卫生行政部门认定的其他特别重大突发公共卫生事件。

发生重大突发公共卫生事件，省指挥部立即组织指挥部成员和专家进行分析研判，对突发公共卫生事件影响及其发展趋势进行综合评估，由省级人民政府决定启动Ⅱ级应急响应。

发生较大突发公共卫生事件，地级以上市、省直管县（市、区）突发公共卫生事件应急指挥机构立即组织各单位成员和专家进行分析研判，对事件影响及其发展趋势进行综合评估，由地级以上市人民政府决定启动Ⅲ级应急响应。

发生一般突发公共卫生事件，县（市、区）[不含省直管县（市、区），下同]突发公共卫生事件应急指挥机构立即组织各单位成员和专家进行分析研判，对事件影响及其发展趋势进行综合评估，由县级人民政府决定启动Ⅳ级应急响应。

表 2-1　突发公共卫生事件分级与响应

突发公共卫生事件分级	应急响应级别	应急响应启动主体
特别重大	Ⅰ级应急响应	省级人民政府
重大	Ⅱ级应急响应	省级人民政府
较大	Ⅲ级应急响应	地级以上市人民政府
一般	Ⅳ级应急响应	县级人民政府

突发公共卫生事件应急响应过程中，医疗机构需要开展的工作包括：①开展患者接诊、收治和转运工作，实行重症和普通患者分开管理，对疑似患者及时排除或确诊；②协助疾病预防和控制机构人员开展标本的采集、流行病学调查工作；③做好医院内现场控制、消毒隔离、个人防护、医疗垃圾和污水处理工作，防止院内交叉感染和污染；④做好传染病和中毒患者的报告，对因突发公共卫生事件而引起身体伤害的患者，任何医疗机构不得拒诊；⑤对群体性不明原因疾病和新发传染病做好病例分析与总结，积累诊断治疗的经验；⑥重大中毒事件，按照现场救援、患者转运、后续治疗相结合的原则进行处置；⑦开展科研与国际交流；⑧开展与突发事件相关的诊断试剂、药品、防护用品等方面的研究；⑨开展国际合作，加快病源查寻和病因诊断。

二、传染病疫情分级

传染病是由致病性微生物或生物，如细菌、病毒、立克次体和寄生虫等侵入人体后所产生的有传染性的疾病。它不仅对感染个体有某些健康损害，还会危及其他不特定人群的生命健康，甚至对整个社会造成严重影响。传染病一般具有以下几点特征：①有病原体，每一种传染病都是由特定的病原体引起的，包括微生物（病毒、衣原体、立克次体、支原体、细菌、螺旋体和真菌）与寄生虫（原虫和蠕虫）；②有传染性意味着病原体能排出体外，污染环境并能感染易感者；③有流行病学特征，包括流行性、季节性、地方性和外来性；④感染后免疫，人体感染某种病原体后，通常都能产生针对该病原体及其产物（如毒素）的特异性免疫，称感染后免疫，但其保护作用如何及持续时间的长短，在不同传染病中有很大差异。

传染病疫情是指高致病性的或者高传染性的传染病突然在人群之中暴发，并迅速传播，给人类社会生产安全造成了严重的威胁，同时可能对公众身体健康和生命安全造成危害的情形，包括特别重大动物疫情、病毒疫情。

按照传染病疫情所持续的时间不同，可以分为短期型、中期型及长期型疫情。一般来讲，短期型疫情影响持续时间在 1 年以内，中期型疫情影响持续时间在 1～5 年，而长期型疫情影响持续时间在 5 年以上。依据危害程度和应采取的管理措施，传染病疫情采取分级管理模式。分级管理主要包括组织分级管理和措施分级管理。组织分级管理是指根据传染病疫情的性质、危害程度、涉及范围，可以划分为特别重大级、重大级、较大级、一般级，依次用红色、橙色、黄色、蓝色进行预警并由不同行政级别的政府及相关部门组织应急处置工作。措施分级管理则是指根据传染病的危害程度，可以采取强制管理措施、严格管理措施与监测管理措施（表 2-2）。

表 2-2　传染病疫情分级

影响持续时间	组织管理分级	措施管理分级
长期（5 年以上）	特别重大级（红色）	强制管理措施
中期（1～5 年）	重大级（橙色）	严格管理措施
短期（1 年以内）	较大级（黄色）	监测管理措施
	一般级（蓝色）	

第二节　新发传染病的区域防护

无论是否发生新发传染病，医院内所有区域应当采取标准预防，标准预防包括以下内容：①视所有患者的血液、体液、分泌物、排泄物均具有传染性，必须进行隔离，接触有明显血液、体液、分泌物、排泄物的物质，或者接触非完整的皮肤与黏膜，必须采取防护措施；②既要防止经血传播性疾病的传播，又要防止非经血传播性疾病的传播；③强调双向防护，既要预防患者的感染性疾病传染给医务人员，又要防止医务人员的感染性疾病传染给患者。

此外，《中华人民共和国传染病防治法》第五十一条规定，"医疗机构的基本标准、建筑设计和服务流程，应当符合预防传染病医院感染的要求"。划分三区两通道是我国提出的预防传染病医院感染的重要措施，对防控新发传染病有重要作用，也是区分医疗机构不同区域新发传染病感染风险级别和防护级别的重要依据。国务院应对新冠疫情联防联控机制时就重点强调医疗卫生机构的发热诊室建设需要符合"三区两通道"要求。"三区两通道"是指传染科为隔离患者与易感者划分出来的特殊区域和通道，也是医疗机构划分新发传染病防控空间布局的重要依据，其中"三区"指的是污染区、半污染区和清洁区；"两通道"是新发传染病病区中的医务人员专用通道和患者专用通道，医务人员专用通道出入口设在清洁区一端，患者专用通道出入口设在污染区一端，两通道严格限制出行人员类型。图 2-1 为火神山医院"三区两通道"示意图。

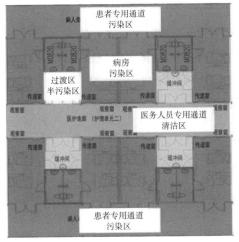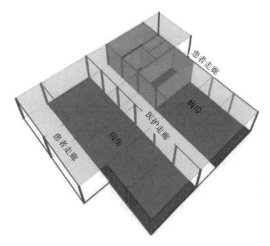

图 2-1　火神山医院"三区两通道"

一、污　染　区

污染区是指病区中传染病患者和疑似传染病患者接受诊疗的区域，包括被其血液、体液、分泌物、排泄物污染的物品暂存和处理的场所，如病室、处置室、污物间及患者入院、出院处理室等。

（一）污染区隔离要求

（1）对于经呼吸道传播的新发传染病，污染区需处于负压环境。

（2）污染区的一切用物必须经严格消毒后方可送入半污染区，放在指定位置。未经消毒处理的物品，不得带到其他区域。

（3）工作人员进入污染区时，必须穿隔离衣，戴口罩、帽子，必要时换隔离鞋。

（4）离开前脱隔离衣、鞋，并消毒双手。

（二）污染区个人防护要求

（1）医务人员在进入污染区时需按要求穿防护服，戴帽子、口罩、护目镜或面罩，穿鞋套。穿戴流程：手卫生→穿防护服→戴护目镜或防护面罩+戴手套→穿鞋套→进入污染区。

（2）离开污染区进入半污染区前需按操作规范脱掉防护用品，脱换流程：手卫生→脱手套→手卫生→脱护目镜或防护面罩→手卫生→脱鞋套→手卫生→脱防护服→手卫生→进入半污染区。用后物品分别放置于专用污物容器内。

（三）污染区消杀要求

污染区采取疫源地终末消毒和随时消毒措施，环境和物体表面应保持清洁，当遇到明显污染时，应及时进行消毒处理，所用消毒剂应符合国家相关要求。

（1）地面有肉眼可见污染物时先使用吸湿材料完全清除污染物后，再进行清洁消毒。无明显污染物时用 500～1000mg/L 含氯溶液或 1000mg/L 过氧乙酸溶液对地面进行喷洒或擦拭消毒。

（2）物体表面消毒可以首选 500～1000mg/L 有效氯溶液进行擦拭并保持作用 20min 以上；不耐腐蚀的物体表面可用 75% 乙醇或 2% 双链季铵盐消毒剂重复擦拭消毒 2 遍以上。

（3）室内空气消毒可选择过氧化氢气雾或干雾消毒系统，按照设备操作说明开展终末消毒，消毒后及时开窗通风。

（4）针对尚未明确传染病病原体引发的新发传染病，污染区的消杀处理应符合国家届时发布的规定要求。没有明确要求时，其消毒的原则为：在传播途径不明时，应按照多种传播途径，确定消毒的范围和物品；按病原体所属微生物类别中抵抗力最强的微生物，确定消毒的剂量（可按杀灭芽孢的剂量确定）；执行消杀措施时医务人员应做好职业防护。

二、半污染区

半污染区是指有可能被患者血液、体液和病原微生物等物质污染的区域，位于清洁区与污染区之间，包括医务人员的办公室、治疗室、护士站、内走廊等。

（一）半污染区隔离要求

（1）患者或穿了隔离衣的工作人员通过走廊时，不得接触墙壁、家具等物体。

（2）各类检验标本有固定的存放盘和架，检验完的标本及容器等应严格按要求分别处理。

（3）治疗室内消毒的器械、药品及其他清洁物品要与污染的物品严格区分放置，由病室携带回的物品应先消毒后放入室内固定位置。

（二）半污染区个人防护要求

（1）医务人员从清洁区进入半污染区需按要求身着工作服、进行手卫生、戴医用帽和医用防护口罩、穿工作鞋。穿戴流程：手卫生→戴医用帽→戴医用防护口罩→穿工作服→换工作鞋后进入半污染区。手部皮肤破损的医务人员戴乳胶手套。医务人员进入半污染区时一般不穿隔离衣以减少发生交叉感染的机会。

（2）从半污染区进入清洁区前需按操作规范脱掉防护用品。脱换流程：手卫生→脱工作服→脱医用防护口罩→脱医用帽→手卫生后进入清洁区。

（三）半污染区消杀要求

半污染区采取疫源地终末消毒和随时消毒措施，同污染区消杀要求。

三、清　洁　区

清洁区是指病区中不易受到患者血液、体液和病原微生物等物质污染及传染病患者不应进入的区域，包括医务人员的值班室、卫生间、男女更衣室、浴室及储物间、配餐间等。

（一）清洁区隔离要求

（1）患者和患者接触过的物品不得进入清洁区。

（2）工作人员不得将半污染区或污染区物品带入清洁区。

（3）工作人员接触患者后需进行手卫生、脱去或更换接触过污染区的个人防护用品后进入清洁区。

（二）清洁区个人防护要求

医务人员进入清洁区后进行手卫生，必要时沐浴更换衣物；保障休息时间充分，忌过度劳累；定时开窗通风，保持清洁区空气流通。

（三）清洁区消杀要求

清洁区采取预防性消毒措施，所用消毒剂应符合国家相关要求。

（1）一般物体表面每天进行 1～2 次湿式清洁并保持干燥，定期使用 250mg/L 含氯消毒剂或 1000mg/L 以上季铵盐类消毒剂擦拭消毒；衣服、被褥、织物等应勤换洗晾晒（直射阳光暴晒 3～6h）。

（2）地面、走廊、楼梯等可用水或加洗涤剂湿式清扫；门把手、电梯按钮、楼梯扶手等高频接触物体表面可每天采用 250mg/L 含氯消毒剂进行擦拭，消毒剂作用 20min 后再用清水擦拭。

（3）室内空气首选通风消毒，可采取每天 1～2 次开窗通风每次 30min 以上或机械通风；空气质量差时或无良好通风条件，室内有人时也可采用循环风式空气消毒机进行空气消毒，室内无人可用紫外线（定期消毒 1～2 次/天，每次消毒照射时间在 30min 以上）或定期采用消毒剂喷雾（1000mg/L 过氧乙酸）的方法。

第三节 护理人员的防护分级

一、护理人员防护通用原则

（1）接触患者的血液、体液、分泌物、排泄物、呕吐物及污染物品时应当戴清洁手套，脱手套后洗手。

（2）可能受到患者血液、体液、分泌物等物质喷溅时，应当戴医用外科口罩或医用防护口罩、护目镜或防护面罩（防护面屏），穿隔离衣。

（3）进行气管插管等有创操作时，应当戴医用防护口罩、医用乳胶手套、护目镜、防护面罩（防护面屏），穿防渗隔离衣。

（4）当口罩、护目镜、隔离衣等防护用品被血液、体液、分泌物等污染时，应及时更换。

（5）所有一次性个人防护用品必须在使用后仔细弃置，避免再利用。如果资源有限无法获得一次性个人防护用品，则使用可再利用的装备（如布料的隔离衣或防护服），每次用完后正确消毒。在摘脱及抛弃任何个人防护用品后，必须立即执行手卫生措施。

二、护理人员防护级别分类

通过评估护理人员工作时的感染暴露风险，并依据导致感染的危险程度采取分级防护。主要有以下几种防护级别。

（一）一级防护

1. 适用情况 适用于护理人员在预检分诊处、发热门诊、肠道门诊和感染性疾病科门诊从事一般性诊疗活动时。

2. 防护用品 一次性医用帽、医用外科口罩或 N95 医用防护口罩、一次性隔离衣（必要时）、一次性医用手套（必要时）。

3. 防护装备穿脱流程

（1）穿个人防护装备：手卫生→戴一次性医用帽→戴医用外科口罩或 N95 医用防护口罩→穿一次性隔离衣（必要时）→戴一次性医用手套（必要时）。

（2）脱个人防护装备：手卫生→脱一次性医用手套（如有）→手卫生→脱一次隔离衣（如有）→手卫生→摘医用外科口罩或 N95 医用防护口罩→手卫生→摘一次性医用帽→手卫生（注：每个脱卸步骤后均应使用快速手消毒液进行手卫生）。

（二）二级防护

1. 适用情况 适用于护理人员在感染性疾病科门诊患者留观室和感染性疾病科病区患者病房从事诊疗活动时。

2. 防护用品 N95 医用防护口罩、一次性医用帽、一次性防护服、护目镜或面罩、一次性医用手套 2 副、一次性鞋套或靴套、一次性隔离衣（必要时喷洒消毒液）。

3. 防护装备穿脱流程

（1）穿个人防护装备：手卫生→戴一次性医用帽→戴 N95 医用防护口罩→穿防护服→戴护目镜→戴内层手套→穿靴套→穿隔离衣→戴外层手套（扎住袖口）→穿鞋套→检查隔离衣密闭性→写上姓名。

（2）脱个人防护装备：手卫生→喷淋（2 人间距＞1m，由头顶至鞋底"Z"形喷洒消毒液，避开面部，鞋底要喷洒）→脱隔离衣、外层手套→手卫生→摘护目镜或面罩→手卫生→脱防护服连同靴套、鞋套及内层手套→手卫生→摘 N95 医用防护口罩→手卫生→摘一次性医用帽→手卫生。

（三）三级防护

1. 适用情况 适用于在感染性疾病科病区为患者实施吸痰、呼吸道采样、气管插管和气管切开等有可能发生患者呼吸道分泌物、体内物质喷射或飞溅的工作时。

2. 防护用品 N95 医用防护口罩、一次性医用帽、一次性防护服、正压头套或全面型呼吸防护器、一次性医用手套（2 副）、一次性鞋套或靴套、一次性隔离衣（必要时）。

3. 防护装备穿脱流程

（1）穿个人防护装备：手卫生→戴一次性医用帽→戴N95医用防护口罩→穿防护服→戴正压头套或全面型呼吸防护器→戴内层手套→穿靴套→穿隔离衣→戴外层手套（扎住袖口）→穿鞋套→检查隔离衣密闭性→写上姓名。

（2）脱个人防护装备：手卫生→喷淋（2人间距＞1m，由头顶至鞋底"Z"形喷洒消毒液，避开面部，鞋底要喷洒）→脱隔离衣、外层手套→手卫生→摘正压头套或全面型呼吸防护器→手卫生→脱防护服连同靴套、鞋套及内层手套→手卫生→摘N95医用防护口罩→手卫生→摘一次性医用帽→手卫生。

（四）穿脱防护用品的注意事项

（1）医用防护口罩的效能可持续4h，遇污染或潮湿，应及时更换。

（2）离开隔离区前应对佩戴的眼镜进行消毒。

（3）医务人员接触多个同类传染病患者时，防护服可连续应用。

（4）接触疑似患者时，防护服应在接触每个患者之间进行更换。

（5）防护服被患者血液、体液、污物污染时，应及时更换。

（6）戴N95医用防护口罩或全面型呼吸防护器应进行面部密合性试验。

（7）脱鞋套或靴套时若污染了手套应及时进行手消毒。

（8）若工作人员手部皮肤有破损，应在进入半污染区之前戴一次性医用手套。

三、不同岗位护理人员防护级别

主要根据不同护理岗位的工作特点和接触新发传染病患者的可能性对暴露风险进行分级，即低风险（对应一级防护）、中风险（对应一级防护）、高风险（对应二级防护）、极高风险（对应三级防护）。对应防护级别具体措施见本章相关内容。

（一）预检分诊护理岗位

1. 暴露风险级别　中风险。该岗位有近距离（1m以内）接触患者或通过物品间接接触患者的可能，且预检分诊点人流量大、来源复杂。

2. 防护级别　一级防护。

（二）发热/肠道门诊护理岗位

1. 暴露风险级别　高风险。近年来，我国出现的新发传染病主要以呼吸道和消化道传染病多见，发热/肠道门诊的建设是医院防控新发传染病的前沿阵地。该岗位护理人员可能直接接触确诊或疑似新发传染病患者，暴露风险为高等。若对患者进行可能会造成职业暴露的护理操作，风险进一步增加。

2. 防护级别　二级防护。

（三）急诊护理岗位

1. 感染风险级别 中风险。急诊患者病情紧急且危重，就诊陪护较多，人员来源复杂。此外，救治患者可能存在其他危急的基础疾病，掩盖新发传染病具有的临床表现。其中需要直接接触经过预检分诊患者的护理人员，暴露风险为中等，若对患者进行可能会造成职业暴露的护理操作，风险进一步增加。

2. 防护级别 一级防护。

（四）普通病区和普通门诊护理岗位

1. 感染风险级别 低风险-中风险。直接接触经过预检分诊患者的护理人员，暴露风险低。但普通门诊工作人员接触的患者来源更为复杂，暴露风险高于普通病区工作人员。呼吸科、消化科、口腔科、耳鼻喉科、眼科、皮肤科等门诊护理人员进行就诊安排和辅助诊疗操作时，可能需面对面接近患者，实施纤维支气管镜、喉镜、胃肠镜等内镜检查，其暴露风险在中等及以上。

2. 防护级别 一级防护；部分病区执行特殊诊疗护理操作时采取二级防护。

（五）隔离病区护理岗位

1. 感染风险级别 高风险-极高风险。需要进入污染区，直接接触确诊或疑似新发传染病患者及其周围物品，处置医疗废物及患者排泄物、分泌物，暴露风险高。若对患者实施如动静脉穿刺、气管插管、吸痰、气管切开护理、面罩正压通气、心肺复苏、肛管排气、排泄物处理等可能发生血源性暴露、呼吸道暴露、消化道暴露或接触暴露的操作，暴露风险极高。仅进入半污染区的护理人员，暴露风险为中等；主要负责的相关工作无须直接接触患者时，暴露风险为中等。

2. 防护级别 二级防护和三级防护。

（六）重症监护室/手术室/血透室/产房护理岗位

1. 暴露风险级别 中风险-高风险-极高风险。为普通患者施行重症护理、手术、血液透析、接产的护理人员，可能直接接触普通患者或其血液等潜在感染性物质，暴露风险在中等及以上，其中重症监护室、血透室和产房中的护理人员需要按患者的流行病学史、临床表现进一步分层分流，并采取相应的防护措施。为疑似或确诊新发传染病施行重症护理、手术、血液透析、接产时，护士可能直接接触患者或其血液等感染性物质，暴露风险为高等，如若施行可能暴露于新发传染病传播途径的护理操作，暴露风险为极高。

2. 防护级别 一级防护、二级防护、三级防护。

（七）消毒供应中心护理岗位

1. 感染风险级别 中风险-高风险。对普通患者使用过的可复用医疗器械进行清洗、消毒的护理人员，暴露风险为中等。疑似或确诊新发传染病患者使用过的可复用医疗器械应先密封包装再转运给消毒供应中心岗位的护理人员。对器械进行清洗消毒的护理人员需要直接接触器械，暴露风险为高等。

2. 防护级别　一级防护和二级防护。

（八）后勤保障护理岗位

1. 感染风险级别　主要负责疑似或确诊新发传染病患者转运工作的护理人员，需要直接接触患者，暴露风险为高等。负责标本运送的护理人员，无须直接接触样本，暴露风险为中等，但需使用符合生物安全要求的转运容器，并且需注意防止运送过程中标本盒意外破损所造成的不必要暴露。其他行政、后勤人员无须直接接触患者，暴露风险为低等；如因现场督查、建筑布局优化、设备维修、网络维护等工作需要进入相应区域时，应参照区域要求调整暴露风险等级。

2. 防护级别　三级防护、二级防护或一级防护。

第四节　新发传染病患者收治的分级响应

分层分类收治和管理患者是高效抗击重大疫情的重要手段。由于新发传染病可能为人类社会首次出现的致病原引发的传染病，现有检测技术可能无法快速检测和分辨是否为新发传染病患者，若将疑似新发传染病患者完全按照新发传染病进行收治，则不能高效应用现有医疗条件。此外，新发传染病患者因年龄、性别、是否有共病等情况，疾病严重程度不一，为保障充分应用和发挥医疗救护技术，有必要对新发传染病感染患者的收治实行分级。图 2-2 为新发传染病患者收治分级响应示意图。

一、预 检 分 诊

预检分诊是医疗机构接收新发传染病患者的第一层级。医疗机构设置的预检分诊岗位工作人员在接诊过程中，需询问并登记患者有关的流行病学史、职业史，结合患者的主诉、病史、症状和体征等，对来诊的患者进行传染病的预检，指导患者做好自我防护。经预检为传染病或疑似传染病的患者，分诊至感染性疾病门诊、发热门诊或肠道门诊等分诊点就诊，并对接诊处进行必要的消毒。

二、感染性疾病门诊/发热门诊/肠道门诊

感染性疾病门诊/发热门诊/肠道门诊是医疗机构接收新发传染病患者的第二层级，其中发热门诊和肠道门诊一般实行 24h 接诊，严格实行首诊负责制。医生在接诊过程中通过全面了解患者临床症状，询问流行病学史并安排必要的检查，做出是否为新发传染病患者或疑似患者的诊断，在该类门诊就诊的患者需采取全封闭就诊流程，挂号、就诊、交费、检验、影像检查、取药、留观等诊疗活动都应在该区域完成。针对疑似或确诊新发传染病患

者，诊疗医生需按照相关规定登记、报告和进行隔离和转运处理，不得擅自允许患者自行离院或转院。

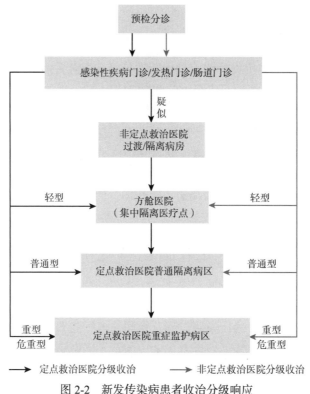

图 2-2　新发传染病患者收治分级响应

三、非定点救治医院新发传染病病例过渡/隔离病房

非定点救治医院新发传染病病例过渡/隔离病房是接收新发传染病患者的潜在第三层级。非定点救治医院在应对新发传染病疫情期间，应规定住院病区安排设置过渡病房或单间隔离病房，用于经医疗机构的预检分诊、感染性疾病门诊、发热门诊或肠道门诊未发现的疑似或确诊新发传染病病例。对于诊断为轻型新发传染病的患者，根据规定应尽快转至方舱医院或集中隔离医疗点；对于危急重症患者，在采取急救措施，症状体征稳定后转至定点救治医院重症监护病区。

四、方舱医院（集中隔离医疗点）

方舱医院（集中隔离医疗点）是接收新发传染病患者的第三层级。从我国应对新冠疫情建立方舱医院收治患者的效果来看，方舱医院主要收治无症状感染者和轻型确诊病例，收治对象原则上为生活能够自理、年龄小于 60 岁、无急性发作期的呼吸系统和心脑血管系统等基础性疾病及精神疾病患者等。其中，轻型病例实行集中隔离管理，相关集中隔离场所不能同时隔离入境人员、密切接触者等人群。隔离管理期间，方舱医院（集中隔离医疗点）的医务人员需做好对症治疗和病情监测，如病情加重，应转至定点医院治疗。方舱医院的建立解决了新发传染病传播流行时大量患者"一床难求"的困境，也在隔离传染源的基础上，保障了重症患者有充足的医疗资源。应用方舱医院是我国科学高效防控新发传染病的重要举措，也是分级收治新发传染病患者的重要一环。

五、定点救治医院普通隔离病区

定点救治医院普通隔离病区是接收新发传染病患者的第四层级。普通隔离病区一般用于接收来自其他非定点救治医院或方舱医院的具有典型临床症状的普通型新发传染病患者。若患者病情加重，应转至收治新发传染病专属的重症监护病区。

六、定点救治医院重症监护病区

定点救治医院重症监护病区是接收新发传染病患者的第五层级。重症监护病区用于接收各层级医疗机构中的重型、危重型新发传染病患者和有重型高危因素的新发传染病患者，三种类型的新发传染病患者应当尽早纳入定点救治新发传染病医院重症监护病区治疗，重症监护病区救治诊疗技术应用广、操作难度大、感染暴露风险高，医务人员需警惕发生职业暴露。

参 考 文 献

董凯生，李丽，贾燕瑞，等，2020. 三级甲等医院新型冠状病毒肺炎隔离观察病房的建立与护理管理[J]. 中国护理管理，20（5）：704-706.

何剑峰，罗会明，2008. 急性传染病疫情应急处理[M]. 广州：中山大学出版社.

李春辉，黄勋，蔡虻，等，2020. 新冠肺炎疫情期间医疗机构不同区域工作岗位个人防护专家共识[J]. 中国感染控制杂志，19（3）：199-213.

李文强，李振洪，2020. 新型冠状病毒肺炎非定点收治医院的疫情防控管理实践探索[J]. 中国医疗管理科学，10（3）：22-25.

刘俊峰，翟晓辉，向准，等，2020. 应对新型冠状病毒肺炎疫情的方舱医院建设管理探讨[J]. 中国医院管理，40（3）：12-14.

万明国，王成昌，2009. 突发公共卫生事件应急管理[M]. 北京：中国经济出版社.

魏秋华，任哲，2020. 2019 新型冠状病毒感染的肺炎疫源地消毒措施[J]. 中国消毒学杂志，37（1）：4.

吴珺，徐烈，王少燕，等，2021. 新型冠状病毒肺炎患者收治的全流程管理[J]. 上海医药，42（17）：3-5，26.

张天宝，姚璇，熊进峰，等，2020. 新型冠状病毒肺炎方舱医院消毒与感染防控措施[J]. 中国消毒学杂志，37（4）：300-303.

中国政府网，2005. 中华人民共和国传染病防治法[EB/OL]. [2005-08-01]. http：//www.gov.cn/banshi/2005-08/01/content_19023.htm.

中国政府网，2006. 国家突发公共卫生事件应急预案[EB/OL]. [2006-02-26]. http：//www.gov.cn/gzdt/2006-02/28/content_213129.htm.

中国政府网，2008. 突发公共卫生事件应急条例[EB/OL]. [2008-03-28]. http：//www.gov.cn/zhengce/
　　2020-12/26/content_5574586.htm.

中国政府网，2021. 医疗机构内新型冠状病毒感染预防与控制技术指南（第三版）[EB/OL]. [2021-09-13].
　　http：//www.nhc.gov.cn/yzygj/s7659/202109/c4082ed2db674c6eb369dd0ca58e6d30.shtml.

中华人民共和国卫生部，2012. 医疗机构消毒技术规范（WS/T 367—2012）[S]. [2012-04-17]. http：//
　　www.nhc.gov.cn/fzs/s7852d/201204/2a75e255894a4b28827bb996def3cf02.shtml.

中华人民共和国卫生部，2012. 医疗机构消毒技术规范：WS/T 367—2012[S]. 北京：中国标准出版社.

中华人民共和国卫生部，2009. 医院隔离技术规范：WS/T 311—2009[S]. 北京：中国标准出版社.

祝江斌，2011. 重大传染病疫情地方政府应对能力研究[D]. 武汉：武汉理工大学.

第三章 护理人员应对新发传染病应急处置与管理

第一节 发热门诊的设置管理

发热门诊是医院门诊部在急性传染病防控期间根据上级指示设立的接诊发热患者的专用诊室，主要负责传染病的排查工作，对疑似患者做到"早发现、早报告、早隔离、早治疗"，是传染病的一个早期监测哨点，也是医院安全保障的第一道防线。

发热门诊起源于2003年的严重急性呼吸综合征疫情，当时严重急性呼吸综合征以发热、咳嗽、流涕等呼吸道症状及肺部病变为主要表现，是一种急性呼吸道传染病，具有传播速度快、范围广、病情重、救治及防控难度大、死亡率高等特点。因此为了加大对严重急性呼吸综合征的防控力度，发热门诊由此出现，2003年卫生部印发《医疗机构发热门（急）诊设置指导原则（试行）》，进一步加强医疗机构门（急）诊管理，减少医疗机构内的交叉感染。

自2003年严重急性呼吸综合征疫情我国提出建设发热门诊以来，发热门诊的建设标准与管理不断地完善和规范。在新冠疫情中，发热门诊的重要性逐步凸显，国务院联防联控机制综合组、国家卫生健康委员会、国家发展和改革委员会等多部委及各省市地方政府针对发热门诊的设置与管理出台了《医疗机构内新型冠状病毒感染预防与控制技术指南（第三版）》和《发热门诊设置管理规范》等相关文件，全面落实"及时发现、快速处置、精准管控、有效救治"的防控目标。

一、设置原则

（一）应设尽设、应开尽开

应将设置医院发热门诊纳入医院的总体建设规划中，合理规划功能布局，在院内的独立区域规范设置发热门诊及留观室，满足患者就诊、检查、留观及治疗的诊疗服务需求，不得自行取消设置或擅自关闭发热门诊，且提供24h开诊的需求。

（二）科学分区

发热门诊内部应严格设置防护分区，并根据不同的清洁与污染路线，严格区分人流与物流，实施安全隔离与防护措施，严防交叉感染和污染。

（三）平战结合

发热门诊应当在满足患者日常感染性疾病诊疗服务的同时，具备随时转为战时应对重大疫情的能力。

二、设 置 要 求

（一）发热门诊选址

原则上，发热门诊应在医疗机构内完全独立的区域建立。外部应当有醒目的标识，入口和出口是独立的，不与医院的其他部门共享。与医院内其他建筑物和公共场所保持至少20m 的距离，并在医疗机构进入门诊病房和医院相关区域的入口处设置实际的物理隔离屏障，在医疗机构入口处、门诊大厅及院内的相关区域都应设立醒目的发热门诊标识，标识内容包括接诊范围、方位、行走线路及注意事项等，以指导患者迅速就诊。

（二）发热门诊布局

1. 发热门诊内要规范设置"三区两通道"　"三区"是指污染区和清洁区，以及两者之间的半污染区（缓冲间），各区之间应设有醒目的标识及物理隔离屏障，相互之间无交叉。"两通道"是指分别针对患者和医务人员的两条不同通道。其中，污染区一端设置的是患者专用通道出入口，清洁区一端设置的是医务人员专用通道出入口（图 3-1）。

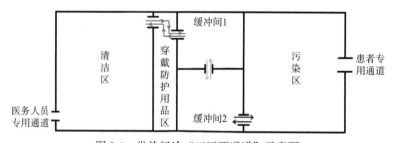

图 3-1　发热门诊"三区两通道"示意图

2. 分区设置

（1）污染区：是进行医疗救护措施的功能区。主要包括患者专用通道、预检分诊台、挂号收费区、候诊区、药房、诊室、留观室、治疗室、抢救室、输液观察室、隔离病房、检验与检查室、辅助功能检查室、标本采集室、污洗间、患者卫生间、医疗废物暂存间等。可以设置自助挂号缴费机和自动取药机，采取智能挂号、缴费、取药，减少交叉感染的风险。

候诊区：应根据超过 1m 标准宽敞空间的等候距离独立设置，医院应当根据等级设置容纳量，三级医院需具有至少 30 个人同时候诊的容纳量，二级医院需具有至少 20 个人同时候诊的容纳量，在发热门诊患者的入口通道外应当预留有足够的空间，用于搭建符合疫情防控需要的临时候诊区。候诊区应有良好的通风，必要时可借助空气净化器等设施。

诊室：每个房间必须是单人间，以及至少有一个备用房间。房间区域应尽可能宽敞。

净面积不少于 8m²。可放置至少 1 张工作台、1 张诊查床、1 个非手触式流动水洗手设施。每个房间必须至少有一个 X 线灯箱，配备可与外界联系的通信工具，至少有一扇向外打开的窗户以确保通风。新建的发热门诊至少应有 3 间诊室和 1 间备用诊室。

留观室：三级医院留观室不少于 10 间，二级医院留观室不少于 5 间，其他设有发热门诊的医疗机构也需设置一定数量的留观室，留观室需按单人单间收治患者，内设独立卫生间。

隔离病房：应独立设区，与诊室相邻，以便运送患者，根据疫情防控需要和发热门诊诊疗量的变化，确定和调整数量。单人单间收治患者，至少有一间具备部分重症救治条件。隔离病房的净使用面积建议在 9~12m²，应不小于 6m²，应安装独立的卫生间、洗漱设备和污染物存储设备，并安装床边呼叫系统，具备重症救治条件的隔离病房净使用面积应不小于 15m²，有条件的可以设负压 ICU 隔离病房。

检验与检查室：应独立设置，能独立完成血常规、尿常规、便常规、生化等常规检查项目，其中标本采集室应满足功能需要，保持良好通风；放射科应按照放射防护标准设立，满足患者胸部影像学检查需要，做到专机专用；辅助功能检查室能够进行超声、心电图等检查。条件受限时可用移动设备替代。

（2）清洁区：是医务人员专用区，包括工作人员办公室、示教室、值班室、休息室、清洁库房、穿戴防护用品区、更衣室、浴室、卫生间等。设有独立的医务人员专用通道，根据医务人员数量合理设置区域面积。

（3）缓冲间：属于半污染区，污染区和清洁区之间应至少设置 2 个缓冲间，分别为个人防护用品第一脱卸间和第二脱卸间。每个缓冲间应至少满足 2 人同时脱卸个人防护用品。缓冲间房门密闭性好且彼此错开，不宜正面相对，开启方向应由清洁区开向污染区。

三、设 备 配 备

（一）医疗设备

1. 基础类设备　应配置病床、转运平车、护理车、仪器车、治疗车、抢救车、输液车、污物车、氧气设备、负压吸引设备等。

2. 抢救及生命支持类设备　输液泵、注射泵（配置工作站）、电子血压计、电子体温计、血糖仪、手持脉搏血氧饱和度测定仪、心电监护仪（配置工作站）、心电图机、除颤仪、无创呼吸机、心肺复苏仪等。有条件的还可配置气管插管、有创呼吸机、雾化泵、负压担架、可视喉镜等，以便对需要抢救的发热患者开展抢救。

3. 检验类设备　病毒核酸快速检测设备、化学发光免疫分析仪、全自动生化分析仪、全自动血细胞分析仪、全自动尿液分析仪、全自动尿沉渣分析仪、全自动粪便分析仪、血气分析仪、生物安全柜等。还可配置全自动凝血分析仪、特定蛋白分析仪。

4. 放射类设备　独立的 CT。

5. 药房设备　有条件的可配置 24h 自动化药房。

6. 辅助设备　电脑、监控、电话通信设备、无线传输设备、自动挂号缴费机、口罩售卖机和污洗设备等。

（二）通风排风及空调设施

（1）业务用房应保持所有外窗可开启，确保室内有良好的自然通风，必要时可加装机械通风装置。

（2）空调系统应独立设置，设新风系统。当空调通风系统为全空气系统时，应当关闭回风阀，采用全新风方式运行。

（3）禁止使用的空调系统，包括循环回风的空气空调系统、水-空气空调系统、绝热加湿装置空调系统，以及其他既不能开窗，又无新风和排风系统的空调系统。

（4）各区应独立设置中央空调系统。每周应对空调回风滤网清洗消毒1～2次，并集中收集空调冷凝水，待消毒处理后再行排放。如发现病例，应在病例转出后，及时对空调进行彻底消毒。

（三）消毒隔离设备

（1）所有功能空间均应设手卫生设施，洗手设施应使用非手触式洗手装置。

（2）配置应包括全自动雾化空气消毒机、过氧化氢消毒机，紫外线灯/车，医用空气消毒机。

（3）污水排放和医疗废物与生活垃圾的分类、收集、存放与处置应严格按照现行《医疗废物管理条例》《医疗卫生机构医疗废物管理办法》《医疗机构污水排放要求》《医院消毒技术规范》等有关法律、法规和标准执行。

（四）信息化设备

（1）发热门诊应安装电话、传真等必要的通信设备，隔离病房与医务人员办公室之间最好有摄像监控系统和对讲系统。

（2）具备能与医院信息管理系统相互联通的信息化条件，能够进行非接触式挂号、收费等操作，实现自助服务。

四、人员配置和培训

（一）医师

（1）发热门诊工作人员的配备，应至少包含1名有感染性疾病诊疗经验的医师，并且按照每天就诊人数、疾病种类等进行合理配置，如果处于疫情期间，可以根据实际诊疗量适量增配医师数量。

（2）医师团队人员应相对固定且结构合理，三级综合医院发热门诊主任应由具备副高职称以上的感染相关专业医师担任，二级综合医院发热门诊主任应由中级职称以上的感染相关专业医师担任。

（3）在发热门诊工作的医师应该对相关疾病流行病学特征、诊断标准、鉴别诊断要点、治疗原则，以及医院感染控制、消毒隔离、个人防护和传染病上报要求等方面有足够的了解。

（二）护士

（1）护理工作应由具备一定临床经验，熟悉相关疾病护理要点的护士承担，同时要满足传染病分诊、各项护理操作、医院感染控制、消毒隔离、个人防护等各项要求。

（2）应根据患者数量及隔离床位数量配备相应数量的护理人员，综合性医院发热门诊应当为每张隔离留观床位配备护士至少 1 名，三级医院至少 2 名，二级医院至少 1 名。如果处于疫情期间，可以根据诊疗量适量增配护士数量。

（3）护士长应具有中级或以上护理专业技术职称，负责科室护理管理工作，是科室护理质量的第一责任人。

（三）人员管理

合理安排医务人员轮换班次，及时监测健康状况。医务人员首次进入发热门诊前要开展身体健康和心理状况评估。在常态情况下，发热门诊医务人员每 6～8h 一个班次，每隔 3～4 天进行 1 次检测；疫情发生时，发热门诊医务人员每 4～6h 一个班次，每隔 1～2 天进行 1 次检测。要根据人员情况轮流安排检测，做到每天都有人员接受检测，每天测量 2 次体温，出现发热、咳嗽等身体不适症状及时向单位主管部门报告。保洁等后勤人员按照以上要求做好健康监测。

（四）人员培训

要面向发热门诊全体工作人员开展感染控制、个人防护等知识和技能培训，特别是个人防护用品穿脱培训。所有工作人员需经穿脱防护用品、手卫生等知识和技能考核合格后上岗。在此基础上，医务人员要进行传染病诊治等相关业务培训，切实提高疾病早期识别和规范化诊疗水平。

五、发热门诊管理规范

（1）发热门诊要提级管理，由分管医疗工作的副院长负责。组织经验丰富的医务人员承担预检分诊工作，对所有患者及其陪同人员测量体温、询问流行病学史、症状等，指导患者及其陪同人员对其流行病学史有关情况的真实性签署承诺书，并合理有序地将患者分流到不同的就诊区域。在患者及其陪同人员健康条件允许的情况下，发热门诊的医务人员要督促其正确佩戴医用防护口罩，做好手卫生，并保持 1m 安全距离。

（2）发热门诊 24h 开诊，并严格落实首诊负责制，医务人员不得以任何理由推诿患者。

（3）发热门诊要采取全封闭就诊流程，挂号、就诊、交费、标本采集、检验、辅助检查、取药、输液等所有诊疗活动在发热门诊独立完成。

（4）接诊医生发现可疑病例需立即向医院行政部门报告，医院行政部门接到报告应立即组织院内专家组会诊，按相关要求进行登记、隔离、报告，不得允许患者自行离院或转院。所有患者在检测结果反馈前，均应留观。当留观室数量不能满足临床诊疗需要时，需另外设置隔离留观区。

（5）定期对发热门诊各区域进行清洁消毒，并建立纸质版或电子版终末清洁消毒登记表，其内容应包括空气、地面、物体表面及使用过的医疗器械等的消毒方式方法和医疗废弃物处理等。

（6）发热门诊区域的医疗设备、物体表面、布草、地面、空气及空调通风系统的消毒和医疗废物的处置，应符合《医疗机构消毒技术规范》《医疗废物管理条例》《医疗卫生机构医疗废物管理办法》等相关规定，并有相应的工作记录。

（7）污水排放和医疗废物与生活垃圾的分类、收集、存放与处置应符合《医疗废物管理条例》《医疗卫生机构医疗废物管理办法》《医疗废物包装物、容器标准和标识》《医疗废物分类目录》等相关法规的要求。

六、发热门诊医务人员个人防护规范

（1）发热门诊应配备符合标准、数量充足（至少可供2周使用）、方便可及的个人防护用品。所有人员应当遵循《医院感染管理办法》等相关法律法规的要求，严格执行标准预防及手卫生规范。

（2）医务人员开展诊疗工作应当在按照标准预防基础上，根据医疗、护理操作中不同感染的风险，采取分级防护措施：发热门诊承担接诊工作的医务人员按一级防护着装，进入隔离留观室按二级防护着装，为患者实施可能发生呼吸道分泌物、体内物质喷射或飞溅等操作时，应该按照三级防护着装。例如，吸痰、呼吸道采样、气管内插管和气管切开等操作。

（3）合理安排医护人员的工作生活，采取科学轮休制度，避免其长时间工作，过度劳累。工作时间4h后安排休息，每天工作8h，进行轮班，原则上以满足临床需求的最低医护人员数量即可，以利于感染控制。

（4）在进入或离开发热门诊、隔离病房时，严格执行穿脱规范，正确穿戴或脱卸个人防护用品。在穿脱防护服、医用防护口罩等个人防护用品时，应该有专人监督或两人一组相互监督，防止出现交叉感染。

（5）应当注意防护用品的时效性。医用防护口罩一般4h更换，污染或潮湿时随时更换；一次性隔离衣不得重复使用。如使用可重复使用的隔离衣，使用后按规定消毒后方可再用；防护服不得重复使用；如护目镜、防护面罩为可重复使用的防护用品，应当消毒后再用。

（6）防护失败时应及时采取应急处理措施并报告。

（7）新发传染病流行期间，发热门诊工作人员应做好健康监测，每天测量体温，监测咳嗽等身体不适症状并记录，有异常情况及时报告。

第二节　新发传染病症状监测

一、症状监测的简介

自20世纪70年代以来，全球新发传染病有30多种，而且随着现代运输和通信的迅速发展，某一地区出现或发生的传染性疾病极有可能快速蔓延并流行，甚至发展成全球大流行。因而及早发现、快速控制新发传染病已成为全球传染病防控新的挑战。传统的疾病监测方法主要基于临床诊断或实验室确诊信息，然而患者从出现症状到就诊再到确诊存在一定的延迟；另外，新发传染病的前兆症状是非特异性且互相重叠的，再加上近年来疾病谱的变化，导致传统的疾病监测从监测起点上就比实际疫情的发生要滞后，这就不可避免地导致公共卫生应对措施滞后，已经不能很好地适应新发传染病应急处置的要求。症状监测正是为了弥补传统的疾病监测方法的不足。症状监测目前没有统一阐述标准，从狭义上来讲，症状监测又称症候群监测，是指持续、系统地收集患者临床确诊前出现的症候群信息，并对这些信息进行分析，如发热、咳嗽等呼吸道症状。广义上症状监测还包括其他非特异信息，如非处方药销量、急诊室患者主诉、学校缺勤率、工厂缺勤率等，分析非特异信息与疾病之间的联系，探测疾病波动是否异常。由于症状监测采集的信息来自于多种数据源，且通常早于临床明确的诊断信息，所以可能比传统的监测方法具有更高的及时性和敏感性，有助于尽早发现疾病暴发的早期征兆，并据此做出公共卫生准备与应对。近几年，疾病监测技术以近乎实时的方式预警新突发传染病，极大地提升了疾病早期监测的灵敏度与公共卫生的早期预警能力，得到了国内外的广泛关注与推广应用。

二、医院新发传染病症状监测的现况

（一）症状监测系统

目前医院应用最多的症状监测系统，主要是依托计算机网络构建的，系统根据医院应用需求和现实情况，对实时收集到的健康相关数据，进行系统分析和评估，并且利用预警模型，及时监测到某一种疾病在时间和空间上的异常聚集，从而实现疾病的早期预警和快速响应。自 2003 年严重急性呼吸综合征暴发后，我国先后建立了流感、腹泻、不明原因肺炎、脑炎脑膜炎等症状监测系统。其中，流感样病例的监测系统主要对体温在 38℃以上，并伴有咳嗽或咽痛、全身疼痛等症状的病例进行监测；感染性腹泻监测系统主要是对腹泻症状的监测。自 2009 年起，我国在国家重大科技专项"传染病监测技术平台"的基础上，已在全国多省市构建了由发热呼吸道症候群、发热伴出疹症候群、发热伴出血症候群、腹泻症候群、脑炎脑膜炎症候群组成的五大症候群监测系统，由此症候群监测在我国获得广泛应用。与国外直接连接医疗机构信息系统相比，我国目前多采用哨点医院报告的方式，存在上报滞后或不报的问题，且症状监测系统在数据挖掘、信息化等方面与国外相比仍有很大差距，在灵活性、灵敏度、阳性预测值、及时性等方面还需进一步提升。学者们开发出的症状监测工具，通常都是比较简单且固定的。肖红菊等通过对患者进行流行病学史、临床特征等的调查与分析，将以往病例与专家意见相结合，设定传染病病例的风险等级，建立了一种简便的急性发热患者传染性疾病的快速识别系统，用以对其进行统计与评估，从而加快识别传染病病例的速度。随着我国信息化的不断发展，无论是采用国家研发的临床症状监测系统，还是采用其他的临床症状监测工具，数据收集的及时性、准确性对预警的时效性起着关键的作用。但是，当前我国医疗机构的信息化程度不高，各医院医疗水平参差不齐，且病例信息的录入格式不统一、不规范，不利于医院快速准确预警传染性疾病。

所以，医院必须采取更规范、更标准的信息化管理手段。

（二）症状监测机制

医院开展新发传染病症状监测工作，除了使用症状监测系统外，还需要建立由相应的人员、科室、部门和各种规章制度组成的症状监测机制。当前，我国医院新发传染病的症状监测机制与体系正在逐步优化，截至 2023 年全国共有 2243 家综合性医院建立了传染科或感染科，二级及以上综合性医院普遍设有发热门诊、肠道门诊，并制定了各种传染病监测预警的规章制度和应急预案等。一些医院也构建了"院领导-专家-临床联络员"的三层组织管理架构，并通过对院内信息系统数据的自动收集进行的主动监测，以及通过医护人员报告症状信息进行的被动监测开展监测工作。此外，各区疾病预防控制中心还依托医院内设置的临床症状监测系统，采集腹泻症候群、发热症候群及发热伴呼吸道症候群等的临床症状信息，定期开展疾病监测预警，并将医学救治与疾病预防控制相结合，不断增强医院的症状监测预警能力。但是，目前我国医疗机构仍然面临着传染病早期识别能力不足、预检分诊制度不健全、传染病信息报告率和上报信息质量不高等问题。为此，亟待完善医院传染病症状监测机制与体系，提高医护人员的参与度与执行力。

三、新发传染病症状监测的应用

根据新发传染病症状监测的相关解释，症状监测内容广泛，总体可以分为临床数据和非临床数据两大类，其中非临床数据包含药品销售数据、环境污染数据、动物健康数据及互联网搜索记录等。而临床数据来源于各级医疗机构，是指在医疗机构内部收集的患者明确诊断前的症状相关信息，最可能捕捉到传染病早期暴发的源头，如门急诊就诊情况、患者主诉、症状体征、初步诊断、流行病学调查信息、处方记录、救护车应答日志及实验室检测结果等信息，以及患者的个人信息，如姓名、性别、年龄、住址等。在各级医疗机构中，护理人员是最早获得患者症状信息，感知潜在新发传染病流行风险的人群，护理人员作为症状监测数据的采集与报告人员，其中门急诊就诊情况、患者主诉及表现出的症状体征、流行病学调查信息等数据的获取与新发传染病监测息息相关。护理人员主要监测并收集患者的症状、体征数据，目前常见的症候群监测包括上述提及的五大症候群，即发热呼吸道症候群、腹泻症候群、发热伴出疹症候群、发热伴出血症候群、脑炎脑膜炎症候群。

（一）发热呼吸道症候群

监测发热呼吸道症候群的病例定义如下。

1. 具备急性感染表现的病例　至少符合以下表现中的 1 项。

（1）发热。

（2）白细胞计数升高或降低，或白细胞分布异常。

（3）寒战。

（4）体温降低（除外年龄相关的因素）。

2. 具备呼吸道疾病临床表现的病例　至少符合以下表现中的 1 项。

（1）咽部不适、咽干或咽痛。

（2）鼻塞、流涕。

（3）鼻、咽、喉明显充血、水肿。

（4）新发或加重的咳嗽。

（5）咳痰。

（6）气短。

（7）听诊呼吸音为湿啰音、干啰音、哮鸣音、浊音等异常表现。

（8）胸痛。

呼吸道感染是人体最常见感染的类型之一，包括病毒感染及细菌感染，急性呼吸道感染大部分由病毒感染引起。呼吸道病毒感染所引起的临床表现既包括打喷嚏、发热、头痛、流涕、咽痛、肌肉酸痛、乏力等较轻的症状，也包括高热、呼吸困难、咳血痰等较重的表现，甚至会出现急性呼吸窘迫综合征、纵隔气肿、脓毒症、意识障碍、休克、急性肾损伤等严重症状。

由细菌感染引起的呼吸道感染主要是因为原本寄居在健康人体中作为正常菌群一部分的呼吸道细菌在机体抵抗力下降、菌群寄居部位改变、抗生素滥用时，引发了呼吸道感染。由细菌感染引起的呼吸道感染病情较轻时，临床症状与流行性感冒相似，会出现发热、寒战、肌肉酸痛等。然而随着疾病的发生发展，继而会出现肺炎、支气管炎、泌尿道炎、中耳炎、胃肠炎，甚至菌血症、败血症等。

（二）腹泻症候群

监测腹泻症候群的病例定义为 24h 内排便≥3 次或呕吐≥1 次，且大便的性状改变为稀便、水样便、黏液样便或脓血便等的患者，同时排除以腹泻为症状的其他慢性病（如溃疡性结肠炎、肠易激综合征、肠癌等）及具有明确原因的非感染性腹泻（妊娠呕吐、食物过敏、药物因素等）的患者。

（三）发热伴出疹症候群

监测发热伴出疹症候群的病例定义为体温≥37.5℃，且持续 1 天以上，伴有全身或局部皮肤或黏膜出疹的患者。多由麻疹病毒、风疹病毒和肠道病毒引起，常见于儿童。

（四）发热伴出血症候群

监测发热伴出血症候群的病例定义为急性起病，发热（体温≥37.5℃），病程在 3 周内，同时伴有 2 个或 2 个以上症状的患者，有黏膜出血点，出现紫癜、鼻衄、咯血、呕血、血便、黑便、贫血，血小板呈下降趋势且低于正常值，或有其他的出血表现。除外有明确出血病因的疾病，如过敏性紫癜、白血病、败血症等。

（五）脑炎脑膜炎症候群

脑炎脑膜炎症候群是一组发病较急，以脑炎或脑膜炎为主要临床表现的中枢神经系统感染性疾病的统称。该病常发生在 15 岁以下的儿童，且病死率和致残率较高，疾病负担较重，易造成不同程度的神经系统后遗症，是严重影响公共卫生的主要疾病之一。

监测脑炎脑膜炎症候群的病例定义是临床上急性起病,具有发热、头痛、呕吐等症状,伴有不同程度的意识障碍、瘫痪、神经麻痹、肌肉疼痛、肌群松弛和萎缩或脑膜刺激征等症状之一,或临床诊断疑似脑炎脑膜炎的患者。

当监测到以上疑似或确诊病例时,护理人员应当第一时间通知医务部、护理部、疾病预防控制科等有关部门;采取流行病学调查,采集血液、尿液、淋巴液、脑脊液、分泌物等标本等协助核实诊断;做好个人防护及消毒隔离措施,控制疫情蔓延。

第三节 护理人员应急处置措施

根据《中华人民共和国传染病防治法》《国家突发公共卫生事件应急预案》《国家突发公共事件医疗卫生救援应急预案》等法律法规及规范性文件的相关要求,在新发传染病疫情的应急处置过程中,医疗机构承担着与医疗救治有关的传染病防治的重要任务。护理人员作为医院内与患者接触最早最多的群体,在新发传染病的应急处置中发挥着举足轻重的作用。新发传染病在人群中的传播必须具备传染源、传播途径和易感人群三个环节,缺少其中任何一个环节都不会形成新的感染和流行,因此当院内出现新发传染病时,临床护理人员应当在医院应急管理办公室及护理管理人员的指挥下开展医疗救护,严格采取控制传染源、切断传播途径、保护易感人群的新发传染病应急处置措施。

一、护理管理人员应急处置措施

当医院发生新发传染病疫情时,护理部应立即成立由护理部主任、科护士长、护士长组成的三级疫情应急指挥系统,同时制订相应的新发传染病应急护理配合流程(图3-2),负责统一调整和协调全院护理人员。除病产假、出国人员外,所有护士取消休假,不得离开本地,全体护理人员处于应急备战状态。

1. 护理部应安排专人一对一管理 对门急诊、发热门诊、住院病区、隔离病房进行一对一管理,片区科护士长负责监督落实各项工作。

2. 由护理部统一领取防护物资 包括医用防护口罩、防渗漏隔离衣、防护面罩、一次性口罩、防护鞋、乳胶手套等,并将物资存放至二次更衣室、负压病区缓冲间,同时为一线支援护士准备防护物资及沐浴套装、衣物、卫生纸、茶杯等生活物资,做好一线护士的后勤保障工作。

3. 准备负压隔离病区 与后勤部门联系,测试负压隔离病区各区域的压力,确保能够达到预期值。当启动负压后,每班安排专人监测记录负压病区的运行数据;如果有异常,及时联系后勤部门进行调整。

4. 组织协调各科室准备抢救仪器设备 配备除颤仪、呼吸机、心电监护装备、心电图机、注射泵、输液泵、降温毯等设备,由主班护士每天检测所有仪器,确保各类仪器设备处于完好备用的状态。

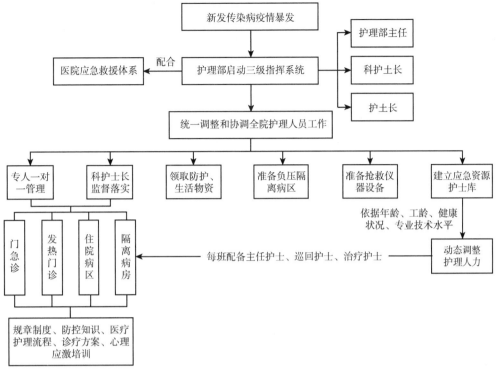

图 3-2　新发传染病应急护理配合流程

5. 建立应急资源护士库　依据护士的年龄、工龄、健康状态、专业技术水平、科室患者总数及危重患者的人数等，动态调整护理人力。隔离病房每班应配备主班护士、巡回护士、治疗护士；治疗护士每 4h 轮岗一次，主班护士和巡回护士每 6h 轮岗一次；治疗护士负责管理和护理患者；巡回护士负责物资和药物的准备，以及与相关部门人员的联系工作，必要时更换防护装备进入隔离房间配合救治和应急事件；主班护士负责处理医嘱，做好接待工作。每批次人员离开隔离病房后到安排好的指定区域进行医学观察 14 天，同时密切关注一切临床护理人员的身心状况，组织心理疏导工作，每天进行健康打卡，预防护理人员群体性感染事件的发生，最大限度地保障护理人员的身心安全。

6. 组织指挥各科室对临床护理人员进行严格的培训　培训内容主要包括规章制度、防控知识、医疗护理流程、诊疗方案、心理应激共五方面。

（1）规章制度培训：医院及卫生部门制订的一系列相关管理规章制度是护理人员需要学习的首要内容，必须严格按照相关规定展开工作。

（2）防控知识培训：全体护理人员均需要接受感染防控相关知识的培训，提高防控意识，个人防护到位才能保障患者及其他工作人员的安全。

（3）医疗护理流程培训：培训临床护理人员，使其知晓自己岗位的工作内容及职责，涉及可能会接触到传染源、病原体的工作内容，必须反复检查考核，确保每名护理人员都能掌握护理流程。

（4）诊疗方案培训：对上级卫生部门发布的最新诊疗方案内容进行及时培训与学习，调整患者的诊疗方案，提高救治成功率。

（5）心理应激培训：在新发传染病疫情的应急处置过程中，临床护理人员的负面心理特征非常明显，主要表现为焦虑、恐惧、紧张等，可利用心理压力量表等进行评估，必要时需要专业人员介入，开展心理干预治疗。除护理人员外，还需要关注患者的心理状态，应培训护理人员加强对患者心理状态的观察，学习心理疏导的方法，有助于提高医疗护理的服务质量。

二、临床护理人员应急处置措施

当院内出现新发传染病疫情时，临床护理人员应当在医院应急管理办公室及护理管理人员的指挥下，履行监测预警、医疗救护及控制疫情蔓延传播的职能，其中控制疫情蔓延传播主要从构成传染病流行的三个基本环节出发，采取控制传染源、切断传播途径、保护易感人群的新发传染病应急处置措施。

（一）监测预警

临床护理人员作为与患者接触最早最多的群体，能够最早获取患者的各类信息，感知潜在新发传染病传播风险。因此应当发挥好护理专业独特的职业优势，通过监测获取患者的门急诊就诊情况、患者主诉及表现出的症状体征、流行病学调查等信息，并进行评估分析，采取果断的干预行为，包括及时上报、隔离防护、急救等应急措施，以此实现早期预警，促使医院充分发挥"哨点"作用，控制医院新发传染病蔓延。

（二）医疗救护

1. 急救技术

（1）心肺脑复苏：是抢救心搏、呼吸骤停及保护恢复大脑功能的复苏技术，包括基础生命支持、高级心血管生命支持和心搏骤停后治疗三部分。

1）基础生命支持：是初期的复苏处理，主要目标是向心、脑及全身重要器官供氧，包括快速识别心搏骤停和启动急救系统、早期心肺复苏、尽快除颤三个步骤。首先，通过轻拍患者双肩并大声呼叫，快速检查有无呼吸及脉搏搏动来判断患者的反应，如果患者意识丧失、无自主呼吸或异常呼吸，应立即通知医生；去除枕头，使患者仰卧在心脏按压板上，在患者胸骨下 1/3 处，以 100～120 次/分的频率按压，深度为 5～6cm；将患者头偏向一侧，清除口鼻腔污物及呕吐物，取出活动性义齿，采用仰头抬颌法或托下颌法开放气道，进行人工呼吸，胸外按压与人工呼吸的比例为 30∶2。当除颤仪到位后，对患者进行除颤。5 个胸外按压及人工呼吸循环后评估患者的脉搏、呼吸、面色、瞳孔等，如患者大动脉有搏动、瞳孔回缩、面色由发绀转为红润、出现自主呼吸即可转为下一阶段救护。否则继续行心肺复苏术。

2）高级心血管生命支持：是在基础生命支持的基础上，通过应用辅助设备、特殊技术和药物等，进一步提供更有效的循环和呼吸支持。该技术可归纳为建立 A（人工气道）、B（机械通气）、C（建立液体通路，应用药物）、D（寻找心搏骤停的原因）四个步骤。

3）心搏骤停后治疗：是降低心搏骤停后 24h 内死亡率的关键，主要包括维持循环、呼吸功能，以及通过维持血压、加压给氧、降温、防止脑缺氧和水肿等措施促进脑复苏。

（2）气道支持：是指将导管经口腔或鼻腔插入呼吸道或者直接在气管上置入导管而建立的人工气体通道。主要包括咽插管、简易呼吸器、环甲膜穿刺术、气管插管术 4 种方法。

1）咽插管：目的是解除因咽腔软组织松弛、塌陷和相互贴近而导致的上呼吸道通气不畅，包括将通气管从口腔插入咽腔的口咽通气，以及将通气管从鼻腔插入咽腔的鼻咽通气。

2）简易呼吸器：又称球囊-面罩简易呼吸器，根据患者脸型和面部大小选择合适的面罩，以充分罩住患者口鼻为佳，以"E-C"手法固定，每分钟通气 10～12 次。

3）环甲膜穿刺术：适用于各种原因导致的急性上呼吸道阻塞，不能及时行气管切开建立人工气道的患者。在甲状软骨与环状软骨之间确定环甲膜的位置，左手在两软骨之间定位，右手持环甲膜穿刺针或 16 号粗针头在环甲膜上垂直刺入，有落空感并且有气体溢出，上呼吸道梗阻有所缓解，则表示穿刺成功；将针取出，外套管留置在气管内，外套管露出皮肤的外端与供氧装置连接，呼出的气体经喉气道排出。

4）气管插管术：首先尽可能用面罩和呼吸器进行辅助通气 1～2min，以右手强迫患者张口，左手持喉镜从患者右侧口角斜行置入，将舌体推向左侧，此时可见到悬雍垂，顺舌背将喉镜片稍深入至舌根，轻轻上提喉镜即可看到会厌的边缘，继续稍深入，将喉镜片前端置于会厌与舌根交界处，上提喉镜即可暴露声门，左手固定喉镜，右手持气管导管，斜口对准声门轻轻插入至所需深度，导管的末端应位于隆突上方 3～5cm。放置牙垫，退出喉镜。通过轻压胸导管口感觉有气体流出；连接简易呼吸器进行辅助通气，观察胸廓有无起伏，同时听诊肺部有无对称呼吸音；连接呼气末二氧化碳监测仪等方法确认导管位置。用胶布固定导管和牙垫，用注射器向导管气囊内注气封闭气道，用吸引器吸引气道分泌物，保证呼吸道通畅。

（3）重症监护

1）循环系统监护：主要包括心电图监测，反映心脏后负荷、心肌做功与耗氧及周围循环血流的动脉血压监测，以及间接反映右心室前负荷和循环血流量变化的中心静脉压监测。

2）呼吸系统监护：主要监测呼吸运动的频率、节律、幅度，潮气量、通气量等呼吸容量，血氧饱和度，以及评价呼吸功能、肺部气体交换功能的动脉血气分析。

其他监护技术还包括监测体温，通过化验标本监测尿比重、血肌酐、转氨酶、血清胆红素等反映肝肾功能的指标等。

2. 新发传染病常见症状体征护理

（1）发热：感染性发热是新发传染病最常见、最突出的症状，当患者出现发热症状时，应采取如下护理措施。

1）严密监测患者的生命体征，重点关注体温的变化。

2）采取有效降温措施。可采用冰帽、冰袋冷敷头部或者大动脉的物理降温方法；对于高热烦躁的患者可采用酒精擦浴的方法等。采取降温措施时应注意：避免长时间冰敷同一部位，以防局部冻伤；注意周围循环情况，若出现面色苍白、四肢厥冷的患者，应避免使用冷敷和酒精擦浴；避免短时间内快速降温，以免出现虚脱；儿童避免使用水杨酸类药物降温，以免出现瑞氏综合征。

3）进行口腔、皮肤护理。给予发热患者漱口等口腔护理，避免口腔感染；高热患者大量出汗后，及时擦洗身体、更换衣物及被褥。

4）健康教育：指导患者应摄入高热量、高蛋白、高维生素及易消化的流食或半流食，保证每天 2000ml 的水分摄入，以维持电解质平衡；注意卧床休息，定时通风换气。

（2）皮疹：许多新发传染病在发热的同时还伴有皮疹，当患者出现皮疹症状时，应采取如下护理措施。

1）观察皮疹情况。注意皮疹的进展和消退情况，以及皮疹消退后有无脱屑、脱皮结痂、色素沉着等变化。

2）进行局部皮肤护理。保持局部皮肤清洁干燥，每天用温水清洗皮肤，禁用肥皂水和酒精擦洗。对出现大面积瘀斑坏死的皮肤局部用海绵垫、气垫圈加以保护，防止大小便浸渍，避免发生溃疡和继发感染。瘀斑破溃后用无菌生理盐水清洗局部，辅以红外线灯照射，还可涂抗生素软膏，再覆盖无菌敷料。

3）口腔黏膜疹的护理。每天常规用温水或朵贝液漱口，进食后用清水漱口，以保持口腔清洁，黏膜湿润。

4）健康教育。指导患者卧床休息，保持环境安静整洁，每天通风，避免强光刺激及对流风直吹。

（三）控制疫情蔓延传播

1. 控制传染源　当发现疑似或确诊新发传染病患者时，护理人员应在第一时间通知医务部、护理部、疾病预防控制科等有关部门。

针对确诊或疑似的患者、确诊患者的就诊陪行人员、同病房患者及其他密切接触者或次密切接触者采取如下措施。

（1）遵循"早发现、早诊断、早报告、早隔离、早治疗"的原则，指导患者佩戴口罩等，采取必要的防护措施，门急诊患者引导至发热门诊进行隔离观察，住院患者安置到隔离病房，进行单间隔离，禁止出病房，避免交叉感染。

（2）测量患者体温，询问症状体征，调查流行病学史。

（3）严格做好防护措施，留存呼吸道、血液或体液等标本开展检测。

2. 切断传播途径　传播途径是病原体从传染源传播到易感者的途径，主要包括接触传播、经空气或飞沫传播、经食物或水传播、经血液或体液传播等途径。切断传播途径的主要措施包括防护、隔离与消毒措施。

（1）防护：标准预防是把患者的所有分泌物、排泄物、血液等都视为具有传染性，无论有无肉眼可见的血迹、污染物，在进行可能接触上述物质的工作时，必须采取双向防护措施，防护措施包括手卫生、佩戴手套、医用防护口罩、护目镜或防护面罩，穿防护服，安全注射等。此外，在处理患者产生的污染物或患者接触过的医疗器械时，穿戴合适的防护用品。在新发传染病疫情出现时，除执行规范的标准预防措施外，应根据新发传染病可能的传播途径，增加相应的预防措施。

1）接触传播的防护：接触传播是最常见、最主要的传播方式，包括直接接触与间接接触。直接接触是指与患者或病原携带者的身体部位有直接接触，如在为患者测量体温、查体等时；间接接触是指身体接触到被污染的物件，如床单、衣物、器械和敷料等。应采取的防护措施包括在现场接触患者及其血液、分泌物、排泄物等物质，或接触有可能被病原体污染的物体表面时应戴手套；手套在接触了含有高浓度病原体的物品后必须更换；离开污染现场之前必须脱去手套，并用抗菌洗手液洗手；在脱去手套后不要再接触任何可能带有病原体的物件的表面；如果大面积接触患者，或大面积接触可能受到患者污染的物品时，要加穿隔离衣。例如，大便失禁、腹泻、有造瘘口、无法控制的引流或伤口有渗出的患者。

2）空气或飞沫传播的防护：当患者或者病原携带者咳嗽、打喷嚏、交谈或进行呼吸道检查操作时，病原体通过飞沫飞溅或飘浮在空中引起传播的传播方式。应在标准预防的基础上采取如下措施：进入确诊或疑似新发传染病患者房间或在现场接触时，应戴帽子及医用防护口罩；进行可能产生喷溅的诊疗操作时，应佩戴护目镜或防护面罩，穿戴防护服；当接触患者及其血液、体液、分泌物、排泄物等物质时，应佩戴手套。

3）经血液或体液传播的防护：对通过血液、体液（引流液、分泌物）等传播方式的防护。在为确诊或疑似患者进行抽血、输液、导尿等侵入性护理操作时，应严格执行标准预防措施。

（2）隔离：是指将患者或病原携带者安排在指定的隔离区域，暂时与人群隔离，进行医疗救护，并对具有传染性的分泌物、排泄物、用具等进行消毒处理，以防止病原体向外扩散。

1）严密隔离：当新发传染病传播方式未知或者具有高度传染性的情况下进行的隔离。要求患者住单人房间（同一病种的患者可住同一房间），室内物品力求简单、耐消毒，门口悬挂醒目标志，禁止家属或工作人员以外的人探视；进入病室时，戴口罩及手套、穿隔离衣、换鞋，不得随意开门窗；所有物品一旦进入病房即视为污染，必须按照规定进行消毒处理，患者出院或死亡后病室及其一切物品应严格消毒。

2）呼吸道隔离：主要是指经呼吸道传播的新发传染病，如通过患者飞沫或鼻咽分泌物进行传播。感染同一病原体的患者可住同一间病房，但不能互相借用东西；接近患者时，应戴口罩及医用帽、穿隔离衣；患者到其他科室就诊或治疗期间应戴口罩，其呼吸道分泌物必须进行严格的消毒处理后才能倒入专用下水道或进行焚烧，病室每天进行空气消毒。

3）消化道隔离：主要针对食用被病原体污染的食物、水或使用被污染餐具等引起的经粪-口途径传播的新发传染病。要求不同种病原体感染的患者应尽可能分室居住，如同住一室，两张床之间的距离应该在 2m 以上；与患者接触时应穿隔离衣，对不同病种的患者采取护理措施时更换隔离衣，消毒双手；患者的餐具、呕吐物、排泄物等必须严格按照规定进行消毒；每天对病室地面、家具进行消毒液喷洒或擦拭；患者之间不得接触或交换物品等；病室应有完善的防蝇设施。

4）接触隔离：针对病原体经皮肤或黏膜进入体内得以传播的新发传染病。要求不同病原体感染的患者应分室居住，不得接触他人；接触患者时戴口罩、穿隔离衣、戴手套；接触患者或污染物品后以及护理下一个患者前要洗手；已被污染的用具和敷料应严格消毒或焚烧。

5）血液、体液隔离：针对通过血液、体液（引流液、分泌物）等传播的新发传染病。在对患者进行各种侵入性检查治疗和护理措施时，注射器、针头、输液器、侵入性导管等医疗器械必须严格遵守"一人一针一管一巾"的原则；若必须回收用具，应先在病室内进行严格的消毒处理后，再送到供应室调换；标本应醒目注明，以引起重视。

（3）消毒：是指利用物理或化学等手段把物体及环境表面的病原体消灭，是阻断传播途径，控制新发传染病扩散流行的重要措施。消毒的类型可以分为疫源地消毒和预防性消毒两大类。

1）疫源地消毒：是指对目前存在或曾经存在确诊或疑似患者的区域进行消毒，目的在于消灭患者排到外界环境中的病原体。疫源地消毒又包括终末消毒和随时消毒。终末消毒是指当患者痊愈出院或死亡以后对其所在病房进行的最后一次彻底消毒，既包括所处环境、所接触物品及排泄物，又包括患者出院前的自身消毒及死亡后尸体的消毒。随时消毒是指对患者的排泄物、分泌物及所接触物品的及时消毒。

2）预防性消毒：是指对虽然暂时未发现传染源，但可能受到病原体污染的环境、物品及人体进行的消毒，如对病房、手术室及护理人员手部的消毒。

常用的消毒方法包括物理消毒法和化学消毒法，可根据新发传染病病原体的特点选择。

3. 保护易感人群 措施包括特异性和非特异性两个方面。非特异性的保护措施包括对易感人群进行健康教育，指导其注意饮食营养、锻炼身体、定时开窗通风等，以提高机体的非特异性免疫力。同时要注意保护易感人群，避免与确诊或疑似患者的接触。

特异性的保护措施主要是预防服药和应急接种，以提高人群的特异性免疫力。预防服药是指使用药物及抗生素来预防暴露者的感染与发病，或消除病原携带者体内的病原体，使用人群应当根据风险评估的结果判定，不可随意扩大人群范围。应急接种是有计划地对易感者进行疫苗、菌苗、类毒素的接种，使机体在1～4周主动产生免疫力，以预防新发传染病的侵袭。

第四节　新发传染病监测预警与疫情报告

新发传染病是指近年来人们新认识到的、新发现的或呈抗药性的传染病，或原来出现很少的近年又开始出现流行，如 AIDS、SARS、霍乱、新型冠状病毒感染等。随着全球经济的发展，各个国家相互关联、相互依赖，而新发传染病的病原体复杂且广泛传播，容易造成跨国甚至全世界大流行，对社会经济及人民健康造成严重后果，其中新型冠状病毒感染疫情全球大流行就是一次深刻教训。对于传染病的总体防控策略最关键的一步是早期发现传染病病例的异常征兆，及时报告有关部门，以采取科学的防控措施，遏制疫情大范围传播。而传染病的监测与预警正是预防控制战略中的核心，其实质为"监测"与"预警"技术的结合。

自 2003 年暴发严重急性呼吸综合征以来，我国建立了以法定传染病报告为基础的疾病监测信息系统。2004 年，传染病网络的直接报告为传染病监测和预警的技术支持和及时保证提供了更全面和可靠的信息来源。在过去的几年里，互联网技术和大数据技术为传染病的监测和预警提供了强有力的技术支持，国内外研究人员还开发了各种监测和预警技术，如利用社会网络监测和预警、利用症状监测来预测传染病的情况，以及应用现代科学技术和各种数学模型进行监测和预警等。根据暴发的历史数据与当前传染病报告的信息，建立科学实用的国家传染病自动预警信息系统（China infectious diseases automated-alert and response system，CIDARS）。由于同时暴发不同的传染病而导致的复杂暴发和不可预测的变化，传染病监测报告也受到环境流行病管理和信息系统的影响，监测和预警更加困难。特别是近年出现的许多传染病病毒，如 MERS-CoV、埃博拉病毒、H7N9 及 SARS-CoV-2 等在世界范围内流行，监测和预警系统还需要不断改进监测数据，以改善监测和预警的模式和机制，不断提高监测和预警的敏感度和特异度。

一、新发传染病监测与预警

疾病监测通常是指长期、有计划、系统地收集、分析与解读疾病发生及相关影响因素的资料，提供有决策性的数据信息，并将其研究结果用于指导临床防控实践。而传染病监测是疾病监测中应用得最早、最普遍的领域。传染病监测是指医疗卫生机构通过有目的、有计划、系统地收集传染病及其相关影响因素的资料，动态描述传染病的流行水平与特点，了解疾病流行现状，预测流行趋势，为制订传染病防治措施提供有价值的参考。其监测结果可直接用于指导传染病控制计划的制订和实施，并帮助适当规划其他应用领域，如公共卫生教育。

早期监测活动主要用于传染病患者的自我隔离，之后逐渐过渡至公共卫生领域中（为应对 14 世纪的鼠疫大流行，建立的监测部门为中国检疫机构的开端）。1955 年，Cutter 实验室生产的几个批次脊髓灰质炎疫苗尽管通过了质量检测，但其中却含有一些活的致病病毒，接种后导致 250 多例小儿瘫痪，称为"Cutter 事件"。此事件是美国疫苗生产和政府监管史上的一个转折点，它促进政府建立更好的疫苗监管体系，其中监测的重要性不言而喻。之后，在应对天花与流行性感冒时，监测发挥了关键作用。在传染病监测方式上，基于监测数据的预警研究不断发展。除常规的病例监测外，还有临床症状监测、事件监测、影响因素监测、病原体监测等。在此基础上，以网络信息采集工具为基础，引入地理信息系统（GIS）遥感技术的传染病监测方式，可丰富数据形态，提升数据质量，目前正处于发展应用阶段。继 2003 年 SARS 发生之后，我国开始高度重视在传染病监测中引用和应用先进技术，注重队伍建设和人才培养，极大提高了我国传染病监测的工作效率，为后续开展传染病预警工作奠定了良好基础。

预警是利用特殊的预警分析技术来分析监测到的不同来源的数据信息，以及识别传染病的早期异常信号。《中华人民共和国突发事件应对法》对突发公共卫生事件中的"预警"一词做了相关规定，即依据有关法律法规与应急预案中的相关规定，对事件信息的异常或异常征兆进行综合分析，以便及时发布相应警报并提出相应的应急措施。而传染病预警是指在传染病发生前或发生期间发出的预警信号，用于警示该事件可能发生或其发生的范围和程度。在国外，还有其他不同的术语用于描述传染病的预警，如暴发探测（outbreak detection）、异常探测（detection of aberration）和早期预警（early warning）。

传染病预警具有如下特征。①以传染病监测为基础：传染病早期预警是非常重要的应用方向之一，需要以信息监测为依据对传染病进行有效预警。通过利用多种有效的监测体系和信息采集手段，收集传染病的发生情况及影响因素，采用科学的分析手段，揭示传染病的发生、发展与流行规律，及早发现"异常增加"的情况，使有关部门、组织和可能受到感染的群体得到及时的预警信息，从而能够及时地采取预防和控制措施，消除疫情。②预警-响应模式：传染病预警的目的是指导应急响应行动，以避免疫情事件大范围传播，或将疫情的影响降至最低。③及时性原则：在疫情暴发早期及时发现并发出警示信息，是传染病预警最基本的要求。传染病的早期预警将为疫情发生时尽早采取防控措施提供可能性前提，若不能及时预警，将失去控制疫情的最佳时期，其造成的危害与损失将随着疫情发生时间的推移而迅速增加。④信息不完整性：在疫情发生早期，掌握的信息非常有限，此时要做出应急响应决策通常有较大的压力。同样，根据传染病疫情波动或病原、流行因素的微小变动来进行预警，也将经常面临信息不足，对暴发事件的相关因素难以建立因果联系。

二、新发传染病监测分类与疫情报告

（一）监测分类

1. 病例监测 法定传染病报告的病例即为病例监测，是最常见的传染病监测形式。病例监测对象为传染病病例，可分为疑似病例、临床诊断病例、确诊病例和病原携带者。其中，需要报告病原携带者的病种包括霍乱、脊髓灰质炎、艾滋病及国家卫生健康委员会规定的其他传染病。病例诊断原则根据流行病学史、临床表现、实验室检查等综合分析，做出诊断。以新型冠状病毒感染疑似病例为例。

（1）疑似病例：①具有流行病学史，有发热和（或）呼吸道等症状，实验室检查提示发病早期白细胞总数正常或降低，淋巴细胞计数正常或减少；②或实验室检查提示发病早期白细胞总数正常或降低，淋巴细胞计数正常或减少，具有新型冠状病毒感染影像学改变特征；③或无流行病学史，有发热和（或）呼吸道等症状，实验室检查提示发病早期白细胞总数正常或降低，淋巴细胞计数正常或减少，具有新型冠状病毒感染影像学改变特征。

（2）临床诊断病例：基于临床医生结合患者的临床症状和异常流行病学史做出的判断，并不要求明确的病原学确诊。例如，当患者具有流行病学接触史或疫区停留史，并表现出发热、咳嗽等临床症状，同时 CT 显示特征性表现时，可以临床诊断为新型冠状病毒感染。这种做法有助于确保更多真正的患者获得有效治疗和及时隔离，从而有效控制疫情的蔓延。

（3）确诊病例：患者有新型冠状病毒感染的临床表现特征，有相应的实验室检查结果支持，如病原学检测与免疫学检测等。新型冠状病毒感染疑似病例具备新型冠状病毒核酸检测阳性或未接种新型冠状病毒疫苗者新型冠状病毒特异性 IgM 抗体和 IgG 抗体均为阳性。

（4）病原携带者：是指没有任何临床症状，但能排出病原体者。带菌者、带毒者、带虫者统称病原携带者。

2. 事件监测 由 WHO 和欧洲疾病预防控制中心等国际组织提出。WHO 将"事件监测"定义为基于卫生保健系统、媒体、医务工作者、社区居民，有组织地快速收集潜在风险公共卫生事件的相关信息，并迅速核实与评估，及时做出反应。传统的监测方式大多数为指标监测，事件监测是指标监测的补充，旨在"获取潜在危及公共卫生事件"的一系列信息收集、风险评估及快速应对活动的集合，即事件捕捉、核实、应对。事件监测主要用于罕见且影响大的公共卫生事件或新出现的未知疾病的早期探测，如新发传染病、群体性不明原因疾病等。

从上述定义中可得知事件监测的数据来源分为媒体、医务工作者、社区居民三类，由此可将事件监测分为以媒体为基础的监测、以医务工作者为基础的监测、以社区居民为基础的监测。

（1）以媒体为基础的监测：在大多数发达国家和发展中国家中，媒体是公共卫生事件中最重要的非正式信息来源。正规、官方媒体所提供的信息具有较好的真实性和及时性，且多以电子形式呈现，容易获取。但由于媒体报道的初衷是基于事件的新闻价值，而非基于公共卫生重要性的考虑，对于医务人员来说，往往需要再次筛选并核实新闻的真实性，导致所获取的信息相对较少。

（2）以医务工作者为基础的监测：在事件监测中，医务工作者可以作为主要报告来源（如在患者会诊期间），也可以作为次要来源（传播通过患者获得的谣言）。其优点：报告规范、稳定，报告人对事件会进行初步核实和评估，信息准确性有所保证。其不足之处在于：维持此类监测系统需获得足够的人力、物力和经费支持；只有事件被医务人员发现或关注时才引起警觉，继而捕捉相关信息。

（3）以社区居民为基础的监测：可分为两类。第一类：社区居民通过热线信函等其他方式直接向专业机构咨询或报告监测信息，监测机构对此类信息进行收集和整理。例如，美国密尔沃基市就曾暴发过一场由隐孢子虫病引发的痢疾疫情。研究发现，疫情暴发期间，某卫生机构健康服务热线接听人数明显增多，高峰时段每天接听人数是疫情暴发前的 17 倍，且比地方电视台报道的"腹泻个案增加"和卫生部门报道腹泻暴发早 4～5 天。第二类：监测机构主动获取社区组织或社区健康方面的相关信息，收集与分析特定人群的缺勤/缺课信息有特殊的公共卫生意义，可以比传统监测方式更早发现异常。此方法的不足之处在于所需资源较多，对及时核实和响应的要求较高。

3. 症状监测　一些学者对症状监测提出了许多别名，如早期预警监测、前驱症状监测、基于信息系统的哨点监测等，但都存在一定的局限性。最终，"症状监测"这一命名在全球得到普及。

（1）症状监测数据来源：包括临床数据和非临床数据。临床数据包括门急诊患者主诉信息、医疗诊断信息、患者住院与出院信息、实验室检查信息等。非临床数据是指除临床数据以外所有的信息，包括药店非处方药（OTC）销量信息、学校/工厂缺勤信息、互联网检索信息（关键词检索）等。

（2）症状监测数据特点：症状监测数据一般不具有特异性，但如患者购药行为和主诉等非特异性症状信息，较临床诊断信息发生早，波动幅度较大，能更为及时、敏感地监测到早期突发事件。传统的监测方法主要是基于具体的案例，如医师的报告和实验室的病原学检测。

（3）症状监测数据收集：发展之初，大多数为手工录入。随着互联网技术的发展，在电子化和数字化的今天，数据收集与传送都可以通过互联网实现，如通过收集门急诊患者的症状信息与诊疗信息、药店销售系统中的药品销售量信息等。

（4）症状监测应用实践：适用于多个领域，如公共危机应对（如生物恐怖监测）、新发传染病的早期预警（监测重点或特异性症状、特定流行因素等发现聚集性病例或可疑事件等）、重点传染病的暴发与流行监测、大型活动安全保障等领域。症状监测的理论与实践发展已经使其具备了侦测生物恐怖、发现疾病暴发与流行、保障特殊时期卫生安全的能力。症状监测是一种类似于"烟雾检测器"的技术，由检测到的异常信号触发及时的应急响应与调查，而且单一数据源监测难以反映疫情实况，有效的监测有赖于多数据源的相互补充。因此，建议将症状监测作为传统疾病监测的补充，而非完全取代传统监测。

4. 影响因素监测 随着全球经济发展与气候变化，生态因素不断变化，促使传染病的流行范围、强度与种类也在不断改变，增加人群患病风险。在我国法定报告的传染病中，有 1/3 属于病媒生物性传染病，如鼠疫、疟疾、流行性乙型脑炎、钩端螺旋体病、流行性出血热等，其发病人数占法定报告传染病总发病人数的 5%～10%，但死亡人数占法定报告传染病总死亡人数的 30%～50%。因此，通过加强监测各类传染病的影响因素，及早发现传染病的异常变化，是防治传染病特别是媒介传播疾病的重要措施。

（1）病媒因素：我国目前开展的病媒生物监测主要包括鼠密度监测、蚊密度监测、蝇密度监测、蟑螂密度监测。

（2）自然因素：气象信息（气温、湿度、风速、降水量和日照时数）、地理信息（地域温度、水、植被、地形及土地利用情况等）。

（3）社会经济因素：基本人口资料、经济状况、生活环境、教育和卫生状况等。

（4）其他因素：空调与供水系统、抗生素的使用、食物的集中处理、物种迁徙等也会造成疾病的传播与流行。

（5）实验室监测：是指利用血清学化学、分子生物学技术分析病原体核酸或蛋白质等生物大分子，检测分离株的生物学特性，比较不同分离株的异同，获得病原体指标分析数据，结合流行病学信息进行传染病预测预警趋势分析，为制订和实施防控策略提供实验室依据。实验室监测可以分为病原学监测、人群抗体水平监测、多重耐药菌监测，用于监测传染病病原体与流行病学特征的变化，以及新病原体的进一步发现，在传染病监测预警与预防控制方面发挥重要作用。

（二）疫情报告

1950 年《北京市传染病预防及处理暂行办法》的公布预示着法定传染病报告制度的确定，法定传染病从最初的 14 种增加到目前的 41 种（含猴痘）。1989 年的上海甲肝疫情严重影响了生产和生活秩序，阻碍了经济发展，通过总结防控工作经验，出台了传染病防治法，其核心内容是确定对传染病实施分级管理的原则，制订传染病报告与公布制度，详细阐述传染病患者，尤其是甲类传染病患者的管理办法，并将国家卫生行政部门作为传染病防控监督的主管机关等。我国政府根据防控严重急性呼吸综合征、高致病性禽流感的实际经验，修改完善了《中华人民共和国传染病防治法》，并建立起较为完善的法规体系。我国于 2003 年建立以法定传染病报告为基础的疾病监测信息系统，2004 年实现传染病疫情网络直报。其修订重点是加强传染病管理，调整法定传染病病种及其分类标准。其中，严重急性呼吸综合征和人感染高致病性禽流感列入乙类传染病，并按照甲类传染病的管理要求进行管理；突出预防和预警，设定传染病监测制度，强化医疗机构在传染病疫情监测方面的责任，针对早期发现的散发传染病病例，要求加强隔离治疗措施；完善疫情报告制度，规定医疗机构、疾病预防控制机构、卫生主管部门等机构上报的内容、程序和时限，同时增加机构间的疫情通报制度，规范疫情公布的主体、渠道、形式和原则。通过以上调整和完善，我国的传染病管理体系进一步健全，能够更加有效地监测、预防和控制传染病的发生和传播，保障公众的健康和安全。

传染病信息报告的一般流程和要点

（1）报告主体：疫情信息报告主体通常包括医疗机构、疾病预防控制机构、卫生主管部门等。

（2）报告内容：包括相关疫情的基本信息，如疾病的名称和分类、病例数量、感染情况、病原体特征、传播途径等。此外，还应报告疫情的时间、地点、严重程度及已采取的防控措施等相关信息。

1）疾病基本信息：报告应包括疾病的名称和分类，如甲类传染病、乙类传染病或丙类传染病等。此外，还应提供疾病的别名、病原体信息（如病毒、细菌或寄生虫等）及疾病的主要传播途径。

2）疫情情况：报告应提供疫情的概述，包括发病人数、疑似病例数、死亡人数等。此外，应提供疫情的时间范围、地理范围（如国家、地区、城市等）及疫情的严重程度评估。

3）病例信息：报告应提供关于已确诊病例的详细信息，如年龄、性别、病情严重程度、治疗情况等。对于疑似病例，也应提供相关信息。

4）传播途径和风险评估：报告应描述疾病的主要传播途径，如空气飞沫传播、接触传播或食物水源传播等。此外，应对疫情的传播风险进行评估，包括潜在的传播范围、易感人群和防控措施建议等。

5）防控措施：报告应提供已采取的或建议采取的防控措施，如隔离措施、个人防护措施、疫苗接种等。还应包括公众健康教育和宣传措施，以促进公众的健康意识和行为改变。

6）实验室检测和诊断：报告应描述疫情监测和诊断的实验室方法和标准，包括病原体的检测方法、样本采集和处理等。

7）报告途径和时间：报告应指明报告的途径和渠道，如网络报告系统、传真报告、电话报告等。同时，应明确报告的时限要求，即报告应在多长时间内完成。

（3）报告程序：包括报告的时间要求、报告的途径和渠道等。一般来说，报告应尽早进行，以确保及时响应和采取必要的防控措施。

（4）报告形式：可以采用多种形式，如书面报告、电子报告、在线填报等。形式的选择应便于信息的整合、传递和汇总，提高报告的准确性和效率。

（5）报告时限：发现甲类传染病和乙类传染病中的肺炭疽、严重急性呼吸综合征等，以及其他传染病和不明原因疾病的暴发时，责任报告单位和责任疫情报告人应在2h内通过网络填报传染病报告卡。对于其他乙类和丙类传染病的患者、疑似患者及规定报告的传染病病原携带者，诊断后应在24h内进行网络报告。对于没有网络直报条件的医疗机构，应及时向属地乡镇卫生院、城市社区卫生服务中心或县级疾病预防控制机构报告，并在 24h 内寄送传染病报告卡至代报单位。

（6）传染病报告卡填报要求：传染病报告卡有统一的格式，可以使用纸质或电子形式填报。填报内容必须完整、准确，并由填报人签名确认。如果使用纸质报告卡，要求使用 A4 纸打印，填写时使用钢笔或签字笔，确保字迹清晰可读。如果使用电子交换文档进行填报，应符合国家统一认证标准，使用电子签名和时间戳。在传染病报告卡中，需要填写患者的有效证件号码或居民健康卡、社会保障卡、新农合医疗卡等身份识别号码。对于患者是学生或幼托儿童的情况，还需填写所在学校/幼托机构的全称和班级名称。这些信息可以帮助识别和追踪疫情的传播情况，以便采取相应的防控措施。

（7）保密性和机密性：传染病信息报告涉及个人隐私和敏感信息，因此应注重保护报告的保密性和机密性。相关机构和人员应遵守相关的保密法规和规定，确保信息安全和保密。

三、新发传染病预警模型与预警系统

（一）预警模型分类

传染病预警是将监测信息转化为预警信息的过程，主要是通过识别预警信号进行预警信息的转换。预警模型是实现传染病预警的核心技术。目前应用较多的是基于不同数据源的传染病预警模型，其数据源可分别来自时间维度、空间维度和时空维度。

时间预警模型主要研究某一区域传染病疫情的监测指数在时间上的变化，从而判断疫情暴发或疫情风险是否明显上升。空间预警模型主要研究某一时期或某段时期内，与疾病有关的病例或事件的空间分布特点和变化特点，侧重于对发病率水平进行对比分析，并以此判断某一疾病是否具有统计学意义上的空间聚集性，进而判断是否发出预警。时空预警模型主要关注传染病病例在时间维度和空间维度中的变化，以确定传染病暴发或流行的高危地区和时期，可提高预警的及时性和准确性。

（二）预警系统

根据监测数据来源的不同，预警系统可划分为基于病例监测、基于事件监测和基于症状监测等预警系统。法定传染病报告的病例监测是最基本和最常规的监测手段，目前的传染病预警系统主要是基于病例监测的数据建立起来的。随着互联网和通信技术的发展与普及，世界各国的传染病报告系统呈现报告频率加快、报告信息逐渐丰富、报送环节减少的趋势，为建立传染病预警系统提供了良好的数据基础。

在新发传染病中，早期监测、及时发现并确认聚集性感染，如呼吸道感染、肠道感染、脑炎等，对新型传染性疾病的早期诊断具有十分重要的意义。症状监测的目标是更及时更灵敏地监测与疾病暴发有关的征兆，从而在被确认为传染病或病原体之前做出及时的反应。其自身具备早期预警的基本特性。在我国，不明原因肺炎监测也属于症状监测。

各类新发传染病将继续对人类构成威胁。WHO 于 2021 年 5 月宣布，将在柏林设立全球数据和情报中心，旨在加强国际及科研机构间的信息交流与协作，迅速分析疫情暴发相关资料，以及早期预警疫情暴发的迹象。为了提高全球各国的传染病预警能力，需要进一步建立和完善基于多源智能数据的传染病预警机制和平台，并对其进行综合利用、有效整合各种传统和新数据源的监测数据和分析方法，以及同步新的大数据和智能分析工具，以提高传染病预警的准确性和及时性。

第五节　新发传染病患者就诊流程优化

"看病难"是我国目前需要解决的重要民生问题。大型综合医院有着全国绝大部分的医疗资源，拥有先进的医疗设备与高水平的专业技术人员，是群众就医首选。以目前医院的就诊流程来看，"一号难求""排队时间长"是患者到医院就诊最直观的感受，也是患者就医满意度下降的重要原因。医院亟须提升就诊服务质量，避免患者因排队等就诊环节上的问题而延误病情。新发传染病疫情暴发期间，患者人流量大，容易人员聚集，医院需在积极救护感染患者、防控疫情扩散、避免院内交叉感染的同时，满足群众的正常就医需求。根据不同科室的实际工作量与就诊患者特点，实施规范化、系统化的就诊流程可以合理分流患者，降低人员密度，减少院内感染，改善医疗服务质量，提高患者就医效率与满意度。

一、门诊就诊流程优化

（一）预检分诊

由于新发传染病患者的特殊性，门诊工作区按防控要求严格划分为患者分诊区、候诊区与诊疗区。同时，设置医患"三区两通道"以减少交叉感染。为了加强医院的进出管理，需要合理规划医院的出入通道，加强出入口管理措施，严格执行三级预检分诊制度。感染性疾病科和分诊点应当设置醒目标识，选址相对独立且通风良好，流程设计合理，同时具备消毒隔离条件和必要的防护用品。在必要的情况下，针对特定传染病，专门设立相对独立的预检区，先将患者带至预检区，待排除某种传染病后，再去其他的普通科室就诊。

1. 一级预检分诊　门急诊入口处移至医院大门，由工作人员进行体温初筛，专人负责普通门诊与发热门诊的流行病学史筛查，明确患者可能的分流方向，体温超过 37.3℃或流行病学异常患者由专人引导至发热门诊，病情危重患者至急诊就诊，普通患者至专科门诊就诊。另外，优化并固定医院门诊各通道的路线，如绿色通道（门诊至急诊）、发热门诊通道、门诊人工通道、门诊至急诊通道，各通道之间为"单行道"，最大限度避免交叉感染。

2. 二级预检分诊　设置在各诊区分诊台，由分诊台护士负责，按照先后顺序扫描候诊二维码登记，并通过叫号系统提醒患者候诊，依次就座。

3. 三级预检分诊　设于各门诊诊室内，实行"一医一患一诊室"。就诊时，医生就患者的流行病史和职业史进行详细询问，并根据就诊患者主诉、症状、体征、疾病史等进行流行病学调查。

（二）普通门诊

1. 诊前优化，完善信息　就诊推行实名制，提供就诊卡、身份证、医保卡绑定，自助或人工建档服务，形成电子就诊卡。对于不善于用智能手机的患者提供人工导诊与缴费等服务。

2. 智能导航，便民推送　利用智能导航系统，规划就诊路径并提供实时导航，结合就诊途径醒目标识，以提高患者就诊速度。同时，灵活管理辅助设备，包括自助共享轮椅、平车、充电器、贩卖机等设施，满足患者需求。

3. 智慧化预检分诊　在预约挂号时，设置电子版流行病学调查表，提前填写流调信息，减少纸质版登记，防止交叉感染，减少护理人员工作量，精简预检分诊流程。在预检分诊时，护士可以充分发挥智慧化预检分诊的信息技术优势，快速发现"高危"患者，避免疑似病例出入一般诊室。

4. 智能就医　充分利用互联网就医平台，采取非急诊全面预约，推出微信预约、公众号预约等多种形式的预约挂号方式。预约挂号方式采取分时段预约，智能分发号源，就诊时间段精准划分至 30min。医院公众号将主动向患者推送预约或就诊更改信息，预约成功后，患者可根据指示标识前往自助机取号，从而避免人工叫号，有效减轻了护理人员的工作负担。智能叫号系统贯穿候诊、取药、检查等各个环节，屏幕可显示患者信息，适时对患者进行分流，控制各环节人群流量，以提高医疗服务效率。以往就诊过程中，医生开具检查单或者处方后需要多次缴费，不但耽误患者就医时间，还增加了缴费窗口压力，影响正常就诊速度。实施智能化就医，可以提前预约号源，实现在线多种支付方式，查询检查结果、专家简介与排班等功能，免去排队时间。

（三）发热门诊

门急诊楼入口处设置预检分诊环节，放置醒目的标识牌，引导发热患者前往发热门诊就诊。发热门诊的预检分诊流程如下：就诊患者首先接受体温测量，若体温≥37.3℃，则被识别为发热患者，预检分诊护士将为发热患者及陪同人员提供口罩，并引导他们通过专用通道前往发热门诊就诊。接诊和筛查发热患者时严格执行相应流程，编制应用发热预检分诊调查表，根据患者的症状、体温及流行病学史等信息，明确发热患者的具体行程。

对于疑似或患有呼吸道传染病患者，医疗机构应依法对其进行控制与隔离，并依照有关规定对其陪护和其他密切接触者，采取医学观察或其他防控措施。对确诊或疑似传染病患者进行转诊时，应根据当地卫生主管部门的有关规定，安排专车接送。

二、病区护理流程优化

（一）入院环节流程优化

收治新发传染病患者时，入院程序与一般患者有较大差异，从入院到出院，必须事先安排好每一个环节，实时对接，否则容易导致工作混乱，出现护理差错。

（1）对有流行病学史、疑似新发传染病的入院患者，可通过影像学、病原学和血清学检测方法做进一步鉴别诊断。患者在门诊经缴费、信息录入后由门诊工作人员通过专用通道引领患者入院，注意再次核对患者信息。

（2）预设过渡性病房，评估新入院患者，实行单间管理，对病床进行合理安排，在排除传染病后，将其转入普通病房，以减少潜在的医院感染。

（3）合理配送物资：患者私人物品及餐饮等需要科学安排接送，避免家属反复送物品，导致医护人员反复出入病房，增加工作量及感染风险。

（二）病房护理流程优化

1. 患者收治流程　病区在收到患者收治通知后→确认患者信息→根据患者流行病学资料、诊断、病情等安排床位→通知隔离病房准备接收患者→病房物品准备→收到患者具体到科时间，医师、护士至少提前10min穿防护服，等待收治→患者自身佩戴好口罩，在专人陪同下通过专用通道到达指定床位，与病房护士进行交接→病房护士接收患者并做好入院宣教→医师接诊患者进行问诊及查体，评估患者病情→医生初步拟定诊疗方案，开具医嘱→护士核对并执行医嘱。

2. 结构化护理病历　根据疾病特点设置书写模块，第一部分为全院通用记录模块，第二部分为专科疾病护理记录模块。由信息中心工程师根据护理部《护理记录书写规范》将结构化护理记录分为结构化护理记录、结构化模板维护及系统字典维护3部分。结构化模板维护包括医院名称、病区名称及模板名称。而全院通用记录模板内容经全院专家组多方面进行讨论，参照书籍、查阅文献指南、资料制定出全院通用记录模板，具体内容包括通用常见症状模板、通用管路护理模板、通用危急值模板、通用出院评估模板4类模板，常用症状模块细分为呼吸道、消化道等。规范护理病历书写格式，提高护士护理记录的书写速度，减少护理记录错误发生率，提高护理病历质量和护士工作效率，提高护士对护理记录的满意度。

3. 输液护理　收治新发传染病患者时，护士执行医嘱与平时有较大差异，注意其间需要穿戴多层防护装备，密封严实，佩戴护目镜与面屏容易影响感官。医嘱审核、打印输液标签等流程需要根据实际情况制订医嘱执行优化流程，以减少护理差错。

（1）就近设置专用配药区域，将配药环节从隔离区域移至清洁区域。此区域内工作的护士不穿戴全套个人防护装备，有利于节省物资、降低药物分配操作难度和提高救护工作效率。

（2）统筹安排医师的医嘱，根据医嘱的紧急性科学安排顺序，连续多组输液时，备注药物输注顺序。

（3）将配制好的药液放置在专用药箱，置于过渡区临时药液摆放处，联络隔离区内负责输液的护士，及时实施输液。

（4）为病房医护人员配备掌上电脑（PDA），提高工作效率，隔离区内的护士按照标签顺序应用PDA及时执行输液任务。

（5）使用护目镜或面屏将限制医护人员的工作范围，通过改进药品标签并配合PDA扫描二维码，加粗、加黑、加大患者床号及姓名，方便护士识别与核对，以保证患者用药安全。

4. 标本采集　收治新发传染病患者的关键工作之一是病原标本采集。

（1）岗前培训：加强对护士的岗前训练，熟悉标本的类型、采集方式、采集过程和注意事项，严格记录标本信息，确保采集的标本质量满足检测要求，能够追溯标本及其相关信息。

（2）基本原则：根据不同采集对象设置不同的采样区域，将发热患者与其他患者、"愿检尽检"人群分区采样，避免交叉感染。

（3）采样人员防护装备要求：N95及以上防护口罩、护目镜、防护服、乳胶手套、防水鞋套；如果接触患者血液、体液、分泌物或排泄物，佩戴双层乳胶手套；手套被污染时，及时更换外层乳胶手套。每采集一个人应当严格进行手消毒或更换手套。

（4）采样流程：根据采样对象类别确定具体采样流程，包括预约、缴费、信息核对、采样、送检、报告发放等。应当利用条码扫描等信息化手段采集受检者信息。标本采集前，采样人员应当对受检者身份信息进行核对，并在公共区域以信息公告形式告知检测报告发放时限和发放方式。每个标本应当至少记录以下信息：①受检者（患者）姓名、身份证号、居住地址、联系方式；②采样单位名称、标本编号、标本采集的日期、时间、采集部位、类型、数量等。

5. 转运或外出检查

（1）患者外出检查时，护士需要提前做好评估，包括患者的意识状况、生命体征、配合程度，告知患者及家属检查的目的意义，可能出现的风险及需要配合的注意事项。

（2）转科或外出检查的患者佩戴N95防护口罩和手套、穿一次性鞋套，患者随身携带物品用黄色袋子密封。

（3）转运或检查前需告知相关科室，告知患者病情，做好准备的同时做好防护。行彩超、CT及磁共振检查时，与对方科室联系好准确时间，保证患者到达检查科室能够及时做检查，减少患者等候时间。

（4）详细交接病情危重患者的生命体征与治疗情况，包括基础病、过敏史、特殊治疗。

（5）对于有管路的患者外出检查，护士需要检查管路类型及数量，是否妥善固定，防止检查途中管道脱落，及时发现管路堵塞、打结等，如有尿袋及时清空尿袋。对于正在输液的患者，检查静脉通路及剩余液体维持的时间，是否需要携带下一组液体袋，严密观察滴速，发现滴速有变化时应及时处理。

（6）在检查途中，确保患者保持头前脚后的体位，并拉好床栏。在行走过程中，尽量保持病床或平车的平稳，避免剧烈振动。如果途中有上下坡，应保持患者的头部处于高位。转运过程中，护士需站在患者的头侧，以密切观察患者的神志、面色、呼吸和其他生命体征，确保呼吸道通畅。同时，携带抢救药品以备急用。

（7）到达检查科室，护士应和医生及患者家属将患者妥善搬至检查床，协助相关科室人员摆好检查体位，检查完毕，看护患者安全返回病房。

（8）因病情需要需将患者转至外院时，转运车辆需具备转运传染病患者的基本条件，尽可能使用负压救护车进行转运；为传染病患者专门配置车辆，驾驶室和车厢互不流通，严格密封隔离，车辆内部配备防护用品、消毒液和快速手消毒剂，设有污染物品存放处；转运过程中，车内保持密闭状态；转运结束后或再次转运前，车辆必须经过严格消毒；转运危重患者时，车内配置必要的生命支持设备，避免转运途中患者病情进一步恶化。

6. 心理护理　由于发病突然或隔离治疗，新发传染病患者难免容易产生一些不良情绪，如害怕、紧张、焦虑等，严重者甚至会对治疗失去信心。在这种情况下，护士需要多关注患者心理状况，早期发现患者不良情绪变化，并与之主动交流，获悉其内心想法和心理状态，适时予以心理辅导，尽可能减少或消除患者对病情的担心，帮助患者建立起战胜疾病的信心，必要时联系专业人员对患者进行心理疏导或治疗。

7. 出院指导

（1）出院前准备：严格执行出院标准，患者出院前要对其临床症状、体征、实验室与影像学检查结果等进行综合评估，明确后续跟踪随访事项。

（2）出院宣教：医生下达出院医嘱后告知患者并进行出院宣教，包括居家隔离、自我健康监测、用药方法、康复锻炼、随访要求等。

（3）复诊与健康监测：出院患者要按照复诊计划在定点医院进行复诊，一般在患者出院后第 2 周、第 4 周进行。医疗机构需要密切关注出院患者健康状况，可以通过建立微信群与医务人员保持联络，以便观察病情变化及随访。对老年人和有基础疾病的出院患者要特别加强健康状况监测，一旦发现出院患者出现发热、咳嗽等临床表现，应尽快将其转至定点医院进一步治疗。

8. 日常消毒 在做好个人防护的基础上，加强手卫生。WHO 推荐使用含有 70%～75% 乙醇的手消毒剂进行手消毒。如果无明显污渍，采用六步洗手法和应用乙醇手消毒剂进行手消毒（如果有明显的污渍，则需要用自来水和洗手液对其进行清洗，擦拭干净后再使用手消毒剂进行消毒）。日常消毒范围或内容包括清洁区、潜在污染区、污染区的空气、物表及终末消毒等。此外，有必要确保感控科对院内所有医护人员和清洁工人进行标准化培训和督导。

9. 物资准备 对于防控新发传染病，按照《突发公共卫生事件应急条例》要求，遵循预防为主、常备不懈的方针，预防与应急准备除包括经费保障外，还需要建立健全应急物资储备保障制度，完善重要应急物资的监管、生产、储备、调拨和紧急配送体系，保证应急设施设备、救治药品和医疗器械等物资储备。各医疗机构统筹调配、统一管理、计划发放，各科室需要合理评估防护用物，按需领取。科室护士长在物资准备、物资申报、物资领取、日常消毒等方面的监督工作中发挥不可忽视的作用。

第六节　新发传染病护理工作的组织和展开

传播速度快、流行广泛、致病原种类复杂是新发传染病的重要特征。自从 20 世纪 70 年代以来，全球新发传染病频发，严重威胁社会经济发展与人类身心健康。在接诊新发传染病患者时，护理人员作为首要接触患者的人群，护理工作是疫情防控的关键一环，而如何有序开展护理工作对于防控院内感染起着至关重要的作用。

一、应急预案

（一）成立护理应急管理体系

由护理分管院长担任组长，统一分工和明确职责。护理部主任为副组长，负责防疫总体工作部署；各片区总护士长为小组责任人，主要核心护理工作由总护士长、高年资护士长及感控专家负责，主要负责护理质量安全管理、护理人力资源调配、院感督导与培训。科室负责人全局统筹安排，根据科室实际情况制订应急工作预案，科主任负责医疗工作，护士长负责护理工作，根据预案及时调整护理工作的重点，完善护理工作规程，保证人力资源的调配，及时应对突发传染病事件。所有工作人员大致可分为伤员转运组、医疗救护组、消毒隔离组及后勤保障组等。①伤员转运组负责原住院患者治疗护理、转科、转院，完善各种医疗文书，保证医疗安全；②医疗救护组负责新入传染病患者的三级预检分诊与诊疗工作；③消毒隔离组负责疏散病房、房间清洁与防护物资准备；④后勤保障组负责防护用品及医疗设备与药品保障。领用登记所需物品，如床单被服、办公用品、各类警示标识牌、生活用品及防护物品等耗材，保证工作正常进行。

另外，医院应成立传染病防治专家指导小组，包括医疗护理各专科如感控、急诊、发热门诊、呼吸科等相关科室的专家，对疑似新发传染病患者临床表现、治疗方案与护理措施进行会诊讨论，提出针对性的指导。

（二）应急响应

在接到收治新发传染病患者通知时，第一时间报告科室及上级领导，根据收治传染病类型与特点，科室或部门相关领导紧急动员工作人员迅速到达指定地点，针对不同患者病情合理安排护理工作计划。科室负责人根据收治传染病患者的传播风险决定原住院患者是否需要转移。

二、病区布局

（一）明确防护级别

根据收治疾病的特点及传播途径采用正确的个人防护装备和防护等级。个人防护装备是保证工作在一线的临床医护人员自身安全的重要组成部分，包括一次性医用防护口罩、防护服及防护面屏、护目镜、鞋套等，医用防护口罩应符合《医用防护口罩技术要求》（GB 19083—2010）标准，防护服符合《医用一次性防护服技术要求》（GB 19082—2009）标准，防护面屏和护目镜应透亮、物理防溅，鞋套应耐磨损。国务院联防联控机制综合组出版的《医疗机构内新型冠状病毒感染预防与控制技术指南（第三版）》指出，医务人员的防护等级按要求可分为一般防护、一级防护、二级防护和三级防护，依据防护级别，采用相应防护装备。

（二）标准预防

患者血液、体液、分泌物（不包括汗液）、非完整皮肤和黏膜均可能含有感染性因子，为了最大限度地减少院内感染，均需采取一系列防护措施。标准预防的特点为防止患者与医务人员双向感染，防止血源性疾病与非血源性疾病的传播，医务人员根据传染病的不同传播途径，采取不同的隔离措施如飞沫隔离、空气隔离与接触隔离。主要措施包括手卫生、正确使用个人防护用品（戴手套、穿脱防护服与隔离衣等）、正确处理医疗废物、正确清洁消毒可重复利用的医疗用物，注意物体表面、环境、衣物与餐具的消毒。

（三）设置防护区域

综合医院在收治烈性呼吸道传染病患者时应特别注意，设立无交叉的双通道，工作人员、清洁物品从员工专用通道进出，患者和污染物品从患者专用通道进出。病区外设置警戒标识，防止无关人员进入，避免院内交叉感染，杜绝疫情蔓延和进一步扩散。依据所收治患者及防护级别要求，注意病区的区域划分，如清洁区、潜在污染区和污染区，设置缓冲间。缓冲间的数量、缓冲间物品摆放，可根据医院实际展开情况相应调整，以不违反消毒隔离要求，保证防护安全为原则。病区各区域及缓冲间之间界限分明，有明显的标志，设立醒目的提示语。原则上各区域内的物品定点放置，不能移位至其他区域，尤其是污染区的物品不能移至潜在污染区或清洁区，如遇特殊情况，需进行严格消毒后方能取出。

三、患者收治

对于常见的新发传染病患者，医院在收治此类患者时应在做好防护措施的情况下专人护送至专用通道进入隔离病区，移动期间做好防护，尽量避免与其他人群接触。对于急危重症传染病患者，医疗机构应当本着就地、就近的原则先进行隔离抢救治疗，待病情稳定后，再转入传染病定点收治医疗机构。为了防止交叉感染，收治原则应按照同病种同病房，不同病种不同病房分配。

（一）入院宣教

护理人员针对每一位新入院患者，都要详细询问相关病史、登记基本信息，入院后及时进行入院指导和健康宣教，讲解新发传染病防治相关知识，使其正确认识疾病。介绍病房环境与病区管理规章制度，消除患者对病房诊疗环境的陌生感，告知患者实施个人防护措施，配合医护人员的管理。强化卫生宣教，讲解房间经常性通风、充足睡眠与健康饮食等良好的生活卫生习惯对于疾病防治与康复的影响，协助其养成良好的生活卫生习惯。

（二）生活保障

为了避免患者住院隔离期间交叉感染，餐厅提供在线选取菜单、订餐、统一配送服务，患者完成支付以后，配餐员将食物放置在病区门口，由护士统一发放。病区开水房暂时关闭，根据医院实际情况，为每个病房配备一台饮水机。告知其他辅诊科室人员如保洁员、配餐员等该病房患者的疾病种类及防护要求，注意手卫生。

（三）心理护理

关注患者情绪状态，稳定患者情绪。对于情绪不佳患者，可向其介绍一些康复病例及目前疾病治疗的新成就，增强其治疗信心；或将年龄、性格及生活条件相近的同类疾病患者安排在同一房间，病友间的语言交流，利于转移注意力，减轻焦虑和抑郁的情绪；同时可借助家属支持，鼓励患者；必要时可请心理医师介入。

（四）出院指导

严格按照国家卫生健康委员会相关传染病病例管理条例规定，确定符合解除隔离管理、出院标准患者，合理安排出院并要做好出院指导。患者出院时，应清点衣物、交清公物，病房护士需要对床单位进行终末消毒。告知患者出院后仍不可大意，家中时刻开窗通风；避免去人流众多的地方聚集，均衡饮食，避免熬夜，做好手卫生，保持良好的生活和卫生习惯；适当加强体育锻炼，增强体质，以抵御疾病的侵袭。

四、消毒隔离

消毒隔离的实施是控制新发传染病的流行和阻止疫情蔓延的重要举措，主要依据不同的传播途径采取不同消毒隔离措施，其中落实消毒技术规范对有效切断新发传染病的传播途径至关重要。

（一）物品消毒

诊疗用品专室专用，尽可能使用一次性止血带等一次性诊疗用品。对于不耐高温高压消毒仪器，如听诊器、血压计等，可以使用75%酒精进行消毒，也可以使用含氯消毒剂进行消毒。可重复使用物件，如护目镜、正压式头罩等，也应进行消毒。对用过或沾染患者血液、体液、分泌物的医用器械立即消毒。

（二）手消毒

手消毒是对患者和医护人员的双向保护。除做好手卫生外，病区内的所有工作人员工作期间禁止佩戴戒指和手镯。护士在执行各种护理工作的过程中充分洗手，做好手消毒，严格执行无菌程序，做到"一人一针一管一垫一巾一带"。病区治疗室内应设置感应式水龙头，或可搭配手部烘干机，以防止二次污染。

（三）环境消毒

根据消毒技术规范，房间和地板表面的所有区域必须每天消毒，保持室内通风，并且在自然通风不良的情况下应安装足够的机械通风装置。监督保洁员正确配制消毒液，每日2次用1000mg/L有效含氯消毒剂喷洒地板，消毒床头柜及病室座椅等物体表面。重点高危科室和高危人群实行严密隔离，杜绝探视，并进行室内通风消毒、喷雾消毒等措施。每月做一次空气与物表的细菌培养，不合格的重新消毒后再做培养以保证病房清洁。

（四）终末消毒

按照《消毒技术规范》无菌要求，患者出院、病故后，应先对被服进行消毒，对床垫、被褥、枕芯进行阳光暴晒或送到消毒室进行全面彻底消毒。

（五）区域隔离

区域隔离包括隔离室、隔离病区和传染病医院，按照病区实际情况，将清洁区、半污染区和污染区分别隔离开来。既往传染病的隔离措施主要在传染病院或传染病区。随着新发传染病（如 SARS）出现，隔离措施应用于普通医院，门诊和病房分为"三区二带二线"，气流流向调控加强，形成"清洁区-半污染区-污染区"的正压气流，以实现对院内疫情的有效防控。

1. 医务人员隔离　医务人员进入污染区、半污染区工作时，需穿工作服、隔离裤、鞋，戴帽子、口罩，接触患者前后用洗手液、流动水洗手，接触污染物品，以及更换床单，收污染被服，打扫卫生后，应立即消毒双手并彻底清洗。医护人员接触不同病种患者前需更换隔离衣，穿隔离衣不得进入半污染区和清洁区，操作前后用流动水洗手。

2. 污染物隔离　防止和患者的血液、体液、骨髓等标本直接接触。盛放标本的容器必须坚固，以防渗漏与破损，在存放、取出送检时，容器外边不得有被污染的可能。应特别注意血液、体液、呕吐物、排泄物在病房的溅落。对于已污染物品，应及时清理，并用含氯消毒剂进行清洗或浸泡。始终保持清洁，避免直接接触样本及其容器，也不能将化验单包缠在容器外面送检。化验单经过消毒后方可发放。

3. 呼吸道隔离　适用于通过空气中的气溶胶（飞沫）短距离传播的感染性疾病，如流感、流脑、麻疹等。病室内空气用紫外线照射或用过氧乙酸喷雾消毒，每天一次，并保持空气流通。口鼻分泌物需经严格消毒后再倾倒，痰杯要定期消毒。医护人员吸痰时应严格进行无菌操作，各种呼吸治疗的连接管路、湿化瓶装置应清洁消毒，呼吸治疗用的蒸馏水应无菌。

4. 消化道隔离　同病种患者可居一室，不同病种患者应尽可能分室收住，如同住一室，两床间隔不少于 2m，患者之间禁止交换物品，减少走动。护理人员接触患者前，穿隔离衣、戴手套，消毒双手。患者的餐具与便器单独使用，同时做好呕吐物、排泄物及剩余食物的消毒工作。病室地面、家具每天用消毒液喷洒或擦拭消毒，以降低传染概率。

5. 接触隔离　不同病种患者分室收住，禁止接触他人。护理人员进入隔离室时应戴手套，并穿隔离衣，手上有伤口时应戴双层手套。已被患者污染的用具和敷料应严格消毒或焚烧。

五、培 训 演 练

岗前培训演练旨在帮助医护人员更好地了解和掌握该病的临床表现、治疗方案和护理原则，提高医护人员认知程度。此外，医护人员还应随时关注新发传染病最新流行趋势、感染情况，以及国家卫生健康委员会颁布的最新临床护理操作实践指南和治疗方案等信息，可利用即时通信工具如微信等进行在线学习，更新新发传染病救护防控知识。

（一）培训内容

通过线上和线下相结合方式进行分层分类培训，包括但不限于新发传染病相关法律法规、新发传染病诊疗护理相关知识、防护用品使用、分级防护标准、消毒隔离与职业暴露，同时注重医护人员如何与疑似新发传染病患者沟通交流、安抚等心理疏导方面的培训。另外针对保洁与护工，根据岗位职责及清洁消毒要求与规范，进行手卫生、正确佩戴口罩、个人防护及医疗垃圾分类处理等培训，并指导其日常防护。

（二）应急演练

组织护理人员演练新发传染病疑似或确诊患者的监测预警、识别报告、群体防护、个体防护、及时转运等。强化发热门诊与预检分诊人员的个人防护用品穿脱、预检分诊流程及发热患者转运演练。应急演练可发现临床工作中的不足，不断地对处置流程与应急预案做出调整并不断提炼和优化，从而更有效地发挥门急诊护理人员应对突发疫情的应急能力，确保患者得到安全、优质的护理服务。

（三）应急预案

按照疫情防控要求及结合工作实际情况，制订岗位工作流程及各类相关突发事件预案，避免遇到突发情况发生慌乱、差错。如病区停水、停电预案，在值班护士站醒目位置粘贴维修队、后勤各部门紧急联系电话；在病区设置应急灯；制订重要仪器运行期间遭遇停电情况时的紧急替代方法；使用呼吸机的患者，在停电后配合医师使用简易呼吸器辅助呼吸，恢复用电后，重新请医师设置调整呼吸机参数。制订患者突发病情变化及出现并发症的应急预案，面临突发情况，护理人员能够忙而不乱地配合医师进行抢救，保障患者生命安全。制订病区突遇火灾发生的应急预案，安排患者紧急撤离，保护人身与财产安全。制订医护人员病区内低血糖、体力不支晕倒预案，防止危险的发生。

六、合理排班

合理排班，确保人力资源储备库人员充足，便于突发疫情紧急调动。排班模式实行 8h 轮换制，根据患者数量机动调整，科室人员充足时可调整为 6h 轮换制。设置主班和责护班，主班负责药品、物品请领和准备、医嘱处理和办理出入院；责护班负责患者的病情观察、治疗操作和生活护理。每天安排一个机动班，遇有突发情况随时补充。

七、身心健康

在新发传染病疫情带来的各种压力和伤害下，不仅需照顾患者身心健康，参与救援防控工作一线的护理人员同样需要高度关注，在工作环境和工作量的影响下，护理人员身心健康极易受损。在心理健康方面，需对他们进行必要的心理疏导，帮助护理人员进行自我调控和自我放松，同时合理分配工作时间和强度，认可其工作成果，实行嘉奖政策。另有研究发现，适当的有氧锻炼可以促进新陈代谢，提高心理免疫力，缓解消极情绪。在生理健康方面，各病区护士长或护理管理者密切关注护理人员健康状态，依据新发传染病临床症状，实施健康监测制度；保障护理人员营养丰富的膳食摄入，同时给予组织支持，针对在岗医务人员进行健康监测。如有异常及时向护士长反映，保持定时监测并进行对症治疗。

第七节　预防服药与应急接种

随着全球经济和工业化进程的加快，传染病在全球的蔓延和传播方式日趋难以控制，大规模传染病的蔓延面积日益扩大，防控任务十分艰巨。一些曾经被控制住的传染病，如霍乱、结核病等再次出现并流行起来，一些从未出现过的传染病，如中东呼吸综合征、新型冠状病毒感染等新发传染病开始流行暴发。为了有效预防传染病的发生和传播，需切断传染病的传播链。其中，计划性的人工自动免疫即接种预防性疫苗是阻止传染病发生的最佳手段。

一、预防性服药

新发传染病的疫苗及新型药物的研制是遏制新型传染病蔓延的关键。自 2003 年 SARS 暴发以来，新发传染病的疫苗及新药物的研制已有较大进展。①通过对 SARS、人禽流感等重大新发传染病的流行病学调查，归纳出其流行特点和影响因素，为新发传染病的预防和控制措施的制定提供理论基础；②加速新发传染病的检测试剂研制，为新发传染病的快速鉴别和检测提供试验手段；③研讨新发传染病的发病机制与预警技术；④建立菌种资源库，加大疫苗研发力度；⑤以抗病毒为代表的新型药物研发速度加快。

既往关于预防性服药的研究，主要是针对结核菌素潜伏期感染者的调查，而对于新发传染病较少提及。对于细菌性呼吸道传染病的带菌者，在发生疫情时可考虑选择服用其敏感的预防性抗生素。学者在针对学校结核病聚集性疫情调查中，针对结核菌素纯蛋白衍生物（purified protein derivative，PPD）强阳性、X 线片正常的接触者的治疗初期，在患者知情同意的基础上进行预防性服药治疗，治疗期间定期开展肝功能等指标监测，结果表明预防性服药可以降低结核病的发病风险。

结核潜伏感染者接受抗结核预防性治疗，可以使其发病的风险明显降低。《中国学校结核病防控指南（2020 年版）》中要求的预防性服药对象主要有单纯 PPD 强阳性或 γ-干扰素释放试验阳性者。通常需要服用 1～2 种抗结核药物进行预防性治疗，疗程通常为 3～6 个月。目前应用的药物有异烟肼和利福平等，其安全性和有效性均已在临床上得到证实。在用药过程中可能出现不良反应，但青少年学生和幼儿预防性服药的不良反应发生率很低，一般肝功能异常的发生率不到 1%，而且即使发生肝功能异常，适当处置后即可恢复，不会造成长期影响。在预防治疗前和治疗过程中可通过做肝肾功能、血常规等检查，发现不良反应，做到及时处置。未发现预防性治疗结束后对人体有远期危害，预防性治疗对幼儿将来的学习、工作和生活不会产生影响。

WHO 相关指南表明，感染人类免疫缺陷病毒（HIV）的儿童和成人可以通过定期、低成本的预防性药物应用免受结核病（TB）的侵害。每年有近 200 万例与艾滋病有关的死亡者，其中 1/4 与结核病有关。其主要建议如下。

（1）所有感染人类免疫缺陷病毒的儿童和成人，包括孕妇及接受抗反转录病毒治疗的儿童和成人，都应接受异烟肼预防治疗。

（2）异烟肼应提供 6～36 个月，或在艾滋病和结核病高患病率地区作为终身治疗。

（3）可能有结核病的人类免疫缺陷病毒感染者应进一步筛查活动性结核病或其他疾病，以便能及时得到治疗。

由于人类免疫缺陷病毒感染者自身免疫系统较弱，抵抗结核病感染的能力较差，更有可能患上活动性结核病，这对患者来说可能是致命的，并能传播给他人。在当地某些社区，高达 80% 的结核病患者人类免疫缺陷病毒检测呈阳性。服用抗结核药物异烟肼是一种简单且具有成本效益的措施，可有效防止结核菌感染。其中，有一种被称为异烟肼预防性治疗（IPT），由于各种原因，没有得到充分利用。

而对于新型冠状病毒感染，有些专家认为并没有什么预防药物，也不需要预防性服用药物。但如果确认和新型冠状病毒感染患者有过密切接触，则可以服用清热解毒的中成药来阻断感染的发生或缓解症状。最近的一篇文献报道表明，Tixagevimab-cilgavimab 是一种帮助预防新型冠状病毒感染的联合药物。

Tixagevimab-cilgavimab（Evusheld）由 2 种长效单克隆抗体组成，与导致 COVID-19 的病毒的刺突蛋白结合，以防止其感染人类细胞。要注意的是 Tixagevimab-cilgavimab 不是治疗 COVID-19 的药物，不适用于已经患新型冠状病毒感染或最近与新型冠状病毒感染患者密切接触的人群。此外，在接种新型冠状病毒疫苗后，Tixagevimab-cilgavimab 的使用应推迟至少 2 周。

2021 年 12 月 8 日，美国 FDA 发布了 Tixagevimab-cilgavimab 的紧急使用授权。符合条件的患者包括体重至少 88 磅（约 40kg）的 12 岁或 12 岁以上的儿童和成人。由于医疗条件或免疫抑制药物的使用而出现中度至重度免疫功能低下的人群，可能对新型冠状病毒疫苗的免疫反应不足。此外，可能有人对新型冠状病毒疫苗有严重过敏反应而无法接种该疫苗。在接受 Tixagevimab-cilgavimab 治疗后，对患者进行至少 1h 的不良反应现场监测。如果需要持续预防新型冠状病毒感染，推荐每 6 个月给予 Tixagevimab-cilgavimab 1 次。

接受肌内注射的药物潜在不良反应包括注射部位皮肤疼痛、酸痛、肿胀、瘀青、出血或感染。在给药期间或给药之后可发生过敏反应，如气短、胸痛、荨麻疹、喘息和面部、嘴唇、口腔和舌肿胀等症状。对 COVID-19 疫苗有严重过敏反应的患者对 Tixagevimab-cilgavimab 发生过敏反应的风险更高。在使用 Tixagevimab-cilgavimab 的具有潜在心脏危险因素的患者中，已经报道了罕见的严重心脏不良事件。有文献指出，对于使用 Tixagevimab-cilgavimab 的患者，若出现新型冠状病毒感染症状，应尽快进行病毒检测。

二、应 急 接 种

疫苗是一种可以充分利用机体自身免疫反应达到预防或治疗某种疾病，但又不具有致病性的类抗原物质。接种疫苗后机体会产生免疫，其中主动免疫是机体自身免疫系统受刺激产生的保护力，具有持久性的特点；被动免疫是将人或动物产生的抗体通过注射的方式转移至其他机体产生的保护力，具有短暂性的特点。

应急接种是指当传染病开始流行或呈现流行趋势时，为了遏制疫情的蔓延，对易感染人群进行预防接种。这是现场流行病学中一项十分重要的应急干预措施，对控制传染病扩散有着重大的意义。与此相比，常规接种是指根据国家免疫规划及地方预防接种工作方案，由接种单位对适龄人群进行定期的疫苗接种服务。常规预防接种与应急预防接种的主要区别在于前者注重计划性，而后者更加强调应急性。例如，在之前未实施疫苗免疫或接种疫苗较少的地区出现流行性脑脊髓膜炎时，可对 15 岁以下未免疫的儿童应急接种疫苗。

三、组织实施

新发传染病暴发时，需要采取应急接种措施，接种单位应当依照《中华人民共和国传染病防治法》《突发公共卫生事件应急条例》《疫苗流通和预防接种管理条例》的规定组织实施。各级疾病预防控制机构制订应急接种实施方案，选择适当的接种服务形式尽快开展接种工作，同时，做好疫苗接种单位的技术指导和疫苗的使用管理工作。

接种工作人员应由经县级人民政府以上卫生主管部门组织的预防接种专业培训并考核合格的执业医师、执业助理医师、护士或乡村医生来担任。

医务人员实施接种，应当告知受种者或其监护人所接种疫苗的品种、作用、禁忌证、不良反应及现场留观等注意事项，询问受种者的健康状况及接种禁忌等情况，并如实记录告知和询问情况。受种者或其监护人应当如实提供受种者的健康状况和接种禁忌等情况。有接种禁忌不能接种的，医务人员应当向受种者或其监护人提出医学建议，并如实记录。

医务人员在实施接种前，应当按照预防接种工作规范的要求，检查受种者健康状况、核查接种禁忌，查对预防接种证，检查疫苗、注射器的外观、批号、有效期，核对受种者的姓名、年龄和疫苗的品名、规格、剂量、接种部位、接种途径，做到受种者、预防接种证和疫苗信息相一致，确认无误后方可实施接种。

医务人员应当对符合接种条件的受种者实施接种。受种者在现场留观期间出现不良反应的，医务人员应当按照预防接种工作规范的要求，及时采取救治等措施。

医务人员应当按照国务院卫生健康主管部门的规定，真实、准确、完整地记录疫苗的品种、上市许可持有人、最小包装单位的识别信息、有效期、接种时间、实施接种的医务人员、受种者等接种信息，确保接种信息可追溯、可查询。预防接种记录在疫苗有效期限届满后，应保留至少 5 年。

四、注意事项

（一）准确选择疫苗

应急接种的疫苗必须产生免疫力快，接种后产生免疫力（即对机体起保护作用的时间）应短于该病的潜伏期。另外，应注意选择对潜伏期患者注射后没有危险的疫苗，如麻疹疫苗、小儿麻痹糖丸、白喉类毒素、百日咳疫苗等。乙脑疫苗、卡介苗一般不用于应急接种。疫苗使用不当可引起发病或加重病情。

（二）适当选择接种范围与接种对象

通过流行病学调查来确定传染病区、易感人群及密切接触者。

（三）接种时间越早越好

尽早接种，如果发病时间早于先天免疫力产生的时间则达不到控制的目的。

（四）接种禁忌证与慎用证

1. 过敏 如果接种某种疫苗后曾发生严重过敏反应，则以后禁止接种该疫苗。对疫苗成分过敏者，如对疫苗抗原、动物蛋白、抗生素、防腐剂、稳定剂过敏，也是接种该疫苗的禁忌证。

2. 妊娠或哺乳期 对于妊娠期或哺乳期妇女不主张接种减毒活疫苗，而灭活疫苗可用于有免疫接种指征的孕妇。

3. 免疫抑制治疗 有免疫抑制或正在服用免疫抑制制剂者禁用减毒活疫苗。

4. HIV 感染 针对此类患者，一般慎用活疫苗，可用灭活疫苗。

5. 中重度急性疾病 目前暂时没有关于急性疾病降低疫苗效果或增加疫苗不良反应的证据，但为了避免不可控情况，如果疫苗接种对象有中重度急性疾病，灭活疫苗和活疫苗免疫接种应延迟至患者情况好转。

6. 近期使用血液制品 血液制品可以干扰注射活疫苗病毒的复制，但不影响灭活疫苗，因此不是灭活疫苗的禁忌证。

参 考 文 献

曹青，黄辉，吴翠焕，等，2020. 新型冠状病毒肺炎隔离病房护理管理策略[J]. 护理研究，34（11）：2025-2027.

陈朝晖，张伟龙，邹秋芳，等，2017. 呼吸道传染病疫情处置组织及技术要则[J]. 武警医学，28（4）：417-419.

陈卉，张慧，成茸，2021.《中国学校结核病防控指南》解读[J]. 中国防痨杂志，43（6）：542-545.

陈明亭，杨功焕，2005. 我国疾病监测的历史与发展趋势[J]. 疾病监测，20（3）：113-114.

丁守华，万青灵，潘恩春，2019. 一起学校结核病聚集性疫情的流行病学调查[J]. 中国学校卫生，40（9）：1423-1425.

冯子健，祖荣强，2007. 症状监测发展方向与问题思考[J]. 疾病监测，22（2）：73-75.

侯云德，2019. 重大新发传染病防控策略与效果[J]. 新发传染病电子杂志，4（3）：129-132.

金静芬，封秀琴，周文华，等，2020. 呼吸道传染病预防控制急诊护理专家共识[J]. 中华急危重症护理杂志，1（4）：371-375.

金连梅，杨维中，2008. 我国传染病预警工作研究现况分析[J]. 中国公共卫生，24（7）：845-846.

金水高，姜韬，马家奇，2006. 中国传染病监测报告信息系统简介[J]. 中国数字医学，1（1）：20-22.

景怀琦，黄留玉，段招军，2016. 腹泻症候群病原学监测与检测技术[M]. 广州：中山大学出版社.

黎孟枫，任丽丽，余宏杰，2017. 发热呼吸道症候群病原学监测与检测技术[M]. 广州：中山大学出版社.

李惠婷，黄范倩，陈建华，等，2020. 运用 PDCA 改进新冠肺炎疫情期间发热门诊设置[J]. 江苏卫生事业管理，31（11）：1418-1420.

李兰娟，任红，2018. 传染病学[M]. 9 版. 北京：人民卫生出版社.

李敏烨，赵燕祥，朱敏，等，2022. 护理人员开展医院传染病症状监测预警的可行性分析[J]. 护理管理杂志，22（8）：533-538.

李明虎，2009. 传染病医院控制院内感染的隔离消毒措施[J]. 中国消毒学杂志，26（4）：464-465.

刘玮，赵卓，2016. 发热伴出血症候群病原学监测与检测技术[M]. 广州：中山大学出版社.

刘义兰，黄恺，熊莉娟，等，2020. 综合医院应对突发重大传染病疫情的应急护理管理[J]. 中华护理杂志，55（7）：1006-1010.

罗纯，彭爱宇，宗慧莹，等，2021. 症状监测在新型冠状病毒肺炎疫情中的应用进展[J]. 中国医院统计，28（5）：385-388.

罗琳娜，夏莹，2023. 提升医院发热门诊应急成效的管理实践[J]. 中华急危重症护理杂志，4（1）：61-65.

吕静，2016. 急救护理学[M]. 3 版. 北京：中国中医药出版社.

任赟静，黄建始，马少俊，等，2005. 症状监测及其在应对突发公共卫生事件中的作用[J]. 中华预防医学杂志，39（1）：56-58.

王兴玲，程维国，刘朝阳，2022. 疫情防控常态化下公立医院发热门诊的智慧化建设[J]. 医疗装备，35（17）：51-53.

卫生健康委办公厅，中医药局综合司，2022. 关于印发新型冠状病毒感染诊疗方案（试行第九版）的通知 [EB/OL]. [2022-03-15]. http：//www.gov.cn/zhengce/zhengceku/2022-03/15/content_5679257.html.

吴建国，王新华，2016. 脑炎脑膜炎症候群病原学监测与检测技术[M]. 广州：中山大学出版社.

武美茹，苗亚杰，陈义彤，等，2021. 基于信息系统的结构化护理记录在脑卒中患者护理病历书写中的应用[J]. 护士进修杂志，36（2）：116-119.

杨霞，刘义兰，王晓洁，等，2022. 无接触智慧门诊就诊流程优化及实施效果[J]. 护理学杂志，37（6）：69-71.

张京慧，岳丽青，2020. 新发呼吸道传染病护理应急防控指南[M]. 长沙：中南大学出版社.

张黎明，王建荣，杨晓秋，等，2003. 综合医院护理体系应对突发 SARS 疫情的对策[J]. 中华护理杂志，38（6）：3-6.

中国疾病预防控制中心，2018. 传染病信息报告管理规范[EB/OL]. [2018-10-17]. https：//www.chinacdc.cn/jkzt/crb/xcrxjb/201810/t20181017_195160.html.

中国人大网，2019. 中华人民共和国疫苗管理法[EB/OL]. [2019-07-30]. https：//www.nmpa.gov.cn/xxgk/fgwj/flxzhfg/20190702121701506.html.

中国人大网，2021. 传染病防治法制定和修改的疫情背景[EB/OL]. [2021-06-30]. http：//www.npc.gov.cn/npc/2020nrdgzyjhb/202106/6ac3ad474e014a45a1921b89f5f3826d.shtml.

中国政府网，2002. 中华人民共和国突发事件应对法（主席令第六十九号）[EB/OL]. [2002-08-30]. https：//www.gov.cn/ziliao/flfg/2007-08/30/content_732593.html.

中国政府网，2006. 国家突发公共卫生事件应急预案[EB/OL]. [2006-02-28]. http：//www.gov.cn/gzdt/2006-02/28/content_213129.html.

中国政府网，2020. 关于印发医疗机构新型冠状病毒核酸检测工作手册（试行）的通知[EB/OL]. [2020-07-13]. http：//www.gov.cn/xinwen/2020-07/13/content_5526514.html.

中国政府网，2020. 国家卫生健康委办公厅关于进一步加强疫情期间医疗机构感染防控工作的通知 [EB/OL]. [2020-03-13]. http：//www.gov.cn/zhengce/zhengceku/2020-03/13/content_5491044.html.

中国政府网，2020. 国家卫生健康委办公厅关于印发新冠肺炎出院患者健康管理方案（试行）的通知

[EB/OL]. [2020-03-13]. http：//www.gov.cn/zhengce/zhengceku/2020-03/15/content_5491535.html.

中国政府网，2020. 突发公共卫生事件应急条例[EB/OL]. [2020-12-26]. http：//www.gov.cn/zhengce/2020-12/26/content_5574586.html.

中国政府网，2020. 中华人民共和国传染病防治法[EB/OL]. [2020-01-30]. http：//www.npc.gov.cn/npc/c238/202001/099a493d03774811b058f0f0ece38078.shtml.

中国政府网，2021. 关于印发医疗机构内新型冠状病毒感染预防与控制技术指南（第三版）的通知[EB/OL]. [2021-09-14]. http：//www.gov.cn/xinwen/2021-09/14/content_5637141.html.

中国政府网，2022. 关于印发新型冠状病毒肺炎诊疗方案（试行第九版）的通知[EB/OL]. [2022-03-15]. http：//www.gov.cn/zhengce/zhengceku/2022-03/15/content_5679257.html.

中华人民共和国国家卫生健康委员会，2021. 关于印发《发热门诊设置管理规范》《新冠肺炎定点救治医院设置管理规范》的通知[EB/OL]. [2023-02-11]. https：//www.cn-healthcare.com/articlewm/20210918/content-1265459.html.

中华人民共和国卫生部，2005. 医疗机构传染病预检分诊管理办法（卫生部令第 41 号）[EB/OL]. [2005-02-28]. http：//www.gov.cn/gongbao/content/2005/content_108214.html.

周影，梁春光，2015. 传染病护理[M]. 北京：科学出版社.

祖荣强，冯子健，2007. 症状监测应用实践[J]. 疾病监测，22（1）：1-3.

Alsentzer E, Ballard SB, Neyra J, et al, 2020. Assessing 3 outbreak detection algorithms in an electronic syndromic surveillance system in a resource-limited setting[J]. Emerging Infectious Diseases, 26（9）：2196-2200.

Centers for Disease Control and Prevention, 2021. National syndromic surveillance program[EB/OL]. [2021-05-10]. https：//www.cdc.gov/nssp/index.html.

Lam SKK, Kwong EWY, Hung MSY, et al, 2019. Emergency nurses' perceptions of their roles and practices during epidemics：a qualitative study[J]. British Journal of Nursing(Mark Allen Publishing), 28(8): 523-527.

Lam SKK, Kwong EWY, Hung MSY, et al, 2020. Emergency nurses' perceptions regarding the risks appraisal of the threat of the emerging infectious disease situation in emergency departments[J]. International Journal of Qualitative Studies on Health and Well-Being, 15（1）：e1718468.

Malani AG, Malani AN, 2022. Preventive medication for COVID-19 infection[J]. JAMA, 328（11）：1152.

Public Health England, 2021. Syndromic surveillance：systems and analyses[EB/OL]. [2021-05-10]. https：//www.gov.uk/government/collections/syndromic-surveillancesystems-and-analyses.

Sosin DM, 2003. Draft framework for evaluating syndromic surveillance systems[J]. Journal of Urban Health, 80（2 Suppl 1）：i8-i13.

Tang J, Zhang Y, Xiong FF, et al, 2021. A survey of coping strategies among clinical nurses in China during the early stage of coronavirus disease 2019 pandemic：a cross-sectional study[J]. Nursing Open, 8(6): 3583-3592.

WHO, 2011. New WHO guidelines：TB prevention for people with HIV. [EB/OL]. [2011-01-28]. https：//www.who.int/news/item/28-01-2011-new-who-guidelines-tb- prevention-for-people-with-hiv.

WHO, 2014. A guide to establishing event-based surveillance[EB/OL]. [2014-09-25]. https：//www.who.int/publications/i/item/9789290613213.

Yang WZ, Li ZJ, Lan YJ, et al, 2011. A nationwide web-based automated system for outbreak early detection and rapid response in China[J]. Western Pacific Surveillance and Response Journal, 2（1）：10-15.

Zhang HL, Wang LP, Lai SJ, et al, 2017. Surveillance and early warning systems of infectious disease in China：from 2012 to 2014[J]. The International Journal of Health Planning and Management, 32（3）：329-338.

第一节　手　卫　生

医院工作的医务人员及与传染病患者接触的人员手上细菌的数量和种类与其接触传染病患者的密切程度呈正相关。有研究表明，传染病病区内护理员手上的病菌数量多于普通护士，而护士手上细菌的数量和种类又多于医生。

本部分参考 2019 年国家卫生健康委员会发布的《医务人员手卫生规范》（WS/T 313—2019）。

一、医务人员手的微生物污染

手上所带的细菌可分为两大类：常居菌和暂居菌。常居菌也称固有性细菌，是能从大部分人的皮肤上分离出来的微生物。这种微生物是皮肤毛囊和皮脂腺开口处持久的固有的寄居者，并随着气候、年龄、健康状况、个人卫生习惯、身体的部位不同而异，不易被机械摩擦清除。如凝固酶阴性葡萄球菌、棒状杆菌属、丙酸菌属、不动杆菌属等。暂居菌也称污染菌或过客菌丛，寄居在皮肤表层，通过常规洗手很容易被清除。暂居菌附着在手的皮肤上，其数量差异很大，主要取决于宿主与周围环境的接触，可随时通过手传播。

（一）概述

1. 手卫生　为医务人员在从事职业活动过程中洗手、卫生手消毒和外科手消毒的总称。

（1）洗手：医务人员用洗手液（肥皂）和流动水洗手，去除手部皮肤污垢、碎屑和部分微生物的过程。

（2）卫生手消毒：医务人员用速干手消毒剂揉搓双手，以减少手部暂居菌的过程。

（3）外科手消毒：外科手术前医务人员用流动水和洗手液揉搓冲洗双手、前臂至上臂下 1/3，再用手消毒剂清除或杀灭手部、前臂至上臂下 1/3 暂居菌和减少常居菌的过程。

2. 常居菌　是能从大部分人体皮肤上分离出来的微生物，是皮肤上持久的固有寄居菌，不易被机械摩擦清除，如凝固酶阴性葡萄球菌、棒状杆菌属、丙酸菌属、不动杆菌属等。一般情况下不致病，在一定条件下能引起导管相关感染和手术部位感染等。

3. 暂居菌　是寄居在皮肤表层，常规洗手容易被清除的微生物。直接接触患者或被污染的物体表面时可获得，可通过手传播，与医院感染密切相关。

4. 手消毒剂 用于手部皮肤消毒以减少手部皮肤细菌的化学制剂，如乙醇、异丙醇、氯己定、碘伏（聚维酮碘）等。

5. 手卫生设施 是用于洗手与手消毒的设施设备，包括洗手池、水龙头、流动水、洗手液（肥皂）、干手用品、手消毒剂等。

（二）洗手目的

洗手是为了消除或杀灭手上的微生物，切断通过手的传播感染途径。据国家卫生健康委员会抽查结果，医护人员操作前能做到洗手的仅有 54%；洗手及擦手用的毛巾合格率仅为 32%。因此，洗手是一个既简单又难以很好执行的一项基本措施，务必要引起医护人员的高度重视。

许多流行病学调查证实，手是传播医院感染的重要途径，可手又无法进行灭菌处理，因为有效的灭菌方法不能用于皮肤，有效的消毒剂也通常因为毒性太大而不能应用于皮肤，因此经常洗手是防止手上细菌传播、预防医院感染的重要手段。特别强调常居菌可以通过皮肤脱屑及出汗等途径转化为暂居菌，暂居菌也可以通过摩擦或不及时清洗而转化为常居菌，因此应强化洗手意识。

（三）手卫生管理与基本要求

（1）医疗机构应明确医院感染管理、医疗管理、护理管理及后勤保障等部门在手卫生管理工作中的职责，加强对手卫生行为的指导与管理，将手卫生纳入医疗质量考核，提高医务人员手卫生的依从性。

（2）医疗机构应制订并落实手卫生管理制度，配备有效、便捷、适宜的手卫生设施。

（3）医疗机构应定期开展手卫生的全员培训，医务人员应掌握手卫生知识和正确的手卫生方法。

（4）手消毒剂应符合我国有关规定和《手消毒剂通用要求》（GB 27950—2020）的要求，在有效期内使用。

（5）手卫生消毒效果应达到如下要求。

1）卫生手消毒：监测的细菌菌落总数应≤10CFU/cm²。

2）外科手消毒：监测的细菌菌落总数应≤5CFU/cm²。

二、洗手与卫生手消毒指征

1. 在下列情况下医务人员应洗手和（或）使用手消毒剂进行手卫生消毒

（1）接触患者前。

（2）清洁、无菌操作前，包括进行侵入性操作前。

（3）暴露患者体液风险后，包括接触患者黏膜、破损皮肤或伤口、血液、体液、分泌物、排泄物、伤口敷料后。

（4）接触患者后。

（5）接触患者周围环境后，包括接触患者周围的医疗相关器械、用具等物体表面后。

2. 在下列情况下医务人员应洗手

（1）当手部有血液或其他体液等肉眼可见的污染时。

（2）可能接触艰难梭菌、肠道病毒等对速干手消毒剂不敏感的病原微生物时。

3. 手部没有肉眼可见污染时宜使用手消毒剂进行卫生手消毒

4. 下列情况时医务人员应先洗手然后进行卫生手消毒

（1）接触传染病患者的血液、体液和分泌物及被传染性病原微生物污染的物品后。

（2）直接为传染病患者进行检查、治疗、护理或处理患者污物后。

三、手　消　毒

（一）卫生手消毒

单纯用水冲洗手虽简单但效果差，单纯用自来水轻洗基本无效。用液体肥皂洗 15s，可使手上的金黄色葡萄球菌减少 77%，洗 2min 可减少 85%；对铜绿假单胞菌效果更好，洗 12s 可减少 92.4%，洗 2min 可减少 97.8%。肥皂洗手也可有效去除手上的巨细胞病毒。近年来，使用消毒纸巾或皮肤消毒剂直接擦拭代替肥皂洗手取得了较好的效果。手消毒是指使用消毒剂杀灭手上沉积的致病微生物，主要是暂居菌，常居菌也可被部分杀死。医护人员通过手消毒能去除暂居菌，以达到控制医院感染的目的。用于此方法的消毒剂要求在短时间内（一般不超过 1min，最好在 15～30s）能将污染的微生物数量降到安全水平。

（二）外科手消毒

外科手消毒常规方法是先用肥皂刷洗双手，再用消毒剂消毒。其目的是彻底消除术者手上的细菌，防止细菌从术者手上污染至手术部位。为此，采取此项措施，不仅应能消除手上的暂居菌，还应能杀灭常居菌，达到近于无菌状态并维持较长时间的抑菌作用，应使用具有后效作用的消毒剂来消毒手。近年来出现一些药刷，用于外科手消毒，效果甚佳。

四、正确的洗手方法

（一）洗手的条件与设备

1. 水质的选择　温水、流动水有助于洗手液更好地发挥作用，可多冲掉些附着不牢固的污物。如果用温水洗手，则应水热后立即使用，或使用前先用热水和凉水调和。不能用脸盆内的存水，因为不流动的水是细菌的良好"培养基"，使用不流动水洗手不但不能减少手上的细菌量，还可能会适得其反，成为手污染的环节，从而传播感染。

2. 洗手池的设置　洗手池必须数量充足，位置合理。洗手池的位置应便于使用，还应不妨碍有效利用室内空间。水龙头最好采用肘式、脚踏式、红外线传感自动调节开关，这类水龙头开关比较安全、卫生、方便，而且节约用水。医院的手术室、产房、重症监护室等重点部门应当采用非手触式水龙头开关。

3. 洗手液和皂液的卫生 洗手液必须质量好，刺激性小。如果采用液体肥皂，于封闭挤压容器中使用，每次用完后容器必须更换，经清洗、消毒后再装入新皂液，切不可未用完就装入新皂液，以防止细菌在溶液中生长。

4. 擦手巾及手的烘干装置 反复使用的潮湿棉织毛巾可集聚大量细菌，洗净或消毒过的手若使用这样的毛巾擦干，很容易再次被污染。因此，临床适宜推广使用一次性擦手纸巾。近年来采用烘干器，可利用热风将洗后的手吹干，这一方法可明显减轻洗手后的污染。但是人们对烘干器也有不同的看法，有些人认为气流中同样可携带致病菌；但多数人则认为，气流中的细菌很少，干燥过程中手被污染的可能性较小。在有条件的情况下可装备烘干器，但在手术室不推荐使用。

（二）洗手方法

（1）取下手上的饰物及手表，打开水龙头，淋湿双手。

（2）取适量洗手液或接取无菌皂液。

（3）充分搓洗 10～15s，注意指甲、指缝、拇指、指关节等处，范围为双手的手腕及腕上 10cm。

（4）流动水冲洗。

（5）用擦手纸巾或安全帽包住水龙头将其关闭，或用肘、足关闭水龙头。

（6）六步洗手法。

（7）必要时增加对手腕的清洗。

用以上正确的洗手方法，可清除和降低暂居菌的密度，以降低手表面的暂居菌，防止因手污染导致交叉感染。

（三）速干手消毒剂

医务人员手无可见污染物时，可以使用速干手消毒剂（指含有乙醇和护肤成分，并可应用于手部，以减少手部细菌的消毒剂）消毒双手代替洗手。

（四）手消毒剂的选择应遵循的原则

（1）选用的手消毒剂应当符合我国有关规定。

（2）手消毒剂对医务人员皮肤刺激性小、无伤害，有较好的护肤性能。

（3）手消毒剂的包装应当能够避免导致二次污染造成致病微生物的传播。

五、外 科 洗 手

（一）外科手卫生设施应遵循的原则

（1）外科洗手池应设置在手术间附近，大小适度，易于清洁。

（2）外科洗手池水龙头的数量应根据手术台的数量设置，不应少于手术台的数量。

（3）外科洗手可以使用洗手液、皂液，有条件的医疗机构应使用抗菌洗手液或皂液。

（4）洗手液打开应标注开启时间，在产品有效期内使用，过期不能使用。

（5）用于刷手的海绵、毛刷及指甲刀等用具应当一用一灭菌或使用一次性用具，洗手池应当每日清洁。

（6）外科手消毒剂应当符合我国有关规定，手消毒剂的出液器应当采用非接触式，手消毒剂放置的位置应当方便医务人员使用。

（7）外科洗手后使用无菌巾擦手，盛装无菌巾的容器应当干燥、灭菌。

（8）洗手区域应当安装钟表。

（二）外科手消毒剂选择应遵循的原则

（1）能够明显减少完整皮肤上的菌落数量。

（2）含有不刺激皮肤的广谱抗菌成分，能够在手术期间连续发挥杀菌作用。

（3）作用快速。

（4）与其他物品不产生拮抗性。

（三）外科手消毒应达到的目的

外科洗手和手的消毒目的是完全清除术者手上的细菌，从而达到在手套破裂未被及时发现时，防止细菌从术者手上转移至手术部位。因此，采取这一措施，不仅应能清除手上的暂居菌，还要尽可能杀灭常居菌，达到接近无菌状态，并维持较长时间的杀菌和抑菌状态。

（1）清除指甲、手、前臂的污物和暂居菌。

（2）将常居菌减少到最低程度。

（3）抑制微生物的快速再生。

（四）医务人员外科手消毒应遵循的方法

1. 清洗双手、前臂及上臂下 1/3　具体步骤如下。

（1）洗手之前应当先摘除手部饰物，并按要求修剪指甲；禁止佩戴假指甲、戒指。

（2）取适量的洗手液或皂液刷洗双手、前臂和上臂下 1/3，清洁双手时应清洁指甲下的污垢。

（3）流动水冲洗双手、前臂和上臂下 1/3。

（4）使用清洁巾彻底擦干双手、前臂和上臂下 1/3。

2. 进行外科手消毒　应用适量的手消毒剂认真揉搓至双手的每个部位、前臂和上臂下 1/3，充分揉搓 2～6min，用洁净流动水冲净双手、前臂和上臂下 1/3，用无菌巾彻底擦干；如果使用免洗手消毒剂，取适量消毒液于手心，双手相互揉搓直至干燥，不需外用水，充分揉搓至消毒剂干燥，即完成外科手消毒。

（五）其他

摘除外科手套后应当先清洁双手再进行其他操作。

六、手卫生的监测方法

（一）监测方法

采用直接观察法，在日常医疗护理活动中，不告知观察对象时，随机选择观察对象，观察并记录医务人员手卫生时机及执行的情况，计算手卫生依从率，以评估手卫生的依从性。

（二）观察人员

由受过专门培训的观察员进行观察。

（三）观察时间与范围

根据评价手卫生依从性的需要，选择具有代表性的观察区域和时间段；观察持续时间不宜超过 20min。

（四）观察内容

观察前设计监测内容及表格，主要包括以下内容。

（1）每次观察时记录观察日期和起止时间、观察地点（医院名称、病区名称等）、观察人员。

（2）记录观察的每个手卫生时机，包括被观察人员类别（医生、护士、护理员等）、手卫生指征、是否执行手卫生及手卫生的方法。

（3）可同时观察其他内容，如手套佩戴情况、手卫生方法的执行情况及错误原因。

（4）观察人员可同时最多观察 3 名医务人员。一次观察一名医务人员不宜超过 3 个手卫生时机。

（五）计算手卫生依从率

手卫生依从率（%）=手卫生执行时机数/应执行手卫生时机数×100%。

（六）优点

手卫生的监测可观察详细信息，如洗手、卫生手消毒、手套的使用、揉搓方法和影响消毒效果的因素。

（七）缺点

手卫生的监测工作量大、耗时、需要合格的观察员、存在选择偏倚、霍桑效应和观察者偏倚。

第二节　个人防护

医务人员防护用品包括口罩、护目镜、防护面罩、手套、隔离衣、防护服、鞋套、防水围裙、帽子等。防护用品应符合国家相关标准，在有效期内使用。本部分相关技术参考《医院隔离技术规范》（WS/T 311—2009）。

一、口 罩

1. 口罩的作用 口罩可预防经空气、飞沫传播的疾病，戴口罩还可以减少患者的血液、体液等传染性物质溅入医护人员的口及鼻腔；同时防止医务人员将病原体传染给患者。

2. 常用口罩分类 常用口罩可分为医用外科口罩和医用防护口罩等。

3. 口罩的选择要求 选择口罩应符合《医用防护口罩技术要求》（GB 19083—2010）中的标准。其中《医用防护口罩技术要求》规定口罩滤料的颗粒过滤效率应不小于95%。

4. 常用口罩的特点

（1）医用外科口罩：是指能阻止血液、体液和飞溅物传播，医务人员在有创操作过程中佩戴的口罩，它能覆盖住使用者的口、鼻及下颌，为防止病原微生物、体液、颗粒物等直接透过提供物理屏障。医用外科口罩的外观、结构尺寸、过滤效率、防止血液穿透的能力等都有明确的要求，至少应符合《医用外科口罩》（YY 0469—2011）的要求。标准的医用外科口罩分3层，外层有阻水作用，可防止飞沫进入口罩里，中层有过滤作用，可阻隔空气中大于90%的5μm颗粒，近口鼻的内层有吸湿作用，能阻止血液、体液和飞溅物传播。

（2）医用防护口罩：是指能阻止经空气传播的直径≤5μm感染因子或近距离（<1m）接触经飞沫传播的疾病而发生感染的口罩。医用防护口罩的使用包括密合性测试、培训、型号的选择、医学处理和维护。根据《医用防护口罩技术要求》（GB 19083—2010），医用防护口罩的过滤效率分1、2、3三级，分别是在气体流量为85L/min的情况下，口罩对非油性颗粒过滤效率≥95%、≥99%和≥99.97%。在佩戴时，口罩应覆盖佩戴者的口鼻部，每次佩戴医用防护口罩进入工作区域之前均应进行密合性测试。

5. 口罩的应用指征 应根据不同的操作要求选用不同的口罩。一般医疗活动可佩戴一次性使用医用外科口罩。在手术室工作或护理免疫功能低下的患者、进行体腔穿刺时应戴医用外科口罩。接触经空气、飞沫传播的呼吸道感染患者时，应戴医用外科口罩或医用防护口罩。

6. 口罩的佩戴方法

（1）医用外科口罩佩戴方法

1）佩戴口罩前必须清洁双手。

2）口罩有颜色的一面向外，或口罩包装上有佩戴方法说明，应依照指示佩戴。

3）口罩藏有铁丝的一面向上。

4）将双手指尖放在鼻夹上，从中间位置开始，用手指向内按压，并逐步向两侧移动，根据鼻梁形状塑造鼻夹。

5）口罩应完全覆盖口鼻和下颌。

（2）医用防护口罩佩戴方法

1）一手托住防护口罩，有鼻夹的一面向外。

2）将防护口罩罩住鼻、口及下颌，鼻夹部位向上紧贴面部。

3）用另一只手将下方系带拉过头顶，放在颈后双耳下。

4）再将上方系带拉至头顶。

5）将双手指尖放在金属鼻夹上，从中间位置开始，用手指向内按鼻夹，并分别向两侧移动和按压，根据鼻梁的形状塑造鼻夹。

7. 注意事项　使用医用防护口罩或医用外科口罩时不要用一只手捏鼻夹，防止口罩鼻夹处形成死角漏气，降低防护效果，应双手同时使口罩与面部有良好的密合。

（1）医用外科口罩应一次性使用。

（2）口罩潮湿后应立即更换。

（3）口罩受到患者血液、体液污染后应及时更换。

（4）每次佩戴医用防护口罩进入工作区域前，应进行密合性测试。检查方法如下：将双手完全盖住防护口罩，快速地呼气，若鼻夹附近有漏气，应按医用防护口罩佩戴方法5）调整鼻夹，若漏气位于四周，应调整四周到不漏气为止。

二、护目镜、防护面罩

1. 护目镜、防护面罩的作用　医务人员为患者进行诊疗护理过程中，佩戴护目镜或防护面罩可有效防止患者的血液、体液等物质溅入医务人员眼睛、面部皮肤及黏膜。

2. 护目镜、防护面罩的分类　根据其形状和作用进行分类。

3. 护目镜的选择要求　选择护目镜应符合《医用防护镜技术要求》（DB 11/188—2003）中的标准，如顶焦度、棱镜度偏差、色泽、可见光透射比、抗冲击性能、耐腐蚀和消毒性能等应符合规定。护目镜及防护面罩应有弹性佩戴装置。

4. 护目镜、防护面罩的应用指征

（1）在进行诊疗、护理操作，可能发生患者血液、体液、分泌物等喷溅时。

（2）近距离接触经飞沫传播的传染病患者时。

（3）为呼吸道传染病患者进行气管切开、气管插管等近距离操作，可能发生患者血液、体液、分泌物喷溅时，应使用全面型防护面罩。

5. 注意事项

（1）在佩戴护目镜或防护面罩前应检查有无破损，佩戴装置是否松懈。

（2）护目镜或防护面罩用后应清洁与消毒。

三、手　　套

1. 手套的作用

（1）预防医务人员手上的病原微生物传播给患者。

（2）预防患者身体的病原微生物传播给医务人员。

（3）预防医务人员手上的病原微生物污染环境。

2. 手套的分类　根据操作目的不同可将手套分为清洁手套和无菌手套两类。

3. 手套的选择要求　手套的选择应符合《一次性使用医用橡胶检查手套》（GB 10213—2006）和《一次性使用灭菌橡胶外科手套》（GB 7543—2020）的标准。

4. 手套的应用指征

（1）清洁手套的应用指征

1）接触患者的血液、体液、分泌物、排泄物、呕吐物时。

2）接触污染物品时。

（2）无菌手套的应用指征

1）医务人员进行手术等无菌操作时。

2）接触患者破损皮肤、黏膜时。

3）接触机体免疫力极度低下的患者时。

5. 无菌手套戴脱方法

（1）戴手套的方法

1）打开手套包，一手掀起口袋的开口处。

2）另一手捏住手套翻折部分（手套内面）取出手套，对准五指戴上。

3）掀起另一只袋口，以戴着无菌手套的手指插入另一只手套的翻边内面，将手套戴好，然后将手套的翻转处套在工作衣袖外面。

（2）脱手套的方法

1）用戴着手套的手捏住另一只手套污染面的边缘将手套脱下。

2）戴着手套的手握住脱下的手套，用脱下手套的手捏住另一只手套清洁面（内面）的边缘，将手套脱下。

3）用手捏住手套的内面丢至医疗废物容器内。

6. 注意事项

（1）诊疗护理不同的患者之间必须更换手套。

（2）操作完成后脱去手套，必须按规定程序与方法洗手，戴手套不能替代洗手，必要时进行手消毒。

（3）戴手套操作中，如发现手套有破损时应立即更换。

（4）戴无菌手套时应防止手套污染。

四、隔离衣和防护服

应根据诊疗工作的需要，选用隔离衣或防护服。隔离衣应后开口，能遮盖住全部衣服和外露的皮肤，清洗消毒后可重复使用。

1. 隔离衣应用指征

（1）接触经接触传播的感染性疾病患者如病毒感染、多重耐药菌感染等患者时。

（2）对患者实行保护性隔离时，如大面积烧伤患者、骨髓移植患者等的诊疗、护理时。

（3）可能受到患者血液、体液、分泌物、排泄物喷溅时。

2. 防护服的选择要求　选择一次性防护服应符合《医用一次性防护服技术要求》（GB 19082—2009）的规定，防护服应具有良好的防水性、抗静电性、过滤效率和无皮肤刺激性，穿脱方便，结合部严密，袖口、足踝口应为弹性收口。

3. 防护服应用指征

（1）临床医务人员在接触甲类或按甲类传染病管理的传染病患者时。

（2）接触经空气传播的传染病患者，可能受到患者血液、体液、分泌物、排泄物喷溅时。

4. 防护服穿脱方法

（1）穿一次性防护服：无论是连体还是分体防护服，先穿下衣，再穿上衣，然后戴好帽子，最后拉上拉链。

（2）脱一次性防护服

1）脱分体防护服时应先将拉链拉开。向上提拉帽子，使帽子脱离头部。脱袖子、脱上衣，背对医疗废物袋，将污染面向里放入医疗废物袋。脱下衣，由上向下边脱边卷，污染面向里，脱下后放入医疗废物袋。

2）脱连体防护服时，先将拉链拉到底。向上提拉帽子，使帽子脱离头部，脱袖子。从上向下边脱边卷。脱下，背对医疗废物袋，将污染面向里放入医疗废物袋。

5. 注意事项

（1）穿防护服前要检查防护服有无破损。

（2）穿防护服后只限在规定区域内进行操作活动。

（3）穿防护服时勿使衣袖触及面部及衣领。

（4）防护服有渗漏或破损时，应立即更换。

（5）脱防护服时要注意避免污染。

五、鞋　　套

1. 鞋套的选择要求　鞋套应具有良好的防水性能，并一次性应用。

2. 鞋套的应用指征

（1）从潜在污染区进入污染区时和从缓冲间进入负压病房时应穿鞋套。

（2）进入重点保护区如 ICU、血液病房、烧伤病房、器官移植病房等时应穿鞋套。

3. 注意事项

（1）鞋套只在规定区域内穿，离开该区域时应将鞋套脱掉。

（2）鞋套如有破损，应及时更换。

六、防 水 围 裙

1. 防水围裙的作用　防止患者的血液、体液、分泌物及其他污染物质浸湿或污染工作服。

2. 防水围裙的分类　根据材质防水围裙分为可重复使用的塑胶围裙及一次性防水围裙两类。

3. 防水围裙的应用指征

（1）清洗复用医疗器械等时。

（2）当可能有患者的血液、体液、分泌物及其他污染物质喷溅时。

4. 注意事项

（1）一次性防水围裙应一次性使用，受到明显污染时应及时更换。

（2）可重复使用的塑胶围裙在用后应及时清洗与消毒。

（3）围裙如有破损或渗透，应及时更换。

七、帽　　子

1. 帽子的作用

（1）预防医务人员受到感染性物质污染。

（2）预防微生物通过头发上的灰尘、头皮屑等途径污染环境和物体表面。

2. 帽子的分类　根据制作材质的不同，帽子可分为一次性帽子及布制帽子两类。

3. 帽子的应用指征

（1）进入污染区和洁净环境前。

（2）进行诊疗等无菌操作时。

4. 注意事项

（1）布制帽子应保持清洁，定期更换与清洁。

（2）如被患者血液、体液污染，应立即更换。

（3）一次性帽子不得重复使用。

第三节　清洁、消毒、灭菌

本部分参考《医疗机构消毒技术规范》（WS/T 367—2012）的相关内容。

一、概　　念

1. 清洁　去除物体表面的污垢、尘埃和有机物，即去除和减少微生物，并非杀灭微生物。其适用于医院地面、墙壁、医疗用品、家具等表面的处理和物品消毒、灭菌前的处理。

2. 消毒　用物理或化学方法清除或杀灭除芽孢以外的所有病原微生物，使其达到无害化的过程。

3. 灭菌　用物理或化学的方法杀灭物品上全部微生物，包括致病和非致病微生物，也包括细菌芽孢和真菌孢子。

二、消毒灭菌的方法

（一）物理消毒灭菌法

1. 热力消毒灭菌法

（1）干热法：由空气导热，传热较慢。

1）燃烧法：是一种简单、迅速、彻底的灭菌方法。其常用于无保留价值的污染物品，如污染纸张，带脓性分泌物的敷料，尤其是破伤风、气性坏疽、铜绿假单胞菌感染等特殊感染污染的敷料；病理标本；某些金属器械、搪瓷类物品急用时及微生物实验室接种环的消毒灭菌。锐利刀剪禁用此法，以免锋刃变钝。

方法：可直接点燃或在焚烧炉中焚烧；金属器械可在火焰上烧灼 20s；搪瓷类容器可倒入少量 95%～100% 乙醇，转动容器使其分布均匀，然后点火燃烧至火焰熄灭。

2）干烤法：利用特制烤箱进行灭菌。其热力传播和穿透主要靠空气对流和介质传导，灭菌效果可靠。其适用于高温下不损坏、不变质、不蒸发的物品，如粉剂、油剂、玻璃器皿及金属制品的灭菌。其不适用于塑料制品、纤维织物等的灭菌。

（2）湿热法：由空气和蒸气导热，传热快，穿透力强。

1）煮沸消毒法：适用于耐湿、耐高温的物品，如金属、搪瓷、玻璃及橡胶类等。消毒方法是将物品刷洗干净后，全部浸没在水中，加热。消毒时间从水沸腾后算起，中途另加物品，则从再次水沸腾后重新计时。

注意事项：①有轴节的器械或带盖的容器，应将轴节或盖打开放入水中，空腔导管应先向管腔内注水。②根据物品的性质决定放入水的时间及消毒时间。玻璃器皿放入冷水，消毒时间为 10～15min；橡胶制品用纱布包裹好，水沸后放入，消毒时间为 5～10min；金属和搪瓷类物品，消毒时间为 10～15min。③物品不宜放置过多，相同规格的碗、盆不能重叠，保证物品各面与水接触。④水中加入碳酸氢钠，配成 1%～2% 浓度时，可提高沸点到 105℃，除增强杀菌作用外，还有去污和防锈作用。⑤海拔每升高 300m，消毒时间延长 2min。⑥消毒后应将物品及时取出，置于无菌容器内。

2）压力蒸汽灭菌法：是热力消毒灭菌法中效果最好的方法。其常用于耐高温、耐高压、耐潮湿的物品，如各类器械、敷料及搪瓷、玻璃、橡胶制品和溶液等的灭菌。

灭菌器的参数一般为压力 103～137kPa，温度 121～126℃。器械灭菌时间 20～30min，敷料灭菌时间 30min。预真空压力蒸汽灭菌器当压力在 205.8kPa 时，温度达 132℃，5～10min 即可灭菌。

注意事项：①器械和物品灭菌前必须刷洗干净并晾干或擦干，包装不宜过大过紧，体积不超过 30cm×30cm×25cm，必要时打开容器盖，有利于蒸汽进入；②包与包之间留有空隙，布类物品放在金属、搪瓷类物品之上；③操作人员持证上岗，安全操作；④尽量排尽灭菌器内冷空气，随时观察灭菌器内压力及温度情况；⑤被灭菌的物品待干燥后才能取出备用；⑥定期监测灭菌效果。

2. 光照消毒法　又称辐射消毒，是利用紫外线照射使菌体蛋白发生光解变性导致细菌死亡。

（1）日光暴晒法：日光具有热、干燥和紫外线消毒的作用，有一定的杀菌力。其常用于床垫、毛毯、衣服、书籍等物品的消毒。方法：物品放在直射阳光下暴晒6h，定时翻动，使物品各面均能受到日光照射。

（2）臭氧灭菌灯消毒法

1）概述：臭氧在常温下是强氧化剂。臭氧靠强大的氧化作用杀菌，可杀灭病毒、细菌繁殖体、芽孢、真菌等，可破坏肉毒杆菌毒素，主要用于空气消毒、医院污水和诊断用水的消毒、物品表面的消毒。

2）注意事项：①臭氧对人有毒，我国规定大气中臭氧浓度≤0.16mg/m³；②臭氧的强氧化性，对物品有损坏；③温度、湿度、有机物、pH等多种因素可影响臭氧的杀菌作用；④空气消毒时人员必须远离，消毒后20～30min人员方可进入。

3. 微波消毒灭菌法

（1）概述：微波是一种穿透力强的电磁波，一般使用的频率是2450MHz。在电磁波的高频交流电场中，物品中的极性分子发生极化进行高速运动，频繁改变方向，互相摩擦，使温度迅速上升，达到消毒灭菌作用。

微波可杀灭多种微生物，包括病毒、真菌、细菌繁殖体、细菌芽孢、真菌孢子等。其主要用于食物、餐具的消毒，医疗用品及耐热非金属器械的消毒灭菌。

（2）注意事项：①微波对人体有一定伤害，应避免大剂量照射和小剂量长期接触；②微波无法穿透金属面，故不能使用金属容器盛放消毒物品；③水是微波强吸收介质，用湿布包裹物品或炉内放些水会提高消毒效果；④被消毒物品以小、薄为宜。

4. 机械除菌法　指用机械方法，如洗、刷、擦、扫、抹、铲除或过滤等除掉物品表面、水中、空气中及人畜体表的有害微生物，减少微生物数量和降低引起感染的概率。常用层流通风和过滤除菌法。层流通风主要使室外空气通过孔隙小于0.2μm的高效过滤器以垂直或水平两种气流呈流线状流入室内，再以等速流过房间后流出。过滤除菌是将待消毒的介质，通过规定孔径的过滤材料，去除气体或液体中的微生物，但不能将微生物杀灭。

（二）化学消毒灭菌法

1. 概述　化学消毒灭菌法是利用化学药物杀灭病原微生物的方法。凡是不适用于热力消毒灭菌的器械、物品等，均可选择化学消毒灭菌法，如光学仪器、金属锐器、塑料制品、皮肤、黏膜、排泄物及环境的消毒。

（1）化学消毒灭菌的原理：使菌体蛋白凝固变性，酶蛋白活性消失，抑制细菌代谢和生长；或破坏细菌细胞膜的结构，改变其通透性，使其破裂、溶解，从而达到消毒灭菌的作用。

（2）化学消毒剂的效力分类

1）高效消毒剂：能杀灭细菌繁殖体、结核杆菌、细菌芽孢、真菌、亲脂及亲水病毒，如过氧乙酸、过氧化氯、部分含氯消毒剂等。

2）中效消毒剂：能杀灭细菌繁殖体、结核杆菌、真菌、亲脂及亲水病毒，如醇类、低浓度碘类及含氯消毒剂等。

3）低效消毒剂：能杀灭细菌繁殖体、亲脂病毒、部分真菌，如氯己定、酚类、季铵盐类。

4）灭菌剂：能杀灭一切微生物（包括细菌芽孢），并达到灭菌要求的化学制剂，如戊二醛、环氧乙烷等。

（3）化学消毒剂的使用原则

1）根据物品性能及病原微生物的特性，选择合适的消毒剂。

2）严格掌握消毒剂的有效浓度、使用方法及消毒时间。

3）定期更换和检测消毒剂，易挥发的要加盖密封，并及时调整浓度。

4）待消毒的物品必须洗净、擦干或晾干。

5）消毒液中禁放纱布、棉花等物品，避免吸附消毒剂降低消毒效力。

6）消毒后的物品在使用前用无菌生理盐水冲洗附着在表面上的消毒剂，以免刺激人体组织。

2. 化学消毒剂的使用方法

（1）浸泡法：将被消毒的物品刷洗干净、擦干后浸泡在消毒液内的方法。浸泡时要打开物品的轴节或盖，带管腔的要在管腔内灌满消毒液。按规定的浓度和时间进行浸泡。

（2）擦拭法：用化学消毒剂擦拭被污染物体的表面或进行皮肤消毒的方法，如用0.5%～1%碘伏消毒皮肤，用含氯消毒剂擦拭墙壁、地面等。

（3）喷雾法：用喷雾器将化学消毒剂均匀地喷洒于空气或物体表面进行消毒的方法。其用于地面、墙壁、环境等的消毒。喷洒时物体表面湿透才能达到消毒作用。

（4）熏蒸法：将消毒剂加热或加入氧化剂，使其产生气体进行消毒的方法，如手术室、病室的空间消毒。在消毒间或密闭容器内，也可用熏蒸法对污染物品进行消毒灭菌。临床常用甲醛、环氧乙烷气体进行消毒灭菌。

3. 常用的化学消毒剂

（1）戊二醛

1）消毒效力：灭菌剂。

2）作用原理：与菌体蛋白质反应，使其灭活。其能杀灭细菌、芽孢、真菌和病毒。

3）适用范围：①适用于不耐热的精密仪器、医疗器械的消毒与灭菌。②配制好的灭菌剂最多可连续使用14天，使用中的戊二醛含量应≥1.8%。③消毒需浸泡60min；灭菌需浸泡10h。

4）注意事项：①每周过滤1次，每2周更换1次消毒液。②灭菌效果受pH影响大，浸泡医疗器械时用碳酸氢钠调节pH至7.5～8.0；但强化酸性戊二醛，直接配成所需浓度使用即可，不需碱化。③灭菌后的物品在使用前用无菌蒸馏水冲洗。④因对皮肤、黏膜有刺激性，对眼睛刺激性较大，故应注意防护。

（2）过氧乙酸

1）消毒效力：高效。

2）作用原理：能产生活性氧自由基，将菌体蛋白质氧化，使细菌死亡。其能杀灭细菌、芽孢、真菌和病毒。

3）适用范围：①适用于耐腐蚀物品及环境等消毒与灭菌。②常用消毒方法有浸泡、擦拭、喷洒。0.1%～0.2%溶液用于一般物品表面消毒；0.5%溶液用于耐腐蚀物品消毒；0.05%溶液用于食品用工具、设备消毒；0.2%溶液用于环境喷洒。

4）注意事项：①对金属类物品有腐蚀性，对纺织品有漂白作用；②易分解而降低杀菌力，应现配现用，配制时忌与碱或有机物相混合；③浓溶液有刺激性和腐蚀性，配制时要戴口罩和橡胶手套；④在避光、阴凉处密闭存放，防高温引起爆炸。

（3）福尔马林（35%～40%的甲醛溶液）

1）消毒效力：灭菌。

2）作用原理：使菌体蛋白变性，酶的活性消失。其能杀灭细菌、芽孢、真菌和病毒。

3）适用范围：①福尔马林（40～60ml/m³）加高锰酸钾20～40g，柜内熏蒸，密闭6～12h。②4%～10%甲醛溶液用于大体解剖、病理组织标本固定。

4）注意事项：①器械与衣物的消毒、灭菌必须在消毒柜中进行；②蒸气穿透力弱，器械、衣物消毒时应该充分暴露；③温度、湿度对消毒效果影响较大，因此要求室温在18℃以上，相对湿度在70%以上；④对人体有一定刺激性和毒性，故使用时应注意防护。

（4）环氧乙烷

1）消毒效力：灭菌剂。

2）作用原理：与菌体蛋白结合，使酶代谢受阻而杀灭微生物。其能杀灭细菌、芽孢、真菌、立克次体和病毒。

3）适用范围：①不损害物品且穿透力强，适用于光学仪器、电子仪器、医疗器械、书本及皮毛、棉、化纤、塑料、金属等制品；②灭菌时使用100%纯环氧乙烷或环氧乙烷和二氧化碳混合气体。小型环氧乙烷灭菌器参数：浓度450～1200mg/L，温度37～63℃，相对湿度40%～80%，作用时间1～6h。

4）注意事项：①低温为液态，超过10.8℃为气态；②环氧乙烷易燃易爆，具有一定毒性，故要严格遵守操作程序；③存放在阴凉通风、无火源及明火处，储存温度应低于40℃，以防爆炸；④灭菌后的物品，清除环氧乙烷残留后方可使用；⑤每次消毒均应进行效果检测及评价。

（5）含氯消毒剂：常用的有漂白粉、漂白粉精、液氯、次氯酸钠、二氯异氰尿酸钠。

1）消毒效力：中、高效。

2）作用原理：在水溶液中释放有效氯，破坏细菌酶的活性使细菌死亡。高浓度氯能杀灭各种致病菌、芽孢和病毒。中浓度氯能杀灭各种致病菌和病毒。

3）适用范围：①适用于餐具、茶具、水、环境及疫源地等的消毒；②含有效氯0.02%的消毒液浸泡待消毒物品需10min，含有效氯0.2%的消毒液浸泡被乙肝病毒、结核杆菌、细菌芽孢污染的物品需30min；③用于喷洒时有效氯的含量、消毒时间均需加倍；④排泄物的消毒：排泄物5份加含氯消毒剂1份搅拌，放置2～6h。

4）注意事项：①保存在密闭容器内，置于阴凉、干燥、通风处，以减少有效氯的丢失；②配制溶液的性质不稳定，应现配现用，配制溶液时应按测定的有效氯含量计算校正后取溶液；③对物品有腐蚀和漂白作用，不宜用于金属制品、有色织物及油漆家具的消毒；④消毒后的物品应及时用清水冲洗干净；⑤要定时更换消毒液。

（6）乙醇

1）消毒效力：中效。

2）作用原理：使菌体蛋白凝固变性。其对肝炎病毒及芽孢无效。

3）适用范围：①适用于皮肤、物品表面及医疗器械的消毒；②浓度 70%～80% 溶液多用于皮肤消毒；③浓度 95% 溶液用于燃烧灭菌。

4）注意事项：①消毒用的浓度切勿超过 80%，浓度过高或过低均影响杀菌效果；②不适用于手术器械灭菌，因为不能杀灭芽孢；③易燃、易挥发，需加盖保存，置于避火处，并定期测定溶液浓度；④有刺激性，不宜用作黏膜及创面的消毒。

（7）碘酊

1）消毒效力：中效。

2）作用原理：可直接卤化菌体蛋白质，使其变性，以杀灭微生物。其对细菌、真菌和病毒有杀灭作用。

3）适用范围：使用浓度为有效碘 18～22g/L，用于创伤、手术及注射部位的皮肤消毒，作用 1min 后用 70%～80% 乙醇脱碘，还可用于体温计等的消毒。

4）注意事项：①对伤口及黏膜有刺激性，使用时应注意碘酊浓度及创面情况；②有机物，如血、脓的存在会降低杀菌效果；③碘酊中的碘在室温下可挥发，应密闭保存。

（8）碘伏

1）消毒效力：中效。

2）作用原理：其是碘与聚醇醚和聚乙烯吡咯烷酮类表面活性剂形成的络合物，能迅速而持久地释放有效碘，使细菌体等蛋白质氧化而失活。其对细菌、病毒有杀灭作用。

3）适用范围：①手、皮肤消毒时，碘伏浓度 2～10g/L，需涂擦 2 遍；②黏膜消毒时，碘伏浓度 250～500mg/L；③1000～2000mg/L 碘伏用于口腔黏膜及创面的消毒。

4）注意事项：①碘伏稀释后稳定性差，应现配现用；②应放在阴凉处，避光、密闭保存；③皮肤消毒后无须乙醇脱碘；④对二价金属有腐蚀性，不宜用于相应金属制品的消毒；⑤碘过敏者慎用。

（9）胍类消毒剂：如氯己定，又名洗必泰。

1）消毒效力：低效。

2）作用原理：破坏细菌体胞膜的酶活性，使细胞膜破裂。其对细菌的繁殖体杀菌作用较强，但不能杀灭芽孢、分枝杆菌和病毒。

3）适用范围：①有效含量≥2g/L 的氯己定乙醇溶液用于手术及注射部位的皮肤消毒，2～3 遍，需 2min；②有效含量≥2g/L 的氯己定水溶液用于冲洗口腔、阴道及伤口创面。

4）注意事项：①氯己定是阳离子表面活性剂，切勿与肥皂、洗衣粉等阴离子表面活性剂混用；②不适用于结核杆菌、细菌芽孢污染物品消毒；③密闭存放于避光、阴凉、干燥处。

三、医院清洁、消毒、灭菌工作

（一）医院用品的危险性分类

1. 高度危险性物品　是穿过皮肤、黏膜进入无菌组织或器官内部的器械，或与破损组织、皮肤黏膜密切接触的器材和用品，如手术器械、穿刺针、输液器、血液及血液制品、注射器、脏器移植物等。

2. 中度危险性物品　仅与皮肤、黏膜相接触，而不进入无菌组织内部的物品，如血压计袖带、体温计、鼻镜、耳镜、音叉、压舌板等。

3. 低度危险性物品　不进入人体组织，不接触黏膜，仅直接或间接地与健康无损的皮肤相接触的物品。如没有足够数量的病原微生物污染，一般无危害，如衣物、被服、口罩等。

（二）选择消毒、灭菌方法的原则

1. 根据物品污染后导致感染的风险高低选择相应的消毒或灭菌方法　凡是高度危险性物品，必须选用灭菌法，以杀灭一切微生物包括芽孢；凡是中度危险性物品，一般情况下达到消毒即可，可选择中效或高效消毒剂；凡是低度危险性物品，一般用低效消毒剂或只做清洁处理即可。

2. 根据物品上污染微生物的种类和数量选择消毒或灭菌方法　对受到致病性芽孢、真菌孢子和抵抗力强、危险程度大的病毒污染的物品，必须选用灭菌法或高效消毒剂；对受到致病性细菌、真菌、亲水病毒、支原体、衣原体及螺旋体污染的物品，选用中效以上的消毒剂；对受到一般细菌、亲脂病毒污染的物品，选用中效或低效消毒剂。待消毒物品微生物污染特别严重时，需加大使用剂量及延长消毒时间。

3. 根据消毒物品的性质选择消毒或灭菌方法　耐高温、耐湿器材和物品首选压力蒸汽灭菌法或干热灭菌法；怕热、忌湿和贵重物品选择环氧乙烷或甲醛气体消毒、灭菌。

（三）医院日常的清洁、消毒、灭菌

1. 医院环境清洁、消毒　对医院环境清洁、消毒、灭菌是控制感染的基础。医院建筑物外的环境要做到清洁，对特殊污染的地面及空间，可以用化学消毒剂喷洒。医院门诊、病室等内环境要做好清洁卫生并进行必要的消毒。

2. 被服和衣物的清洁、消毒　有条件的医院可将被服和衣物集中起来，经环氧乙烷灭菌后，再送到洗衣房清洗，备用。无条件的医院，可根据不同物品采取不同方法。棉织品经洗涤后用高温消毒；床垫、棉胎、枕芯、毛毯等可用日光暴晒或紫外线消毒；感染与非感染的被服和衣物要分开清洗、消毒；工作人员的用物应单独清洗、消毒。

3. 皮肤与黏膜的消毒　医务人员要加强手的清洗、消毒，可有效避免交叉感染。患者皮肤与黏膜的消毒可根据不同部位和需要选择消毒剂。

4. 空气净化　用物理、化学及生物方法等，使室内空气中的含菌量尽量减少到无菌状态，称为净化。其措施：控制感染源，减少人员流动；室内定时通风；湿式清扫；紫外线消毒等。遇到传染病或严重感染疾病患者可用化学消毒剂进行空气消毒。无菌药物制剂室、手术室等室内空气可采用生物净化法进行空气净化，此法又称层流净化法。生物净化法指空气通过孔隙小于 0.2μm 的高效过滤器以垂直或水平两种气流呈流线状流入室内，再以等速流过房间后流出，使室内的尘埃或微生物随气流方向排出房间。

5. 预防性与疫源性消毒　预防性消毒指在未发现感染性疾病的情况下，对可能被病原性微生物污染的环境、物品、人体等进行消毒及对粪便和污染物的无害化处理。疫源性消毒指在有感染源的情况下进行的随时消毒和终末消毒。随时消毒直接在患者或带菌者周围进行，随时杀灭或清除感染源排出的病原微生物，如接触患者及污染物后的洗手和手的消毒等；终末消毒指感染源患者出院或死亡后对隔离病室的消毒，杀灭感染源患者遗留下来的病原微生物，如病室内用熏蒸法消毒。

6. 器械和物品的清洁、消毒、灭菌 必须根据医院用品的危险性分类及其消毒、灭菌原则进行清洁、消毒、灭菌。

第四节 隔 离 技 术

隔离是将传染病患者、高度易感人群安置在指定的地点，暂时避免和周围人群接触。对传染病患者采取传染源隔离，以控制传染源，切断传播途径；对易感人群采取的是保护性隔离。

本部分参考《医院隔离技术规范》（WS/T 311—2009）的相关内容。

一、概 述

（一）传染病区设置及隔离单位

传染病区应与普通病区分开并远离水源、食堂及其他公共场所。病区设有医务人员与患者分别进入的门。病区内配有必要的卫生、消毒设备。隔离单位可再分为以下三类。

1. 以患者为隔离单位 每个患者都有独立的环境和用具，与其他患者进行隔离。

2. 以病室为隔离单位 同一病种患者安排在同一病室，与其他病种患者进行隔离。

3. 单独隔离室 凡是未确诊或发生混合感染，重、危患者及具有强烈传染性患者应住单独隔离室。

（二）工作区域的划分及隔离要求

1. 清洁区 未被病原微生物污染的区域，如工作人员会议室、医护值班室等；病区以外的区域，如食堂、药房、营养室等。

隔离要求：患者及患者接触过的物品不得进入清洁区；工作人员不得穿隔离衣或工作服、戴口罩及帽子、穿隔离鞋进入清洁区。

2. 半污染区 有可能被病原微生物污染的区域，如病区内走廊、病室的缓冲间、医护办公室、治疗室等。

隔离要求：工作人员进入半污染区需穿工作服，以减少发生交叉感染机会；患者不得进入半污染区；由污染区带回的物品应消毒后放在指定位置。

3. 污染区 患者直接或间接接触的区域如病区外走廊、病房、患者厕所、污物处置室等。

工作人员隔离要求：①进入污染区需按要求进行防护着装，如穿隔离衣、戴口罩、戴帽子、穿隔离鞋，必要时戴护目镜或防护面罩；②出入呼吸道传染病病室，要随手关门，防止病室中病原微生物污染周围环境；③工作人员面部不可与患者或污染物接触，避免患者对着工作人员打喷嚏、咳嗽，如果出现此类污染，应立即清洗消毒；④严格遵守隔离技术规定，污染的手不能触摸自己的五官及非污染物品，直接、间接接触患者或污染物品后，必须进行手卫生；⑤污染区一切物品经严格消毒才能进入半污染区。患者隔离要求：①入院患者经病区污染端进入，更换的衣服及携带物品经消毒处理后交家属带走或由医院统一管理；②为防止交叉感染，呼吸道传染病患者不得随意离开病室，尽量在病室内活动；③向患者及家属进行宣教，污染物品等未经消毒，不得带出污染区，以免病原微生物污染外界。

二、隔 离 原 则

（1）病房门前悬挂隔离标识，门口放置用消毒液浸湿的脚垫，门外设悬挂隔离衣的衣架或衣柜，备齐消毒液、清水、毛刷、毛巾及避污纸。

（2）医务人员进入隔离房间时，应该按规定戴帽子、口罩，穿隔离衣，只能在规定范围内活动。一切操作要求严格遵守操作规程，接触患者和污染物品后必须消毒双手。

（3）穿隔离衣前，必须备齐所需用品，各种护理操作应有计划并集中时间执行，以减少穿、脱隔离衣及刷手的次数。

（4）患者接触过的物品或落地的物品应视为污染品，消毒后方可给他人使用；患者的衣物、钱币、书信等经熏蒸消毒后方可带出病区；患者的分泌物、呕吐物及排泄物需经消毒处理后方可排放；需送出病区处理的物品，置入污物袋内，袋外有明显标记。

（5）病室需每天进行空气消毒，无人时可用紫外线照射或消毒液喷洒，有人时可用等离子空气消毒机进行消毒；每天晨间护理后用消毒液擦拭床及床旁桌椅。

（6）了解患者心理状况，尽量解除患者因隔离产生的焦虑、恐惧、孤独、自卑等心理反应，满足合理要求。

（7）严格遵守探视和陪伴制度，必须陪伴和探视时，应向患者及探视者宣传、解释隔离的有关知识及必须遵守的隔离制度和要求。

（8）传染病患者分泌物、排泄物 3 次培养结果均为阴性或已度过隔离期，医生开具医嘱后方可解除隔离。

（9）终末消毒处理：指对出院、转科或死亡患者及所住病室、用物、医疗器械等进行消毒处理。

1）患者的终末消毒处理：患者出院、转科前应沐浴，更换清洁衣裤，个人用物需消毒后一并带出。患者死亡后，需用消毒液做尸体处理，用消毒液浸湿的棉签填塞其口、鼻、耳、阴道、肛门，然后用一次性尸单包裹尸体。

2）病室的终末消毒处理：关闭病室门窗，打开床旁桌，展开棉被，竖起床垫，用消毒液熏蒸或紫外线照射；然后打开门窗通风，用消毒液擦拭家具、地面；被服类消毒后清洗；体温计用消毒液浸泡，血压计、听诊器进行熏蒸消毒。

三、隔离种类及措施

隔离种类按传播途径不同划分为以下七类。

（一）严密隔离

严密隔离适用于经飞沫、分泌物、排泄物直接或间接传播的烈性传染病，如霍乱、鼠疫等。凡传染性强、死亡率高的传染病均需采取严密隔离。

隔离的主要措施如下所述。

（1）患者应住单间病室，通向过道的门窗应关闭。室内用具力求简单、耐消毒，室外门上挂有明显隔离标识，禁止探视、陪护及患者出病室。

（2）接触患者时必须戴帽子和口罩、穿隔离衣和隔离鞋，必要时戴手套，消毒措施必须严密。

（3）患者的分泌物、呕吐物及排泄物严格消毒处理。

（4）污染敷料装袋标记后进行焚烧处理。

（5）病室内空气及地面用消毒液喷洒或紫外线照射消毒，每天 1 次。

（二）呼吸道隔离

呼吸道隔离适用于通过空气中的飞沫传播的感染性疾病，如肺结核、百日咳、流行性脑脊髓膜炎等。

隔离的主要措施如下所述。

（1）同一病原体感染者可住同一病室，有条件时尽量使隔离病室远离其他病室。

（2）通向过道的门窗应关闭，患者离开病室时需戴口罩。

（3）医务人员进入病室时需戴口罩，并保持口罩干燥，必要时穿隔离衣。

（4）为患者准备专用的痰杯，口、鼻分泌物应经消毒处理后方可丢弃。

（5）病室内空气用消毒液喷洒或紫外线照射消毒，每天 1 次。

（三）肠道隔离

肠道隔离适用于由患者的排泄物直接或间接污染了食物或水源而引起传播的疾病，如伤寒、甲肝、细菌性痢疾等。肠道隔离可切断粪-口传播途径。

隔离的主要措施如下所述。

（1）不同病种患者最好分室居住，如同居一室，需做好床边隔离，每张病床应加隔离标记，患者之间不可互换物品，以防交叉感染。

（2）接触不同病种患者时需分别穿隔离衣，接触污物时戴手套。

（3）病室应有防蝇虫设备，并做到无蟑螂、无鼠。

（4）患者食具、便器各自专用，严格消毒，剩余食物及排泄物均应消毒处理后才能排放。

（5）被粪便污染的物品要随时装袋，做好标记后送消毒或焚烧处理。

（四）接触隔离

接触隔离适用于经体表或伤口直接或间接接触而感染的疾病，如破伤风、气性坏疽等。

隔离的主要措施如下所述。

（1）患者应住单间病室，不允许接触他人。

（2）接触患者时需戴帽子、口罩、手套，以及穿隔离衣；医务人员的手或皮肤有破损时应避免接触患者，必要时戴手套。

（3）凡患者接触过的一切物品，如床单、被套、衣物、换药器械均应先灭菌，然后再进行清洁、消毒、灭菌。

（4）被患者污染的敷料应装袋，做好标记后送焚烧处理。

（五）血液-体液隔离

血液-体液隔离适用于预防直接或间接接触血液和体液传播的传染病，如艾滋病、梅毒、乙型肝炎等。

隔离的主要措施如下所述。

（1）同种病原体感染者可同室隔离，必要时单人隔离。

（2）若血液和体液可能污染工作服，需穿隔离衣。

（3）接触血液和体液时应戴手套。

（4）注意洗手。若手被血液和体液污染或可能被污染，应立即用消毒液洗手，护理另一患者前也应洗手。

（5）被血液和体液污染的物品，应装袋做好标记后进行消毒或焚烧。

（6）严防被采血针或注射针头等利器刺伤，患者用过的各种针头应放入防水、防刺破、有标记的容器内，直接送焚烧处理。

（7）被血液和体液污染的室内物品，立即用消毒液擦拭或喷洒。

（8）探视及陪护应采取相应的隔离措施。

（六）昆虫隔离

昆虫隔离适用于以昆虫为媒介而传播的疾病，如疟疾、流行性乙型脑炎、流行性出血热、斑疹伤寒、回归热等。可根据昆虫种类确定隔离的主要措施，如下所述。

（1）疟疾、流行性乙型脑炎主要由蚊虫传播，所以病室内应有纱窗、纱门、蚊帐或其他防蚊设施，防止蚊虫进入病室。消除院内积水、根除蚊虫孳生场所，以减少蚊虫的数量。

（2）斑疹伤寒、回归热可由虱子传播，患者入院时要进行灭虱处理，沐浴更衣，换下的衣物需经灭虱处理。

（3）莱姆病由蜱虫传播，患者入院时要沐浴更衣，换下的衣物需经煮沸或压力蒸汽灭蜱处理。加强病室的清洁和消毒工作，定期更换床上用品和毛巾等。

（七）保护性隔离

保护性隔离也称反向隔离，适用于抵抗力低下或极易感染的患者，以保护其不受感染，如早产儿及严重烧伤、白血病、脏器移植、免疫缺陷等患者。

隔离的主要措施如下所述。

（1）设专用隔离室，患者住单间病室隔离。

（2）凡是进入病室人员，应穿、戴灭菌后的隔离衣、帽子、口罩、手套及拖鞋。

（3）接触患者前、后或护理另一患者前均要洗手。

（4）凡呼吸道疾病或咽部带菌者，均应避免接触隔离患者。

（5）未经消毒处理的物品不得带入隔离区。

（6）病室内空气、地面、家具等均应严格消毒并通风换气。每天用消毒液擦拭病室内所有家具、地面；每天用紫外线进行空气消毒 1～2 次，每次 60min。

（7）探视者应采取相应的隔离措施。

第五节 无 菌 技 术

一、无菌技术概念与操作原则

（一）概念

1. 无菌技术 在医疗、护理过程中，防止一切微生物侵入人体和防止无菌物品、无菌区域被污染的技术。

2. 无菌区 经灭菌处理且未被污染的区域。

3. 非无菌区 未经灭菌处理，或经过灭菌处理但又被污染的区域。

4. 无菌物品 通过物理或化学方法灭菌后保持无菌状态的物品。

5. 非无菌物品 未经灭菌处理，或虽经灭菌处理但又被污染的物品。

6. 相对无菌区 无菌物品自无菌容器内一经取出，就视为相对无菌，不可再放回。无菌区边缘向内 3cm 为相对无菌区。

7. 污染物品 指未经过灭菌处理，或灭菌处理后又被污染的物品。

（二）无菌技术的操作原则

1. 操作环境 应清洁且宽敞，定期消毒，物品布局合理；操作前 30min 应停止清扫工作，减少人员流动，避免尘埃飞扬。治疗室每天用紫外线照射消毒 1 次，并做好记录。

2. 无菌操作前 操作者要戴好帽子、口罩，修剪指甲并洗手，必要时穿无菌衣、戴无菌手套。

3. 无菌物品存放环境符合要求 温度＜24℃，相对湿度＜70%，机械通风换气 4～10 次/小时；无菌物品必须与非无菌物品分开放置，并且要有明显标志；无菌物品不可暴露在空气中，应放置在无菌包或无菌容器中，并置于高出地面 20cm，距离天花板不小于 50cm，离墙面大于 5cm 处的物品存放柜或架上，以减少来自地面、屋顶和墙壁的污染；无菌包外需标明物品名称、灭菌日期，并按失效期先后顺序摆放；无菌包的有效期一般为 7 天，必须在有效期内使用，过期或受潮应重新灭菌。使用纺织品材料包装的无菌物品，如存放环境符合要求，有效期宜为 14 天，否则一般为 7 天；医用一次性纸袋包装的无菌物品，有效期宜为 30 天；使用一次性医用皱纹纸、一次性纸塑袋、医用无纺布或硬质密封容器包装的无菌物品，有效期宜为 180 天；由医疗器械生产厂家提供的一次性使用无菌物品遵循包装上标识的有效期。

4. 进行无菌操作时　应首先明确无菌区与非无菌区，以及无菌物品与非无菌物品操作者身体应与无菌区保持一定距离；取放无菌物品时，应面向无菌区；取用无菌物品时，应该使用无菌持物钳；手臂应保持在腰部或治疗台面以上，不可穿越无菌区，手臂也不可触及无菌物品；无菌物品一经取出，即使未使用，也不可放回无菌容器内；避免面对无菌区谈笑、咳嗽、打喷嚏；如用物疑有污染或已经被污染，即不可再使用，应予以更换并重新灭菌。

5. 一套无菌物品只供一位患者使用一次　以防止发生交叉感染。

二、无菌技术基本操作法

（一）无菌持物钳

1. 目的　用于取放和传递无菌物品。

2. 评估

（1）根据夹取物品的种类选择合适的持物钳。

（2）操作环境是否整洁、宽敞，操作台是否清洁、干燥。

（3）夹取的无菌物品放置是否合理。

3. 计划

（1）环境准备：应清洁、宽敞、定期消毒，物品布局合理；操作前 30min 停止清扫工作，减少人员流动。

（2）用物准备：无菌持物钳、浸泡无菌持物钳的容器及溶液。

无菌持物钳的存放方法：一种是经压力蒸汽灭菌后浸泡在内盛消毒液、底部垫有纱布的大口有盖容器内，容器深度与无菌持物钳长度比例适合，消毒液面浸没轴以上 2～3cm 或无菌持物钳长度的 1/2，每个容器只能放置一把无菌持物钳。另一种是干燥保存法，将盛有无菌持物钳的无菌干罐保存在无菌包内，治疗前开包，4h 更换一次。

4. 实施　无菌持物钳的操作要点如下所述。

（1）洗手，戴口罩，根据操作目的进行环境准备及用物准备。

（2）检查并核对物品名称、灭菌标识和有效日期，将浸泡无菌持物钳的容器盖打开。容器盖闭合时不可从盖孔中取、放无菌持物钳。

（3）手持无菌持物钳上 1/3 处，使钳端闭合，从容器中央垂直取出，关闭容器盖。取放时，不可触及容器口边缘及液面以上的容器内壁，以免污染。

（4）使用时保持钳端向下，在腰部以上视线范围内使用，不可倒置向上。

（5）使用后闭合钳端，打开容器盖，立即垂直放回容器，浸泡时松开轴节，使钳端分开。便于钳端与消毒液充分接触。关闭容器盖。

（6）到距离较远处取物时，应将持物钳和容器一起移至操作处，就地使用。防止无菌持物钳在空气中暴露过久而污染。

（7）无菌持物钳及其浸泡容器每周清洁、消毒 2 次，同时更换消毒液；使用频率较高的部门，如门诊换药室、注射室、手术室等应每天清洁、灭菌，更换消毒液。不可用无菌持物钳夹取油纱布，防止油粘于钳端而影响消毒效果。不可用无菌持物钳换药或消毒皮肤，以防被污染。应保持无菌持物钳处于无菌状态。

5. 评价

（1）取放无菌持物钳时将钳端闭合，未触及溶液面以上部分或罐口边缘。

（2）使用过程中始终保持无菌持物钳钳端向下，未触及非无菌区。

（3）使用完毕立即闭合无菌持物钳钳端，放回罐内，浸泡时将钳端打开，以便充分接触消毒液。

（二）无菌容器

1. 目的 用于盛放无菌物品并保持其无菌状态。

2. 评估 操作目的及环境，无菌容器的种类。

3. 计划

（1）环境准备：同"无菌持物钳"。

（2）用物准备

1）无菌持物钳，盛放无菌物品的容器，常用的无菌容器有无菌盒、罐、盘及贮槽等。

2）无菌容器内盛治疗碗、棉球、纱布等。

4. 实施 无菌容器的操作要点如下所述。

（1）洗手，戴口罩，根据操作目的进行环境准备及用物准备。

（2）检查无菌容器名称、失效期、灭菌标识、灭菌日期。

（3）取物时，打开容器盖，内面向上置于稳妥处或拿在手中，容器盖内面斜向下方，防止污染容器盖内面。用无菌持物钳从无菌容器内夹取无菌物品。拿容器盖时，手不可触及容器盖的边缘及内面。取出无菌物品时，不可触及容器的边缘。

（4）取物后，立即将容器盖盖严。避免容器内无菌物品在空气中暴露过久。

（5）手持无菌容器（如治疗碗）时，应托住容器底部。手指不可触及容器边缘及内面。手臂不可在无菌容器上穿越。无菌容器一经打开，使用时间不超过 24h。

5. 评价

（1）应用无菌持物钳取物时，钳及物品未触及容器边缘。

（2）手未触及无菌容器盖的内面及边缘。未穿越无菌区。

（三）无菌包

1. 目的 供无菌操作用。

2. 评估 操作目的及环境，无菌包名称。

3. 计划

（1）环境准备：同"无菌持物钳"。

（2）用物准备

1）无菌持物钳、盛放无菌包内物品的容器或区域。

2）无菌包：内放无菌治疗巾、敷料、器械等。

3）治疗盘、胶带、纸条、笔等。

4. 实施　无菌包的操作要点如下所述。

（1）洗手，戴口罩，根据操作目的进行环境准备及用物准备。

（2）包扎无菌包：将需灭菌的物品放于包布中央，用包布一角盖住物品，左右两角先后盖上并将角尖向外翻折，盖上最后一角后以"十"字形系带，或用胶带贴妥，包外贴上注明物品名称及灭菌日期的标签，粘贴化学指示胶带。一般灭菌物品放于质厚、致密、未脱脂的双层纯棉布包内。无菌包有效期一般为 7 天。

（3）打开无菌包

1）核对无菌包名称、灭菌日期、有效期、灭菌标识，查看化学指示胶带的颜色，有无潮湿或破损。如超过有效期，或有潮湿或破损，不可使用。

2）将无菌包平放在清洁、干燥、平坦的操作处，解开系带，卷放于包布下，按原折痕顺序逐层打开无菌包。不可放在潮湿处，以免因毛细现象而污染。

3）用无菌持物钳夹取所需物品，放在准备好的无菌区内。打开包布时手只能接触包布四角的外面，不可触及包布内面，不可跨越无菌面。

4）如包内物品未用完，按原折痕包好，系带横向扎好，并注明开包日期及时间。包内剩余物品 24h 内可使用。如包内物品被污染或包布受潮，需重新灭菌。

5）包内物品需全部取出时，可将包托在手上打开，另一手将包布四角抓住，稳妥地将包内物品投放在无菌区内。将包布折叠放妥。

5. 评价

（1）打开无菌包时妥善处理系带，不可拖拉。

（2）开包、关包时手不可触及包布内面，不可跨越无菌面。

（3）准确注明开包日期及时间。限 24h 内使用。

（4）关包时系带横向缠绕。

（四）铺无菌盘

1. 目的　将无菌治疗巾铺在洁净、干燥的治疗盘内，形成无菌区，放置无菌物品，供治疗使用。

2. 评估　操作目的及环境，治疗盘是否清洁干燥，无菌治疗巾是否在有效期内。

3. 计划

（1）环境准备：同"无菌持物钳"。

（2）用物准备

1）无菌持物钳、无菌治疗巾包、无菌物品。

2）治疗盘、胶带、纸条、笔等。

4. 实施　铺无菌盘的操作要点如下所述。

（1）洗手，戴口罩，根据操作目的进行环境准备及用物准备。

（2）取无菌治疗巾包并检查名称、有效期、灭菌标识、灭菌日期，化学指示胶带颜色，有无潮湿和破损。

（3）铺盘

1）单层底铺盘法：①打开无菌治疗巾包，用无菌持物钳夹取一块治疗巾放在治疗盘内。剩余的治疗巾按要求包好无菌包，并注明开包日期和时间。②双手捏住无菌治疗巾一边外面两角，轻轻抖开，双折铺于治疗盘上，将上层折成扇形，开口边缘向外，治疗巾内面构成无菌区。注意手不可触及治疗巾内面。③放入无菌物品后，展开上层折叠层，遮盖于无菌物品上，上下层边缘对齐。将治疗巾开口处向上折 2 次，两侧边缘分别向下折 1 次，露出治疗盘边缘。注意保持无菌治疗巾内物品无菌。铺好的无菌盘 4h 内有效，未能立即使用的应注明铺盘时间。

2）双层底铺盘法：①打开无菌治疗巾包，取出无菌治疗巾，双手捏住无菌治疗巾一边外面两角，轻轻抖开，从远到近，三折成双层底，上层折成扇形开口边缘向外。注意手不可触及治疗巾内面。②放入无菌物品后，展开上层折叠层，遮盖于无菌物品上，上下层边缘对齐。调整无菌物品的位置，使之尽可能居中。注意保持无菌治疗巾内物品的无菌。铺好的无菌盘 4h 内有效，未能立即使用的应注明铺盘时间。

3）双巾铺盘法：①打开无菌治疗巾包，取出无菌治疗巾，双手捏住无菌巾一边外面两角，轻轻抖开，从远到近铺于治疗盘上，无菌面朝上。注意手不可触及无菌巾另一面。②放入无菌物品后，取出另一块无菌巾打开，从近到远遮盖于无菌物品上，无菌面朝下。两巾边缘对齐，四边多余部分分别向上反折。注明铺盘日期及时间并签名。铺好的无菌盘 4h 内有效。

5. 评价

（1）无菌巾放入无菌物品后上下层的边缘能够对齐。

（2）无菌巾内物品放置有序，取用方便。

（3）夹取、放置无菌物品时，手臂未穿越无菌区。

（4）操作中无菌巾内面未被污染。

（五）无菌溶液

1. 目的　供护理操作用。

2. 评估　操作目的及环境，无菌溶液名称及有效期。

3. 计划

（1）环境准备：同"无菌持物钳"。

（2）用物准备

1）无菌溶液、启瓶器、弯盘。

2）盛装无菌溶液的容器。

3）治疗盘内盛无菌棉签、消毒溶液、笔。

4. 实施　倒取无菌溶液的操作要点如下所述。

（1）洗手，戴口罩，根据操作目的进行环境准备及用物准备。

（2）根据医嘱取无菌溶液密闭瓶，湿擦瓶外灰尘，认真查对瓶签上的药名、浓度、剂量、有效期，检查瓶盖有无松动、瓶体有无裂痕，倒置溶液检查其有无沉淀、浑浊、絮状物及变色。检查无误后用启瓶器开启瓶盖，用拇指与示指或双手拇指将瓶塞边缘向上翻起。

（3）一手示指与中指套住瓶塞将其拉出，注意手不可触及瓶塞内面及瓶口，防止瓶塞被污染；另一手拿溶液瓶，瓶签朝向掌心，倒出少量溶液旋转冲洗瓶口，再由原处倒出溶液至无菌容器中。倒溶液时高度适宜，勿将瓶签打湿；勿使瓶口接触容器口周围。不可将物品伸到无菌溶液瓶中蘸取溶液；已经倒出的溶液不可再倒回瓶内。

（4）无菌溶液倒完后，立即塞好瓶塞，必要时消毒后盖好，以防溶液污染。已开启的无菌溶液瓶内的溶液，可保存 24h。在瓶签上注明开瓶日期、时间，放回原处。

5. 评价

（1）手未触及瓶塞内面及瓶口。

（2）倾倒溶液时，未浸湿瓶签及瓶体；液体未溅至桌面。

（六）戴、脱无菌手套

1. 目的　在进行严格的医疗护理操作时戴无菌手套，以确保无菌效果。

2. 评估　操作目的及环境，无菌手套型号及有效期。

3. 计划

（1）环境准备：同"无菌持物钳"。

（2）用物准备：无菌手套、弯盘。

4. 实施　戴、脱无菌手套的操作要点如下所述。

（1）修剪指甲，取下手表或手上饰物，洗手，戴口罩，根据操作目的进行环境准备及用物准备。

（2）检查无菌手套袋外面的号码、灭菌日期及化学指示胶带颜色。

（3）选择合适手掌大小的手套尺码。将无菌手套袋平放于清洁、干燥台面上打开，取出滑石粉包，涂擦双手。若手套袋有系带，应注意系带不要污染手套袋的内面。

（4）戴手套

1）分次提取法：①一手掀开手套袋开口处，另一手捏住一只手套的反折部分即手套内面，取出手套后，掀开手套袋的手对准五指戴在手上。戴手套时，手套外面（无菌面）不能触及非无菌物品。已戴好手套的手不可触及未戴手套的手及另一手套的内面。②未戴手套的手掀开另一手套袋开口处，以戴好手套的手指插入另一只手套反折部分的内面，对应手套外面（无菌面），取出手套对准五指戴在手上。如手套有破洞，应立即更换。戴好手套的手应始终保持在腰部以上水平、视线范围内。

2）一次性提取法：①两手同时掀开手套袋开口处，分别捏住两只手套的反折部分即手套内面，取出手套，使五指相对。②先戴一只手，再以戴好手套的手指插入另一只手套反折部分的内面，对应的手套外面（无菌面），同法戴好。

（5）将手套的反折边套在工作服袖口外面。双手对合交叉检查是否漏气，并调整手套位置。

（6）脱手套：一手捏住另一只腕部外面，翻转脱下；再以脱下手套的手插入另一手套内，捏住内面边缘将其翻转脱下。若手套上有血迹或污染严重，应先在消毒液中清洗后再脱手套。脱手套时勿使手套的外面即污染面接触皮肤，不可强拉手套。

（7）将手套浸泡在消毒液中，手套内要灌满消毒液。洗手。

5. 评价

（1）双手涂擦滑石粉时未洒落在无菌区内。

（2）戴、脱手套时没有污染，未强行拉扯手套。

（3）操作始终在腰部或操作台面水平以上进行。

第六节　标　本　采　集

一、总　　则

（一）临床微生物标本采集原则

1. 采集时机　发现感染病例，应在抗菌药物使用前及时采集标本做病原学检查。已用抗菌药物者需至少停用抗菌药物 24~72h 后采样。最好在病程早期、急性期或症状典型时采样。

2. 做好个人防护　必须戴手套、口罩，穿工作服，必要时戴防护面具和护目镜。

3. 无菌采集　运送培养基现用现领，避免在病房内存放时间过长而被污染或失效。标本容器需经灭菌处理，宜采用压力蒸汽等物理灭菌方法，不得使用化学消毒剂灭菌。用外表面非无菌试管留取标本前后，需将试管口置于酒精灯火焰上消毒。采集无菌标本时应注意对局部及周围皮肤消毒，对于与外界相通的腔道，不应从腔道口取标本，应从底部取组织检查。如使用消毒液消毒皮肤，需作用一定时间，待其干燥后采样。严格执行无菌操作，避免标本污染。

4. 根据目的菌的特性用不同的方法采集　混有正常菌群的标本，不可置肉汤培养基内送检，如痰液、尿液、伤口拭子。对于阳性检出率低的标本，床旁接种可提高病原菌检出率。如怀疑为厌氧菌感染，应给予标本无氧环境。

5. 采集适量标本，正确填写检验单　采集量不应过少，而且要有代表性。同时有些标本还要注意在不同时间采集不同部位的标本。如伤寒患者，发病的第 1 周应采集血液，第 2 周应采集粪便和尿液，以提高阳性检出率和准确率。检验单需注明抗生素使用情况，以及采集时间、部位和可疑的诊断。

6. 安全采集　标本采集时注意预防锐器伤。做好自身防护，严格正规操作，避免病原菌传播。

7. 护士在采集标本时应遵照五项原则流程

（1）遵照医嘱。

（2）充分准备。

（3）严格查对。

（4）正确采集。

（5）及时送检。

（二）临床微生物标本送检的注意事项

所有标本采集后都应立即送往实验室，最好在 2h 内。一些对环境敏感的细菌如脑膜炎奈瑟菌、淋病奈球菌和流感嗜血杆菌等应保温并立即送检。如果不能及时送检，按要求存放。

（1）送检标本应注明来源、检验目的和采样时间，使实验室能正确选用相应的培养基和适宜的培养环境。

（2）以棉拭子采集的标本，宜插入运送培养基内送检，如咽拭子、伤口拭子等。

（3）厌氧培养标本需保持厌氧状态运送：使用专用运送培养基或用针筒抽取标本后排尽空气，在针头上置无菌橡皮塞后运送。

（4）通常用于细菌学检验的标本存放不要超过 24h。

（5）最佳的临床标本送检，包括厌氧菌培养标本，首先取决于所获取标本的量。量少的标本要在采集后 15～30min 内送检。活检组织如果采用厌氧运送方式，可置于 25℃恒温箱存放 20～24h。

（6）送检期间要予以安全防护：放标本的容器必须防漏，禁止将渗漏的标本送往实验室；严禁将带有裸露针头的注射器送往实验室。

二、常见部位采样方法

（一）呼吸系统感染标本留取方法

1. 咽分泌物培养标本　正常人咽喉部标本培养应有口腔正常菌群，而无致病菌生长。在机体全身或局部抵抗力下降和其他外部因素作用下，可能出现感染而导致疾病。个别医务人员可能存在咽耐药菌定植，故对于个别重点科室，如母婴室等，需定期检测医务人员咽分泌物。对于白喉、化脓性扁桃体炎、急性咽喉炎等，咽分泌物培养出致病菌，对于其诊断和治疗有临床意义。

协助患者清水漱口后，取无菌生理盐水棉签（必要时以压舌板轻压舌根），嘱患者发"啊"音，轻快地且迅速擦拭两侧腭弓及咽、扁桃体分泌物后（避免棉签触及舌、悬垂体、口腔黏膜和唾液），并速将试管口在酒精灯火焰上消毒，将拭子插入试管中塞紧，立即送检。

2. 痰培养标本

自然咳痰法：晨痰为佳，嘱患者先用洁口液，再用清水漱口（有义齿者摘掉义齿），以除去口腔中的细菌，尽可能在应用抗菌药物之前采集标本（临检），深吸气后用力咳出 1～2 口痰于培养皿或培养瓶中，标本量应大于 1ml（临检），痰量极少可用 45℃、10%氯化钠溶液雾化吸入导痰。有气道高反应者慎用高渗氯化钠溶液诱导痰液。

难于自然咳嗽、不合作或人工辅助呼吸患者的痰液采集法：患者取适当卧位，先叩击患者背部，然后将集痰器与吸引器连接，抽吸痰液 2～5ml 于集痰器内。

支气管采集法：建立人工气道，如气管切开或气管插管者，戴无菌手套或用无菌镊子取一次性无菌专用吸痰管，一头缓慢插入气管至隆突（叶支气管）水平，一头接电动吸引器，螺旋式抽吸，吸引痰液。

小儿取痰法：用弯压舌板向后压舌，将无菌棉拭子伸入咽部，经压舌刺激咳痰时，小儿可喷出肺部气管分泌物，将粘有分泌物的拭子立即送检。还可用手指轻叩小儿胸骨柄上方以诱发咳痰。

24h 痰标本采集法：在广口集痰瓶内加少量清水。从患者起床后进食前漱口后第一口痰开始留取，至次日晨进食前漱口后最后一口痰结束，全部痰液留入集痰瓶内，记录痰标本总量、外观和性状。

痰标本应加盖，避免痰中微生物散播，采集的标本应及时送检，如不能及时送检，应置于 2～8℃保存，用于感染性疾病分子诊断的痰标本应尽量在使用抗生素前采集。

（二）泌尿系统感染标本留取方法

1. 普通中段尿采集 女性采样前用肥皂水或 0.1%高锰酸钾溶液冲洗外阴部尿道口（男性需翻转包皮冲洗），用 0.1%苯扎溴铵或无痛碘消毒尿道口，最好留取清洁中段尿标本，嘱咐患者睡前少饮水。

为避免尿道周围皮肤及器官的正常菌群污染尿液，自然留取时尿液需呈直线状排出，或插导尿管留取中段尿，但可能损伤尿道，应注意动作轻柔，严格无菌操作。消毒时按照中、左、右、中的顺序进行。

如有需要，可收集第一段尿液数毫升，做淋球菌和衣原体检查；不终止排尿，在排出数毫升尿液后，用无菌试管收集第二段尿，即所需的中段尿。

2. 留置导尿管标本采集 培养前，有条件者可夹管 10～20min。采样时应松管弃去前段尿液，左手戴无菌手套固定导尿管后，按中、左、右、中的顺序，严格消毒尿道口处的导尿管壁，待干后，用无菌注射器针头斜穿管壁抽吸尿液。不可打开导尿管和引流管连接处收集标本。长期留置导尿管者，应在更换新导尿管后留取尿标本。

（三）血液系统感染标本留取方法与结果判断

1. 血培养标本采集法

（1）采集指征：可疑感染患者出现以下任一指征时，可考虑采集血培养。

1）体温＞38℃或＜36℃。

2）寒战。

3）外周血白细胞计数增多（计数＞10.0×10⁹/L，特别有"核左移"时）或减少（计数＜4.0×10⁹/L）。

4）呼吸频率＞20 次/分或动脉血二氧化碳分压（$PaCO_2$）＜32mmHg。

5）心率＞90 次/分。

6）皮肤黏膜出血。

7）昏迷。

8）多器官功能障碍。

9）血压降低。

10）炎症反应参数，如 C 反应蛋白、降钙素原（PCT）、1,3-D-葡聚糖（G 试验）升高等。

（2）培养瓶消毒程序：消毒培养瓶橡皮塞，待干燥后使用。

（3）皮肤消毒程序：用消毒液从穿刺点向外螺旋形消毒，使消毒区域直径达 5cm 以上，待干后采血。

（4）静脉穿刺和培养瓶接种程序：用注射器无菌穿刺取血后，勿换针头（如果行第二次穿刺或用头皮针取血时，应换针头），直接注入血培养瓶，先注厌氧培养瓶，并注意避免注入空气，后注入其他培养瓶，轻轻混匀以防血液凝固或严格按厂商推荐的方法采血。

（5）采血部位：通常为肘静脉，疑为细菌心内膜炎时以肘动脉或股动脉采血为宜，切忌在静脉输注抗菌药物的静脉处采血。对于成年患者，每次发热时应该分别在两个部位采集血标本以帮助区分是病原菌还是污染菌。在不同部位取血，2 次分离出同样菌种才能确定病原菌。不应从留置静脉或动脉导管取血，因为导管易被固有菌群污染。

（6）采血时机：在患者发热期间越早越好，最好在抗菌治疗前，以正在寒战、发热前半小时或在停用抗菌药物 24h 后为宜。

（7）采血量：成人菌血症或败血症的血液中含菌量较少，平均 1～3ml 血液中仅有 1 个细菌，所以采血量一定要足够。以培养基与血液之比 10：1 为宜，以稀释血液中的抗菌药物、抗体等杀菌物质。采血量过少会明显降低阳性率。成人每次每套培养瓶（含 50ml 培养基）采血 5～10ml，婴幼儿和儿童每次每套培养瓶（含培养基 20ml，根据儿童的体重确定具体采血量）采血 1～20ml。

（8）注意事项：对怀疑菌血症的成年患者，推荐同时采集 2～3 套（不同部位）血培养标本；婴幼儿患者，推荐同时采集 2 次（不同部位）血培养标本；一次静脉采血注到多个培养瓶中应视为单份培养或一套血培养。多次采血不应在同一部位进行，应更换部位。

某些全身性和局部感染患者采血培养的建议如下所述。

1）急性发热怀疑菌血症者，应尽量在抗菌药使用之前，在 10min 内于不同部位采集 2 份血标本，每一份血标本接种需氧和厌氧培养瓶各一个。

2）对于非急性感染，怀疑菌血症者，应在 24h 内于不同部位采集 2～3 份血标本，每次采血的间隔时间不应少于 3h，并应在给予抗菌药前采血。

3）急性细菌性心内膜炎患者，应在 1～2h 内采集 3 份血标本，并尽量在应用抗菌药前采血；如果 24h 培养阴性，可再采集 3 份以上的血标本。入院前 2 周内接受抗菌药物治疗的患者，连续 3 天，每天采集 2 份。可选用中和或吸附抗菌药物的培养瓶。

4）亚急性细菌性心内膜炎患者，在 24h 内于不同部位采集血液标本 2 或 3 份，每次间隔 1h 以上；如果 24h 培养阴性，可再采集 2 份或 3 份以上的血标本进行培养。

5）不明原因发热患者，可在 24h 内不同部位采集血液标本 2 份或 3 份，每次间隔 1h 以上；如果 24～48h 培养阴性，可再采集 2 份或 3 份以上的血液标本。

6）可疑菌血症或真菌菌血症患者，但血培养持续阴性，可改变血培养条件和方法，以获得罕见微生物。

7）儿童菌血症患者，每 24h 采集血液标本一次进行培养，需特别注意穿刺部位的消毒，以区别感染菌和污染菌。由于儿童厌氧菌菌血症罕见，常规血液培养不进行厌氧培养。

2. 静脉留置导管标本采集　用消毒液清洁导管周围皮肤，待干燥后拔出静脉留置导管，通过无菌操作剪取导管体内段 5cm。将体内段 5cm 立即置于血平皿上滚动涂抹 1 遍或将导管置于空的无菌试管内立即送检。

（四）手术部位感染标本留取方法

1. 脓液和伤口标本

（1）采集指征：软组织有急性化脓性炎症、化脓性疾病、脓肿、创伤感染等。

（2）采集时间：在使用抗菌药物之前采集。

（3）采集方法：首先用无菌生理盐水清洗脓液及病灶的杂菌，尽可能抽吸或将拭子深入伤口，紧贴伤口边缘取样。

2. 组织标本

（1）采集指征：出现表浅皮肤黏膜感染、深部组织感染等。

（2）采集时间：在使用抗菌药物之前采集。

（3）采集方法：根据不同的病变部位（炎症或坏死组织），采用相应的方法采集。

3. 无菌体液标本

（1）采集指征

1）胆汁：急性胆囊炎、急性重症胆管炎，伴有腹痛、黄疸、墨菲征阳性，以及恶心、呕吐和发热，尿少且黄，中毒或休克。

2）胸腔积液：结核性胸膜炎、细菌性肺炎引起的胸膜炎伴有胸痛、发热，或胸腔积液混浊、乳糜性、血性或脓性。

3）腹水：原发性腹膜炎、继发性腹膜炎伴有腹痛、呕吐、肌紧张、肠鸣音减弱或消失。

4）心包液：结核性心包炎、风湿性心包炎、化脓性心包炎、细菌性心包炎。

5）关节液：化脓性关节炎、关节肿胀、关节周围肌肉发生保护性痉挛。

（2）采集时间：怀疑存在感染者，应尽早采集标本，一般在患者使用抗菌药物之前或停用药物后 1~2 天采集。

（3）采集方法：2%碘酊消毒皮肤后，由临床医生穿刺采集标本（2ml 左右），装入无菌密封容器立即送检。

（五）消化系统感染标本留取方法

粪便样本留取方法如下。

1. 采集指征 当腹泻患者出现以下任何一种情况时建议采集粪便标本，进行细菌培养。

（1）粪便涂片镜检白细胞＞5 个/HP。

（2）体温＞38.5℃。

（3）重症腹泻。

（4）血便或粪便中有脓液。

（5）未经抗菌药物治疗的持续性腹泻患者。

（6）来自疫区的患者。

2. 采集时间 尽可能在发病早期和使用抗菌药物之前采集。在不同的时间采集 2~3 个标本可以提高致病菌的分离率。

3. 采集方法

（1）自然排便采集标本时，取有脓血、黏液、组织碎片部分的外观无异常的粪便 1~3g，应从粪便表面的不同部位取材。

（2）液体粪便则取絮状物，一般取 1～3ml，直接装入粪便容器或运送培养基中送检，送检的标本中不能加入防腐剂。

（3）直肠拭子采集粪便标本：先以肥皂、水和 70%乙醇，将肛门周围洗净，然后用经无菌盐水湿润的棉拭子插入肛门并超过肛门括约肌约 2cm，与直肠黏膜表面接触，轻轻旋转，沿一个方向旋转退出，必须将棉拭子置于运送培养基中送检。

（4）采集量：固体标本 1～3g。液体粪便 1～3ml。

（5）容器：一般粪便标本装于无菌广口塑料杯内；直肠拭子置于 Cary-Bair 拭子转运系统。

（6）采集隐血标本时嘱咐患者检查前 3 天禁食动物肝、血，以免造成假阳性；检查阿米巴原虫时，应在采集前将容器用热水加热，便后连同容器立即送检；服驱虫剂或做血吸虫孵化检查时，应留全部粪便及时送检。

（7）下列腹泻患者宜连续 3 天送检标本：社区获得性腹泻（入院前或 72h 内出现症状）。医院获得性腹泻（入院 72h 后出现症状），且至少有下列情况之一：65 岁以上并伴有基础疾病、HIV 感染、粒细胞缺乏症（中性粒细胞计数＜0.5×10^9/L）及疑似院内暴发感染时。

（六）皮肤软组织感染标本留取方法

1. 压疮溃疡

（1）采集指征：局部出现炎症，临床医师根据患者实际情况选择检测项目。

（2）采集时间：在使用抗菌药物之前采集。

（3）采集方法：用无菌盐水清洗表面，如得不到活检标本，用拭子用力采集损伤的底部，将标本放入 Cary-Bair 拭子转运系统。

2. 烧伤

（1）采集指征：烧伤部位出现炎症，临床医师根据患者实际情况选择检测项目。

（2）采集时间：在使用抗菌药物之前采集。

（3）采集方法：清洁伤口，去除异物和坏死组织，吸取或擦拭渗出液。

（七）其他部位感染标本留取方法

1. 脑脊液及其他无菌体液标本的细菌学检查　脑膜炎在临床上是非常严重的疾病，常危及生命。根据病原体不同，脑膜炎可分为细菌性脑膜炎、真菌性脑膜炎及无菌性脑膜炎。临床上，并不易根据病症将其加以区分。因此，抽取脑脊液做微生物检查是诊断的必要步骤。正常人体中脑脊液是无菌的，在感染的情况下只要检出细菌，通常都可视为有病原菌。

无菌体液主要包括胆汁、穿刺液（胸腔积液、腹水、心包液、关节液、鞘液）等。正常人体中上述体液均是无菌的，在感染的情况下只要检出细菌，通常都可视为有病原菌。采集脑脊液标本是为了诊断脑膜炎。

（1）采集指征：具有非其他已认识的原因所引起的头痛、脑膜刺激征、颈部僵直、脑神经征象、发热、体温过低、易受刺激等临床症状。此外，其他实验室检查可发现：脑脊液白细胞增加、蛋白质增加且葡萄糖减少等。

（2）采集时间：怀疑感染存在时，应立即采集标本，最好在用药前，以最严格的无菌技术做腰椎穿刺，所收集的脑脊液分置于 3 支无菌试管内，然后马上将第二支（或第一支）送至检验室。

（3）标本量：采集 3～5ml 脑脊液于 3 支无菌试管中，每支试管 1～2ml，整个过程需以最严格的无菌操作技术进行操作。做脑脊液培养时，建议同时做血培养。

2. 生殖道标本

（1）采集指征：出现发热、乏力、食欲缺乏等全身症状伴有皮肤黏膜损害。男性有尿痛、尿频、尿急、尿道分泌物增多、会阴部疼痛、阴囊疼痛、性功能障碍、泌尿生殖器畸形和缺损。女性有阴道分泌物增多及性状异常、尿道口瘙痒、脓性分泌物流出、下腹疼痛、月经失调、阴道出血、外阴瘙痒、外阴或阴道疼痛、性功能障碍等。

（2）采集时间：在使用抗菌药物之前采集。

（3）采集方法

男性前列腺：用肥皂和水清洗阴茎头，通过直肠按摩前列腺，用无菌拭子收集液体或使液体进入无菌管内。

男性尿道：用泌尿生殖道拭子插入尿道腔 2～4cm，旋转拭子，至少停留 20s。

女性阴道：擦除过多的分泌物和排出液，用 2 支无菌拭子从阴道穹黏膜处获取分泌物。一支拭子涂片，一支拭子做培养。

（4）采集量：尽可能多采取。

第七节　医疗废物处理

医疗废物是医院内产生的几大类废弃物之一，可能携带感染性病原体，或具有毒性或其他危害性，属于危险物品，如任意丢弃或管理疏忽而扩散到环境中，就会污染环境，危害人体健康。因此，必须加强医疗废物监督管理工作，消除污染和疾病传播隐患，杜绝医疗废物外流渠道，避免造成社会危害。为了加强医疗废物的安全管理，防止疾病传播，保护环境，保障人体健康，根据《中华人民共和国传染病防治法》和《中华人民共和国固体废物污染环境防治法》，中华人民共和国国务院 2003 年 6 月 4 日第十次常务会议通过、颁布并施行《医疗废物管理条例》；相继发布了《医疗卫生机构医疗废物管理办法》《医疗废物分类目录》，特别是新修订的《中华人民共和国固体废物污染环境防治法》规定"医疗废物按照国家危险废物名录管理"，这些都对修订 2003 年版的目录提出了要求。为进一步提高医疗废物分类管理水平，实现医疗废物处置的无害化、减量化、科学化，国家卫生健康委员会和生态环境部对目录进行修订，形成了《医疗废物分类目录（2021年版）》。2003 年国家环境保护总局制订了《医疗废物专用包装物、容器标准和警示标识规定》；2004 年国家环境保护总局出台了《医疗废物管理行政处罚办法》等一系列文件，建立健全医疗废物集中无害化处置制度，至此标志着我国医疗废物的管理步入法治化管理轨道。

一、医疗废物管理

（一）概念

医疗废物是指医疗卫生机构在医疗、预防、保健及其他相关活动中产生的具有直接或者间接感染性、毒性及其他危害性的废物，如废弃的医疗用品、敷料、检验标本、病理标本、化验器材和培养基、诊断用品、实验动物尸体、组织器官和排泄物，以及患者生活中产生带有血液、体液、分泌排泄物的垃圾等。预防和控制医源性感染、血源性感染、实验室感染和致病微生物扩散，必须对医疗废物进行消毒处理。落实并加强医疗废物的安全管理，防止医疗废物污染环境，危害人体健康，制订医疗废物的分类、收集、运送、储存、处置的管理制度。

根据我国《医疗废物管理条例》，按照《医疗废物分类目录》要求可将医疗废物分成五大类。其中，感染性废物指携带病原微生物具有引发感染性疾病传播危险的医疗废物，如被患者血液、体液、排泄物等污染的除锐器以外的废物，使用后废弃的一次性医疗器械等；损伤性废物通常指能够刺伤或割伤人体的废弃医用锐器，包括废弃的金属类锐器，如注射针头、缝合针等，废弃的玻璃类锐器，如盖玻片、载玻片、玻璃安瓿等；病理性废物是在诊疗过程中产生的人体废弃物和医学实验动物尸体等；药物性废物指过期、淘汰、变质或被污染的废弃药物，如废弃的细胞毒性药物和遗传毒性药物，废弃的疫苗及血液制品等；化学性废物指具有毒性、腐蚀性、易燃性、反应性的废弃化学物品，包括非特定行业来源的危险废物，如含汞血压计、含汞体温计，废弃的牙科汞合金材料及其残余物等。

（二）医疗废物管理的基本原则

1. 全程化管理 医疗废物从产生、分类收集、密闭包装到收集、运转、储存、处置的整个流程应当处于严格的监控管理之下。

2. 实施集中处置 为推进实现医疗废物集中处置的进程，《医疗废物管理条例》明确要求，各地区应当利用和改造现有固体废物处置设施和其他设施，对医疗废物集中处置并达到基本的环境保护和卫生要求，尚无集中处置设施或处置能力不足的城市，自条例施行之日起，市级以上城市应当在 1 年内建成医疗废物集中处置设施；县级市应当在 2 年内建成医疗废物集中处置设施，在尚未建成医疗废物集中处置设施期间，有关地方人民政府应当组织制订符合环境保护和卫生要求的医疗废物过渡性处置方案，确定医疗废物收集、运送、处置方式和处置单位。

3. 分工负责 《医疗废物管理条例》明确要求，医疗卫生机构作为医疗废物的产生单位，负责医疗废物产生后的分类收集、包装、转运、暂存的管理；医疗废物集中处置单位负责从产生单位收集、转运到集中处置地的存储和处置的管理，其他任何单位和个人不得从事上述活动，这样能够减少中间管理环节和医疗废物流失的概率，有利于监控和管理，责任明确。

二、医疗废物处理原则

（一）将医疗废物存放于专用容器（袋）中

根据医疗废物的类别，将医疗废物分置于符合《医疗废物专用包装物、容器标准和警示标识规定》的包装物或容器内。感染性医疗废物置于黄色医疗废物专用包装袋。损伤性医疗废物（如针头、刀片、缝合针等）放入专用防刺伤的锐器盒中，运送时不得放入收集袋中，以防运送时造成锐器伤。

感染性废物、损伤性废物、病理性废物、药物性废物及化学性废物不能混合收集。少量的药物性废物可以混入感染性废物，但应当在标签上注明。

在收集医疗废物时，收集人员要做好自身防护措施。

盛装医疗废物的每个包装物、容器外表面应当有警示标识，每件医疗废物出科室时需在专用包装袋或容器上标明产生科室、类别、产生日期及需要特别说明的内容。

盛装医疗废物时，不得超过包装袋或容器的3/4，应当使用有效的封口方式。

包装袋或容器的外表面被感染性废物污染时，应对被污染处进行消毒处理或增加一层包装。

所有存放感染性医疗废物的容器必须有盖，便于随时关启。每天用 2000mg/L 含氯消毒液消毒、清洁容器，并记录。

（二）医疗废物运送、专用运输工具（车）的清洗消毒和防止物品流失

（1）运送人员要做好自身防护措施，每天从医疗废物产生地点将分类包装的医疗废物按照规定的时间和路线运送至内部指定的暂时储存地点。

（2）运送时使用专用污物电梯和在专用时段运送，运送后对污物电梯进行清洁消毒。

（3）运送人员在运送医疗废物前，应当检查包装物或容器的标识、标签及封口是否符合要求，不得将不符合要求的医疗废物运送至暂时储存地点。

（4）运送人员在运送医疗废物时，应当防止包装物或容器破损和医疗废物流失、泄漏和扩散，并防止医疗废物直接接触身体。

（5）运送医疗废物应当使用防渗漏、防遗散、无锐利边角、易于装卸和清洁的专用运送工具。每天运送工作结束后，应对运送工具及时进行清洁和消毒。

一旦发生医疗废物流失、泄漏、扩散等意外事故，及时采取紧急措施，并启动意外事故紧急方案，对致病人员提供医疗救护和现场救援，同时向科室内医疗废物管理兼职人员或科室负责人报告，由其向分管科室上报。处理结束后写明事情经过与今后的预防措施，交相关部门备案。

三、医疗废物交接、登记、转运制度

医疗废物具有感染性、毒性及其他危害性，必须强化医疗废物交接、登记和转运制度。

（一）医疗废物必须交给取得县级以上人民政府环境保护行政主管部门许可的医疗废物集中处置单位处置

（1）禁止医疗卫生机构工作人员转让、买卖医疗废物。

（2）各科室建立医疗废物分类处置、收集运送、交接、登记责任人。

（3）建立医疗废物交接登记本。登记内容包括科室、日期、时间、废物来源与种类、重量和数量、交付者与接受者（院内收集运送人员）签名。

（4）收集运送人员到各临床科室或部门按规定收取已分类放置的医疗废物，并予以检查，防止生活垃圾中有医疗废物。

（5）收集运送人员与临床科室或部门做好双向交接登记。

（6）收集运送人员与临床科室或部门人员收集时做到人不离车。

（7）收集运送人员每天从医疗废物产生地点将分类包装的医疗废物按照规定时间和路线，送至暂时储存地点。

（8）收集运送人员在运送医疗废物时，应当防止包装物或容器破损和医疗废物的流失、泄漏和扩散，并防止医疗废物直接接触身体。

（9）登记资料至少保存 3 年。

（10）收集运送医疗废物的工具是防止渗漏、散落且无锐角，易于装卸、清洁和消毒的封闭式专用车。

（11）每天运送工作结束后，应当对运送工具（车）及时应用 2000mg/L 含氯消毒液擦拭消毒并做好登记。

（12）每月对消毒后运送工具和操作人员手、围裙做微生物监测。

（二）医疗废物分类收集与暂时储存要求

（1）医疗废物必须与医院废物（生活垃圾）严格分开。临床各科室必须将医疗废物进行分类处理。医疗废物和医院废物（生活垃圾）不得混装，医院废物（生活垃圾）内不能混有医疗废物。医疗废物禁止倒入生活垃圾内，不得随意在露天场所堆放。医疗废物必须装入有黄色警示标识及科室、年、月、日标识的包装袋和锐器盒内，在确保包装安全、密封无泄漏的情况下，待医院专职人员统一上门收集、运送。如科室未按以上要求，专职人员则有权拒收。

（2）有严密的封闭措施，设专（兼）职人员管理，防止非工作人员接触医疗废物；有防鼠、蚊蝇、蟑螂等的安全措施；防止渗漏和雨水冲刷；易于清洁和消毒；避免阳光直射。

（3）设有明显的医疗废物警示标识和"禁止吸烟、饮食"的警示标识。

（4）医疗废物暂时储存时间不得超过 2 天。

（5）医疗卫生机构应当将医疗废物交由取得县级以上人民政府环境保护行政主管部门许可的医疗废物集中处置单位处置，依照危险废物转移联单制度填写并保存转移联单。

（6）医疗卫生机构应当对医疗废物进行登记，登记内容应当包括医疗废物的来源、种类、重量或数量、交接时间、最终去向及经办人签名等项目。登记资料至少保存 3 年。

（7）医疗废物转交出去后，应当对暂时储存地点、设施及时进行清洁和消毒处理。

（8）禁止医疗卫生机构及其工作人员转让、买卖医疗废物。禁止在非收集、非暂时储存地点倾倒、堆放医疗废物，禁止将医疗废物混入其他废物和生活垃圾中。

（9）不具备集中处置医疗废物条件的农村地区，医疗卫生机构应当按照当地卫生行政主管部门和环境保护行政主管部门的要求，自行就地处置其产生的医疗废物。自行处置医疗废物应当符合以下基本要求。

1）使用后的一次性医疗器具和容易致人损伤的医疗废物应当消毒并做毁形处理。

2）能够焚烧的，应当及时焚烧。

3）不能焚烧的，应当消毒后集中填埋。

四、医疗废物意外事故的紧急处理预案管理

发生医疗废物流失、泄漏、扩散等意外事故时，应当采取医疗废物意外事故紧急处理管理措施。

（1）立即向后勤保障科、医院感染管理科、预防保健科、保卫科及主管院长汇报，并遵循医疗废物管理制度，限制暴露者，限制环境影响。

（2）由后勤保障科、医院感染管理科、预防保健科、保卫科及相关科室组成调查小组，必要时请求上级主管部门协助。

（3）确定流失、泄漏、扩散的医疗废物的类别、数量、发生时间、影响范围及严重程度。

（4）组织相关人员尽快对发生医疗废物流失、泄漏、扩散的现场进行处理（按照《消毒技术规范》及《中华人民共和国传染病防治法》的相关要求进行消毒处理）。

（5）对被医疗废物污染的区域进行处理时，尽可能封锁污染区域，疏散在场人员、应当尽可能减少对患者、工作人员、其他现场人员及环境的影响。

（6）采取适当的安全处置措施，对泄漏物及受污染的区域、物品进行消毒或者其他无害化处理，采取适当措施，制止其继续泄漏，必要时封锁污染区域，以防扩大污染区域；按需要对场地进行净化、消毒、通风等无害化处理。

（7）对感染性废物污染区域进行消毒时，消毒工作从污染最轻区域向污染最重区域进行，对可能被污染的所有使用过的工具也应当进行消毒处理。

（8）工作人员应当做好自身防护并提供必要的医护措施。

（9）医疗卫生机构在48h内向上级主管部门和卫生行政部门报告。

（10）发生事故的部门协助做好调查，查清事故原因，总结教训，妥善处理事故，处理结束后由发生事故的部门写明事故经过，采取有效的防范措施预防类似事故发生。

五、相关人员培训和职业安全防护

医疗卫生机构应当对本机构工作人员进行培训，提高全体工作人员对医疗废物管理工作的认识。对从事医疗废物分类收集、运送、暂时贮存、处置等工作的人员和管理人员，

进行相关法律和专业技术、安全防护及紧急处理等知识的培训。

从事医疗废物处理的相关工作人员和管理人员应当达到以下要求。

（1）掌握国家相关法律、法规、规章制度和有关规范性文件的规定，熟悉本机构制订的医疗废物管理的规章制度、工作流程和各项工作要求。

（2）掌握医疗废物分类收集、运送、暂时贮存的正确方法和操作程序。

（3）掌握医疗废物分类中的安全知识、专业技术、职业卫生安全防护知识等。

（4）掌握在医疗废物分类收集、运送、暂时贮存和处置过程中预防被医疗废物刺伤、擦伤等伤害的措施及发生后的处理措施。

（5）掌握发生医疗废物流失、泄漏、扩散和意外事故时的紧急处理措施。

医疗卫生机构应当根据接触医疗废物种类及风险程度的不同，采取适宜、有效的职业卫生防护措施，为机构内从事医疗废物分类收集、运送、暂时贮存和处置等工作的人员和管理人员配备必要的防护用品，定期进行健康检查，必要时对有关人员进行免疫接种，防止其受到健康损害。同时，医疗卫生机构的工作人员在工作中发生被医疗废物刺伤、擦伤等伤害时，应当采取相应的处理措施，并及时报告机构内的相关负责部门。

六、医疗废物处置的监督管理

医疗卫生机构定期对医疗废物的处置情况进行监督检查和不定期抽查，具体内容如下。

（1）医疗废物管理的规章制度及落实情况。

（2）医疗废物分类收集、运送、暂时贮存及机构内处置的工作情况。

（3）有关医疗废物管理的登记资料和记录。

（4）医疗废物管理工作中相关人员的安全防护工作。

（5）发生医疗废物流失、泄漏、扩散和意外事故的上报及调查处理情况。

（6）进行现场卫生学监测的情况。

发生因医疗废物管理不当导致传染病传播事故，或者有证据证明传染病传播事故有可能发生时，应当按照《医疗废物管理条例》第四十条的规定及时采取相应措施。

第五章 护理人员应对新发传染病新兴防控技术

第一节 预检分诊新技术

美国于 20 世纪 80 年代首次提出预检分诊。澳大利亚于 20 世纪 90 年代建立澳洲分诊量表，其是首个现代预检分诊体系及标准，并且沿用至今。2005 年 2 月 28 日，我国颁布《医疗机构传染病预检分诊管理办法》，首次提出二级以上综合医院需要设立感染性疾病科，由其组织管理该医疗机构传染病的预检和分诊工作。目前，我国构建的预检分诊体系主要聚焦于急诊，而针对新发传染病的应急预检分诊工作还没有形成相对统一的国家体系。预检分诊作为医疗机构的首要关口，承担有效筛查、合理分流及防范交叉感染的职责。因此，研发并推广新发传染病预检分诊技术显得尤为重要。

一、四 色 分 诊

在疫情暴发时，能够准确识别疑似传染病患者并进行合理分流，是传染病预防和控制过程中的关键环节。刘芸等研制了四色分诊法，可以减少就诊时间，显著提高分诊的准确率。在询问常规预检分诊内容后，执行四色分诊。即：患者常规预检分诊询问内容有任何一项可疑或体温≥37.3℃，预检人员会记录患者的详细信息，并给患者发放红色"发热门诊"就诊标识；当患者仅表现为发热或呼吸道症状，给患者发放蓝色"专病门诊"就诊标识；给经筛查后的急诊患者发放绿色"急诊"就诊标识；为其他普通患者发放白色"普通门诊"就诊标识。当患者满足各分诊标准后，佩戴不同颜色标识的预检分诊工作人员将带领患者沿不同颜色的标识路线前往相应颜色标识的门诊就诊。其中，分诊路线规划设计保证了前往发热门诊区域的患者分诊路线与其他几条路线之间不存在重叠，避免交叉感染的风险。如果患者在预检分诊过程中存在问题，可以上报至门诊部或咨询预检医生。四色分诊法与传统分诊方法相比，分类标识更易于分辨，进而提高患者和陪护人员的判断准确率，尽快到达目标就诊区域。同时，可以避免不同类别患者交叉接触，从而降低传染病传播风险。

二、线上智能预检分诊系统

传统填写纸质表登记，效率低下，而且极易造成人群聚集，增加了交叉感染风险。线上智能预检分诊系统通常由患者自我上报平台和管理员监控管理平台两部分组成。医务人员可基于诊疗方案、相关指南与专家共识制定或修改患者自我上报的项目。程序结构通常包括患者信息端和智能分诊 2 个模块，患者需要通过手机应用程序按照规则录入和修改预诊信息，系统基于患者填写的信息参数实现智能分诊模块的智能分诊。

患者可在发热门诊预检分诊工作人员的指导下登录线上智能预检分诊系统，填写相关个人信息。如果患者录入了异常信息，系统会自动跳转到异常信息所在的条目提醒患者进行修改。如果没有输入异常信息，点击提交后系统会提示患者已提交成功。随后，系统会根据患者自我报告结果进行智能决策分区，并自动弹出门诊区域示意图或电子导诊单，引导患者前往指定区域就诊。基于诊疗方案、相关指南与专家共识等内容设定的流行病学史和症状，若患者存在其中任意一条流行病学接触史，且伴有任意一条症状，系统将会自动进行预警，提醒患者进入疑似区域；若患者不具有明确的流行病学接触史，仅出现症状，系统会提醒患者进入普通区域。基于此，依托线上智能预检分诊系统可以对大数据进行智能决策，有效辅助预检分诊。

三、远程预检分诊系统

远程预检分诊系统使用远程通信手段，如电话或交互式网站，医护人员可以在与患者接触之前对其进行远程指导，安排检查、监测症状、提供健康教育和自我隔离指导等。该系统可减少不必要的会诊次数，从而降低人员暴露风险。英国一所医院的眼科急诊引入的新电话分诊系统，可对患者进行分类和评估，并在必要情况下接受面对面咨询。此外，为应对 COVID-19，Anna Nowicka 等通过开发一个基于网络的自我评估分诊工具实现预检分诊。其实现方式是依据用户在线填写的问卷信息，以及用户症状、风险因素、人口统计学特征等评估用户是否可能被感染，并对不同用户进行分类，同时提供进一步的指导。例如，建议进行病毒检测、隔离观察等措施。在新发传染病流行期间，大量的患者需要进行筛查和诊断，而传统的医疗资源有限，难以满足需求。因此，远程预检分诊系统可以快速对患者进行初步筛查，帮助患者更加快速准确地了解自己的病情，使医疗机构优先处理病情较为严重的患者，提高防控效率。

第二节　风险评估新技术

风险评估是指在风险事件发生前、发生期间和发生后，对该事件引发的安全风险的可能性及其影响严重性进行量化评估，包括了风险识别、风险分析和风险评价的所有过程。2012 年，WHO 发布了《突发公共卫生事件快速风险评估》，用于指导 WHO 成员国对各种形式危害引起的突发公共卫生风险进行快速评估，并于 2015 年出版中文翻译版。2019 年，欧洲疾病预防控制中心在官网发布了《快速风险评估方法操作工具》，该工具对从事传染病快速风险评估的专家有较高的参考价值。近年来，各种风险评估技术也在不断发展，并结合其他方法和模型来进行传染病的风险评估。

一、失效模式与效应分析

失效模式与效应分析（failure model and effects analysis，FMEA）是一种基于团队的前瞻性、系统性的分析方法，用于识别每个风险环节及其失效模式，以达到提前应对的目的，继而遏制风险产生。失效模式与效应分析采用小组研讨的方式判定某个环节中存在的潜在失效模式，分析其失效原因，并从风险环节的发生可能性（occurrence，O）、严重性（severity，S）和可探测程度（detection，D）三个维度来综合评估并进行量化，对每个环节失效程度进行精准分析，从而及时采取有效预防措施，以遏制风险的发生。每个维度分为 10 级，即 1 分（最不严重、最不可能发生、最可检出）到 10 分（最严重、最可能发生、最不可检出）来评估。将风险环节的可能性、严重性和可探测程度得分相乘，可以得出潜在失效模式的风险优先指数（RPN），进而判断改进的轻重缓急。RPN 越大，该失效模式的优先级也就越高，表明该风险的安全隐患越大。当 RPN>100 时，表明该失效模式存在高风险，需要采取相应的干预措施。

二、风 险 矩 阵

风险矩阵（risk matrix）是用于识别风险和对其进行优先排序的有效工具，它既可以应用于分析项目的潜在风险，也可以分析某个事件采取某种方法的潜在风险，如风险发生可能性、风险等级、风险影响。风险矩阵结合风险发生可能性的高低和风险发生后造成后果的严重程度，应用专家的经验对风险发生概率和影响程度按照一定标准进行量化评分，然后将每一项风险发生的可能性与造成后果的严重性引入二维矩阵表进行计算，进而得出各因素相应的风险等级，便于指导管理者采取针对性的措施，防止意外事件发生。风险矩阵是目前广泛应用的一种风险筛查管理工具。

风险发生可能性是指风险发生概率或者发生的频繁程度，分为 5 个等级，发生可能性从极小、不太可能、可能、很可能到几乎确定，分别赋予 1~5 分，表示可能性逐渐增加。风险危害程度可以评估风险因素的危害程度，通常包括 5 个等级，危害程度从无关紧要、较小、中等、较大到重大，分别赋予 1~5 分，表示危害程度逐渐增加。风险值为风险发生可能性乘以风险危害程度，风险值可以确定风险等级，Ⅰ级风险（1~5分），Ⅱ级风险（6~9分），Ⅲ级风险（10~15分），Ⅳ级风险（16~25分）。风险矩阵可以综合多个专家意见，规范专家决策，使结果更加客观，已在医院感染控制等方面得到广泛应用。

三、数学或概率模型

为研究传染病的传播速度、空间范围、传播机制等问题，指导传染病的有效防控，学者们已建立多种数学模型来指导相关传染病的防控工作，如对埃博拉、新型冠状病毒感染疫情的传播风险预测。常见的数学模型包括易感者-感病者（susceptible infected，SI）模型、易感者-感病者-康复者（susceptible infected recovered，SIR）模型、易感者-感病者-康复者-易感者（susceptible infected recovered susceptible，SIRS）模型、易感者-暴露者-感病者-康复者（susceptible exposed infected recovered，SEIR）模型等。除数学模型外，概率统计模型同样广泛应用于传染病的预测及定量风险评估中，包括马尔可夫链、贝叶斯统计、蒙特卡罗模拟和贝叶斯网络等。针对复杂预测模型中的参数估计，可以采用马尔可夫链蒙特卡罗和蒙特卡罗模拟方法。

近年来，动态传染病模型的研究，提升了传染病流行趋势预测的时效性。例如，Liu 等基于传染病动态风险分层模型，设计开发了基于移动设备的 COVID-19 决策支持系统（DDC19），可以更加及时地对传染病进行监测预警，并且加强对患者的管理。该系统包括移动端应用程序和数据库系统两部分，可以通过无线连接实现数据传输。考虑到 COVID-19 症状特异性可能不明显、潜伏期长等特点，构建了具有高回忆性和临床可解释性的 COVID-19 动态风险分层模型。该模型以多类逻辑回归算法为基础，整合了患者回顾性临床数据分析结果、医生经验和临床指南。在不同场景下，该模型具有良好的预测能力，可完善系统的功能和业务流程，帮助医生在 COVID-19 疫情期间收集数据、评估风险、分类和管理患者，并提供后续跟进服务。

四、多种方法的联合使用

（一）专家会商法与层次分析法结合

专家会商法是指通过专家集体讨论的形式进行风险评估。这种风险评估方法是按照风险评估的基本原理和一般程序进行的，主要是通过参加会商的专家在对评估内容和有关资料深入讨论分析的基础上，结合自己的知识和经验，对风险评估提出相应的意见和建议。不同的专家可以充分交换意见，归纳整理所有专家意见后，形成风险评估报告。参与风险评估的专家不同，得出的风险评估结果也可能不尽相同。

层次分析法是一种结合了定性分析与定量分析的多准则决策方法。其过程包括层次结构模型的建立、两两比较、判断矩阵的构造、权重的确定和一致性检验。运用该方法时，将一个复杂的问题划分为多个层次，同时对各个层次中的各要素的重要性进行两两对比，从而构建判断矩阵，通过计算来确定各层级要素的权重，并依据该权重来做出决策。对于多准则、多目标和无结构特性等复杂决策问题，提供了更为简便的决策方法。

例如，浙江省温州市因多年遭受台风和暴雨的影响，通过对当地疾病监测结果分析后发现，台风发生后易造成六大法定报告肠道传染病的发生。陈廷瑞等结合专家会商法与层次分析法评估了温州市台风灾害引发肠道传染病暴发的风险，首先采用专家会商法确定风险评估指标体系，然后利用层次分析法进行风险评估，识别风险因素，分析和评价风险大小，进而提出防控建议和决策依据。此外，余向华等通过联合应用专家会商法和层次分析法，构建温州市登革热风险评估指标体系，评估温州市登革热流行的公共卫生风险，并判定登革热为当地高风险传染病，据此提出应进一步加强风险评估，并需采取措施开展相关传染病的防控。

（二）模糊德尔菲法和模糊层次分析法结合

德尔菲法是指通过采用统一的问卷，根据一定的风险评估逻辑架构，开展多轮专家调查，在对其意见进行多次咨询、归纳和修正之后，最终汇成基本一致的看法，从而形成风险评价的结论。专家意见相对独立，但其耗时较长，所需人力、物力较大。学者将传统德尔菲法引入模糊理论后，形成模糊德尔菲法。模糊德尔菲法是将统计分析和模糊计算相结合，可以将专家主观思维的模糊性和不确定性综合考虑，把专家的主观意见转化形成了准客观数据，并进一步进行因素筛选，以达到研究目标。这种方法的主要优点是简单，可避免传统德尔菲法存在的耗时耗力且易歪曲专家意见等缺点，有利于达成共识和接近现实的最终决定。

模糊层次分析法是从层次分析法延伸过来的一种方法，其基本思想是根据多目标评价问题的性质和总目标，把问题本身按层次进行分解，构成一个由下而上的梯阶层次结构。Ahmad Soltanzadeh 等基于模糊德尔菲法和模糊层次分析法，对 COVID-19 等传染病的进行风险评估。共分三个步骤进行：一是通过查阅文献设计初步的风险评估算法；二是根据专家小组的多数意见对所设计的结构进行验证，并根据模糊德尔菲法对不同因素进行评分；三是基于模糊层次分析法确定各组成部分及其影响因素的权重。研究发现，COVID-19 风险指数受到工作场所通风状况、手部卫生、年龄、患者接触史等因素影响。这些相关因素各有不同的权重、COVID-19 风险指数的影响程度等级。结果表明，结合模糊德尔菲法与模糊层次分析法的风险评估方法，可以作为管理 COVID-19 和其他传染病风险的有效工具。

（三）层次分析法、德尔菲法联合风险矩阵法

夏静等将层次分析法、德尔菲法联合风险矩阵法，应用于国际邮轮传染病疫情的风险评估。从结合文献检索和风险分析经验、理清各类危险因素开始，通过应用层次分析法对风险因素进行分层归类，并结合德尔菲法对 50 项风险因素进行了两轮总结、征询和修正，形成了 20 项风险评估指标，并确定了指标权重系数；最终通过联合风险矩阵法和风险指数模型评估法，综合评估国际邮轮传染病疫情风险，并判定传染病疫情风险等级大小。

第三节　监测预警新技术

传统的监测方法依赖于各级医疗机构的主动报告，且一些医疗机构的传染病报告不完整，可能会出现漏报和延迟报告的情况，且通常存在较长的滞后期。近年来，传染病监测

在理论、技术、方法方面得到迅速发展，由被动监测向主动监测迈进。传染病预警以监测为基础，在传染病暴发之前或在传染病发生早期，通过一定的方法和技术，从监测数据中发现和识别异常情况，并及时发出警示信号，提醒存在的风险。自 2004 年以来，我国开始注重监测预警信息化系统的发展，针对法定传染病，实现了"纵向到底、横向到边"的传染病直报功能。但预警系统对新发传染病的监测能力尚存不足。因此，要推动人工智能等数字技术的运用，使其在疫情监测预警等方面更好地发挥支撑作用。

一、机 器 学 习

机器学习是研究使用计算机模拟或实现人类学习活动的方法。算法、算力、数据是机器学习的三要素，基础层提供算力支持，即硬件部分；技术层提供通用技术平台，做算法开发，驯化海量数据，即软件部分；应用层体现不同场景下大数据驯化的价值。机器学习算法从观测数据（样本）出发寻找规律，利用这些规律对未来数据或无法观测的数据进行预测。基于此，机器学习可用于预测传染病发展趋势、分析传染病发生与流行的影响因素及诊疗救护传染病患者等。机器学习已被证明优于传统的统计技术，可以提供更准确和可靠的预测，但其性能和能力取决于所提供数据的数量和质量。机器学习过程有两个阶段：第一阶段为学习阶段，根据给定的数据集来估计系统中未知的依赖关系；第二阶段为推理阶段，根据预期的依赖性估计系统输出。机器学习主要包括监督学习和无监督学习两种。监督学习是从标记的训练数据来推断机器学习任务，其主要算法有逻辑回归（logistic regression，LR）、人工神经网络（artificial neural network，ANN）、决策树（decision tree，DT）、随机森林（random forest，RF）、支持向量机（support vector machine，SVM）、朴素贝叶斯（naive Bayes，NB）等。无监督学习是根据未被标记的训练样本解决模式识别中各种问题的一种机器学习方法。无监督学习常见任务包括主成分分析、聚类分析等，常见算法包括期望最大化、K 均值聚类和 Apriori 等。

机器学习可以通过利用临床数据库中的多个复杂变量来分析交互作用，并提供准确的预测结果。这种方法可以更好地了解患者的病情和风险因素，从而提前发现潜在的新发传染病并采取相应的预防措施，起到新发传染病的监测预警作用。例如，有研究人员利用机器学习来识别流感样疾病患者中哪些人有更高的发生严重疾病或死亡风险。通过分析年龄、性别和 19 种共病因素等特征，开发一组决策规则，可以为卫生政策制定提供有价值的指导。此外，还可以用于教育人们如何及早寻求医护帮助，以便在疫情暴发时及时进行干预。

二、深 度 学 习

深度学习是机器学习的一个分支，其工作原理和机器学习一样，但与机器学习的不同在于，深度学习强调通过连续的数据操作来学习有价值的数据表示。通过这些操作，数据的特征抽象度越来越高，在更高阶的层中，数据表示变得越来越有意义。深度学习是一种强大的多层架构，可以用于模式识别、信号检测及分类或预测等多个领域。利用深度学习技术对传染病进行监测预警，可以提高医疗与公共卫生服务的质量与效率。深度学习的常用算法有卷积神经网络、循环神经网络、深度信念网络和递归神经网络等，可以将深度学习模型的参数进一步优化，从而提高深度学习模型监测性能。Bharati Peddinti 等将红外热成像技术和卷积神经网络结合，在公共场所对人流密集区域额头温度进行快速识别，提高新发传染病风险人群早期筛查效率。该技术的实现主要是先运用红外摄像机捕捉人群的实时视频，然后将背景与前景分离，提取人物的热图像，最后使用卷积神经网络来监测并确定实际病例，最终决定是否为需要隔离的人员，并做出决策。

有学者研发了传染病多点触发监测预警系统 D3C，在保证数据安全和个人隐私前提下，可通过症候群预测、热点发现、哨点监测等方式，提前预警传染病，为常态化疫情防控提供行之有效的方法。其实现途径是通过内置传统的传染病动力学模型和深度学习模型，应用真实的传染病确诊数据和人群流动数据，构建出一套精细准确的传染病仿真实验环境。工作人员可以在此环境下将过往数据进行输入，通过模拟分析，准确衡量并量化疫情演变的趋势及潜在可能的传播路径，并以此作为规划制定阶段相关防疫政策方案的决策过程中的重要参考依据，力求科学理性和审慎周全的决策模式。

三、区　块　链

区块链是一种分布式数据库存储、点对点传输、共识机制、加密算法与计算机技术的新型应用模式。它本质是一个去中心化的数据库，同时作为比特币的底层技术，是一串使用密码学方法相关联产生的数据块，每一个数据块中包含了一批次网络交易的信息，用于验证其信息的有效性和生成下一区块。区块链有去中心化、开放透明、可追溯、防篡改等特点，这也为"互联网+医疗健康"的可持续发展带来了新的突破点，有助于医疗体系改革、医疗数据的安全共享与合作。利用区块链技术信息数据可溯源的特点，可迅速确定传染病暴发的源头，提升防控工作的效率与水平。由于医疗信息的保密性，需对其部分数据的访问进行严格的权限限制。在此状况下，可运用区块链避免信息孤岛和跨区域管理问题，促进信息传达和数据共享。区块链的联盟链具有访问条件限制和准入机制，可借助区块链的加密技术对数据进行加密处理。同时，基于其共识机制，可以确保共享信息不可篡改，使数据具有真实性。此外，运用区块链中的跨链技术，可以实现跨链数据交互，促进医疗信息数据的跨界流动。

在我国，从临床发现到上报新的传染病需要进行三级人工审批，同时对传染病报告数据的完整性、准确性有较高要求。由此消耗的时间成本和人力成本较高，对审核人员专业能力的要求也较高，此外，人工审批流程极有可能耽误传染病上报的最佳时机。对此应用区块链技术，通过其在多节点数据自动化实时同步的优势，有利于实时监测、早期预警传染病。例如，刚果民主共和国利用区块链技术实现对埃博拉病毒的监测预警。其将埃博拉病毒确诊感染和可疑感染的监测数据采集到系统中，通过连接埃博拉病毒监控部门、埃博拉疫苗供应机构、医疗机构及交通运输机构等单位，组建国家疫情监控网络，有效避免了埃博拉病毒进一步的传播扩散，有利于人民群众的生命健康，也为打造监测预警新发传染病系统平台提供了参考依据。

四、数据可视化技术

近年来，健康数据可视化对医疗健康服务产生了积极影响，利用可视化来解释和分析复杂的医疗健康数据，可以将医疗数据传递的信息转换为更易理解的可视化信息，用于支撑医护人员的临床决策，帮助他们预测风险并立即做出反应。实时可视化患者健康数据可极大地帮助医护人员检测出异常参数，并促进患者健康水平和医疗机构整体医疗质量的提高。有研究者结合人工智能等新技术，将传染病管理集成、实时共享、动态追踪和可视化展示融入医院的传染病预警防控中，开发了传染病实时监控及预警系统，实现对已知传染病的监测上报，对未知传染病的监测预警、趋势提醒，提升了新发传染病防控与应急处置能力，为疾病控制、趋势分析、预警和防控策略的制订提供了科学支撑和智能解决方案。

在复杂的医院环境中，患者和医护人员的流动和接触是护理工作的必要环节，但追踪接触者和集群检测的工具仍然有限。有学者开发了三维地图工具——三维疾病暴发监测系统（3D-DOSS），主要是通过构建医院物理空间，整合临床、实验室和患者的运动数据，开发症候群和疾病监测系统。同时，基于距离坐标、房间类型和通风参数的数学模型，分析个人暴露风险，并确定疾病是否通过接触、飞沫或空气传播途径进行传播，实现高危接触者的早期识别、传染病的监测和早期防控干预措施的实施。

第四节　消毒隔离新技术

一、消毒新技术

（一）复合抗菌纳米颗粒无纺布

对环境和医疗器械的消毒灭菌处理是医院新发传染病防控的关键措施，其处理结果直接影响新发传染病诊疗和救护的安全性。与普通棉布相比，医用无纺布由于其独特的多孔网络结构，在提高杀菌效果和延长杀菌储存期方面具有显著优势。为了提高医用无纺布的抗菌性能，有研究人员利用合成的纳米银溶液制备出一种新型复合抗菌纳米颗粒抗菌溶液，并将抗菌溶液附着在无纺布上，使具有抗菌作用的纳米银颗粒固定于织物表面。复合抗菌纳米颗粒无纺布的血液黏附性能测试结果表明，无纺布抗菌纳米银颗粒在血液环境中具有良好的抗血细胞黏附性能，可防止血液等有机物残留在医疗器械上，避免有害物质的形成与病菌繁殖。因此，在鼓励医务人员遵循正常的无菌操作流程基础上，可以立足临床实践促进无纺布产品的多样化创新，提高工作效率，节约成本。

（二）智能清洁消毒机器人

智能清洁消毒机器人通过机器人技术和人工智能算法等多种信息化手段，充分融合现代化消毒方式与技术，积极推动了清洁消毒工作的开展。基于5G云端的智能清洁消毒机器人可24h不间断维护医院现场环境，承担近千余平方米的清洁任务。工作过程中，智能清洁消毒机器人可以规避密集人群，并且可在已知环境信息中自主定位，通过算法快速规划移动路线并进行导航，保证顺利抵达指定区域。对于未知环境信息，智能清洁消毒机器人可以动态构建地图信息，利用传感器感知环境并进行导航。智能清洁消毒机器人一般具有定向消毒和动态消毒两种功能，并且可以采用不同类型的消毒模式进行消毒。消毒模式包括单独消毒模式或联合应用消毒模式，可满足不同环境的消毒要求。智能清洁消毒机器人的应用能够更高质、更高效地完成清洁消毒工作，有效节约院内人力资源和物资，也能降低人员交叉感染的风险。

（三）消毒供应中心信息系统

消毒供应中心向全院供应各类医疗用品、无菌器械和敷料，对新发传染病防控救护质量和患者安全有着重要影响。消毒供应中心信息系统主要包括管理和质量追溯两大基本功能。信息系统在设备管理方面，可随时查看诊疗、防护等设备的相关信息，便于设备的使用和维护；在器械管理方面，可以保障器械的消毒灭菌质量；在物资管理方面，方便实时监管、统计分析，有利于合理有效利用和高效管理物资。质量追溯功能包括消毒供应中心全流程的质量追踪。主要采用条码和二维码技术，实现对消毒供应全程的可追溯，同时可即时记录分析所采集的参数和信息，并且实现单包质量追踪，保证各环节的数据记录和质量监控。针对无菌物品的转运，医院信息系统与智能仓储系统和追溯系统的同步对接，可以缩短其转运时间，提高物资调用效率。信息化技术使消毒供应中心的管理更加高效，是消毒供应中心发展的必然趋势。在新发传染病流行期间，消毒供应中心信息系统应结合各医疗机构管理重点，在现有功能的基础上进一步调整并优化。

（四）大型医疗设备消毒舱

医院是控制新发传染病蔓延流行的重要战场，消毒环节的安全性和有效性至关重要。大型医疗设备如麻醉机、呼吸机、婴儿暖箱、电动床单元等，由于体积大、结构精密或复杂，常采用传统的消毒方式（如擦拭消毒）。该方法虽然便捷、快速，但只适用于消毒设备表面比较光滑的部位，对于设备的电源接口处、组件连接处、细小的排风孔或散热孔处、床垫纺织物等，存在消毒不便甚至无法消毒的缺陷。同时，医务人员的消毒工作强度大，若消毒过程中没有做好防护，会提高职业暴露或交叉感染的风险。大型医疗设备消毒舱通过减压脉动循环技术，可进行 360° 全方位消毒，完全渗透，使消毒因子均匀分布于医疗设备的各个部位，达到快速深度的消毒效果。消毒循环结束后，医疗设备消毒舱通过 Dp-Cycle 循环分解系统，可以将舱体内及医疗设备上残留的消毒剂通过多次循环，分解成水蒸气和二氧化碳后排出，不会对操作人员的身体造成伤害。大型医疗设备消毒舱能够对大型医疗设备整体精准消毒，已经在国内外的医疗行业中得到了广泛应用，可有效地降低医院感染的风险，保障患者和医护人员的健康安全。

二、隔离新技术

（一）负压病房与负压病区技术

负压病房借助特殊通风设备，使气流依照特定的方向流动，并且经过滤后才能最终排出。同时，排风量至少应当高于送入量的 10%，才能确保其中出现足够的负压。负压病房通常分成两大类，一类为要求相对较低的类型，其负压的具体数值并无明确的要求，仅需确保总排出量高于送入量，且保证其中污染的气流不会漫延到医务人员所处的位置；另一类是高等级负压病房，对温度、湿度、风口风速、压差等均有着极为严苛的要求。此类病房空气流动应设定达到定向流动模式，具体为洁净的空气从病房顶端的高效过滤器送风口送出，并以此压迫患者呼出的空气从下端离开。在患者的床头下方安置排风口，用于吸收污染的空气并将其通过排风管道排出。为确保稳定风压，除必备的进出口外，该类病房全部门窗皆处于关闭状态。在其中还应当设立单独的卫生间，并配备流动的盥洗设备。为了方便观测，可在一侧的墙上安设玻璃窗，如果条件允许，还可设立对讲装置。

负压病区则是在负压病房的基础上，整合隔离室、缓冲间、护士服务站等功能，在医院内部形成专门可控制的负压区域，有利于针对传染病患者进行整体防控，是负压病房的升级版。2004 年，广州医学院第一附属医院急诊科设立了全国首个急诊负压病区。病区面积为 150m²，包括 2 间监察室、1 间监护室和 1 间隔离室，这些房屋共同构成了"7"的形状，环绕在护士站周围，共 11 个床位。护士站设有控制台，管理各间病房及病房外病区的压力、温度等。在负压病区中，将每个房间门关闭后都会变成独立的负压室，其中空气为单一方向流动，从病区以外、护士站、隔离病房依次为相对大气压分层递减负压，仅能够从外而内流入，却无法肆意流出。排出的空气要流经特定的管道和高强度的过滤后排出，这样才能够有效避免污染气流进入外部环境后对周围安全产生威胁。

（二）便携式隔离室

对于新发呼吸道传染病患者，医护人员必须制订解决方案来应对资源短缺情况下隔离空间的建设，以阻断病毒在医院环境中的传播。标准解决方案之一是建设或改造负压病房。然而，由于许多限制难以实现，必须考虑其他解决方案。有研究团队设计了一种低成本的便携式隔离室，可安装在医院病床上的患者身上，从源头（即患者的口鼻）遏制病原体的传播。其原理是通过使用隔离室和有过滤功能的定向气流，在患者和周围临床环境之间形成物理的空气过滤屏障。该设备有两个版本，其中一个版本主要使用两个小型电池供电的风扇在 COVER 装置中产生负压，空气通过高效微粒吸收过滤器排出房间。该版本不需要电线连接，可在临床环境中轻松移动。另一个版本则通过约 1.8m 长的管子连接到 COVER 装置末端的便携式真空系统上，并通过高效微粒吸收过滤器吸入空气，然后将气体输回房间。该装置可以显著降低房间内的颗粒物浓度，有效地减少病原体的传播。然而，在长时间持续护理过程中，各类人员之间的接触可能会导致空气中粒子扩散增加。因此，需通过减少护理操作频率、缩短每次护理操作的时间以降低风险。

（三）5G 隔离探视技术

在新发传染病感染防控要求下，医院如何满足查房、会诊和探视等诊疗需求，成为新发传染病救护中的难题。随着 5G 与 VR 技术的高速发展，VR 视频通过 5G 传输已经成为现实。目前，移动 5G 专网业务已经能够满足 VR 探视系统低时延和实时性的需求，为终端互联奠定了坚实基础。在隔离病房部署 VR 全景摄像头和平面摄像头作为数据采集前端，摄像头的实时图像通过部署在云端的直播控制平台分发到隔离病房外的观看端,可以将病房内患者的影像清晰呈现。不仅如此,探视者还可以在 VR 头显中或手机上自由切换全景摄像头画面,并能观看到患者的细致特写。此外,双向语音通话功能可以让探视者通过语音交互系统在探视观看的同时,与隔离病房内的患者或医护人员进行语音通话。结合医院监护室的管理制度,医护人员还可通过探视预约系统对探视者进行探视预约管理。基于此,5G 隔离探视技术不仅满足探视需求,还能有效避免人员交叉感染。

(四)移动防控与移动救治技术

移动救治技术可以快速地对新发传染病疫情暴发地进行防控,降低在转移患者过程中的安全隐患,是新发、突发性传染病防控的主要技术手段之一。此类设备通常由政府分成几个区域进行安置和管理,以便出现危急状况能够及时进行调配。全世界范围内的医疗领域和建筑领域越来越重视可移动的防控与救治技术。2015 年的国际建筑师协会-公共卫生学组(UIA-PHG)国际设计竞赛以"可移动式传染病诊疗单元设计"为主题,旨在移动式地完成患者的诊疗,同时可以将患者用隔离的方式转运至更专业的治疗机构。

在获奖方案"1-3M.I.CUBE"中,借鉴了"战地方舱医院"的概念,设计团队针对 SARS 疫情设计了以卡车作为移动载体、可抽拉的三阶单元诊疗体。当接到 SARS 疑似病例的通知时,一辆卡车装载 2 个诊疗单元,在患者的发现地点实现就地隔离诊疗。诊疗单元可以在卡车上进行一阶到二阶的转换,医师可在二阶单元内对患者进行初步诊治。当患者需要转运治疗时,所有的诊疗单元可被卡车装载运输到临时医疗基地。多个诊疗单元可以方便地拼装成病房区,与基地预设的医技区组成临时医院。在临时医院,诊疗单元完成从二阶到三阶的转换。在三阶单元内,可以满足患者治疗、生活的全部需要。此外,"力求做到零感染率"是可移动诊疗单元的另一特点。患者和医护之间通过玻璃墙隔开,医护通过玻璃墙上预留的医用手套箱对患者进行查体、输液、抽血等基础治疗;患者的生活垃圾和医疗垃圾通过专用管道排出诊疗单元,在预设的消毒空间内进行初步消毒后排出。

第五节　应急处置新技术

医疗机构应依据国家卫生健康委员会的传染病防控、诊疗方案,结合医院新发传染病疫情防控工作的实际情况,形成一个全方位、多层次、系统化的新发传染病应急管理体系,以便在发现或接到收治新发传染病任务时,能立即开展应急处置工作。为快速切断传播途径、有效控制新发传染病流行、防范疫情扩散蔓延,可加强物资储备、人员调配、病房布局、设备设施建设等方面应急处置新技术的应用与研发,最大限度降低新发传染病在院内的交叉传播风险,保障医疗质量和医疗安全。

一、应急物资储备预测、分配与管理技术

在应对新发传染病早期,常面临物资匮乏、物资管理不善和人力不足等问题。随着新

发传染病疫情流行趋势的变化，应急物资的需求量、储存量、调配处置计划需要不断调整。从既往经验看，医院为满足新发传染病应急响应工作中医疗物资的供应需求，亟须提高新发传染病应对过程中物资应急调配处置的高效性与准确性。基于此，庄媛媛等研发了物资储备趋势分析和预测工具，通过构建物资需求预测模型、预测参数调整模型及物资分配模型来提高物资管理能力。通过预测参数调整模型可提高需求预测的精确性，综合分析不同情景下的疫情预测结果；通过建立物资分配模型，可以对供应量与分配能力进行协调，更符合应对新发传染病时物资应急处置的实际情况，为制订应急物资的分配方案提供依据。

除对物资的应用预测与分配外，物资的库存管理也影响着医院应急处置的效率与质量，正确高效的库存管理可以确保医疗服务安全可靠。Chen 等开发了医疗物资管理软件来协助护士管理医疗物资。该软件可以帮助护士有效地记录和跟踪医疗物资的使用情况，并且提供了实时反馈和警报，以便护士及时发现和解决问题。这些功能可以极大提高物资管理的效率，减少浪费和错误，从而提高护士的工作效率和满意度。

二、应急预案知识库

应急管理的"一案三制"体系是具有中国特色的应急管理体系。"一案"为国家突发公共事件应急预案体系，"三制"为应急管理体制、运行机制和法制。"一案"与"三制"相互依存，共同发展，确保能够有效发挥应急救援的作用。应急预案是国家突发事件管理部门针对突发事件制订的一套行动方案，内容包括预防与准备、监测与预警、处置与救援、恢复与重建，以及应急管理的组织、指挥、保障等。为应对新发传染病，大多医疗机构基于国务院《国家突发公共事件总体应急预案》制定和完善了相关应急预案，以期为新发传染病处置工作提供组织基础、工作流程、制度保障和行动方案。

王成晨提出了基于案例推理和朴素贝叶斯分类的应急预案快速生成方法与动态优化方法。其过程包括提取并确定不同类型突发事件的特征，通过贝叶斯分类算法计算后验概率得到属性不完备情况下的最佳匹配预案；基于规则推理的预案动态优化方法，改善由于突发事件的演变，实施的应急预案与现阶段应急需求不匹配，导致应急能力偏高或偏低的情况；建立应急预案库、规则库和知识库，通过正向推理修改预案内容；研究预案动态优化的启动条件，根据模糊层次分析法构建预案应急能力和突发事件严重度评价指标体系，基于评价划分标准判断两者级别是否一致，从而最终确定应急预案是否需要优化。

三、护理应急人员储备库

护理队伍在应对新发传染病过程中承担着重要角色。在应对新发传染病疫情时，需要对护理人员进行紧急、合理的调配，确保在患者数量突然增加的情况下有足够的人力支持，同时保持对其他职能部门的护理能力。若现有护理人员的专业背景、能力层次和结构布局不明晰，所调取的人员与需求匹配度低，将会降低应急反应速度。对此，可通过信息网络技术，以智能化的方式获取全面的个人职业信息并进行数据筛选和分析，构建护理应急人员储备库，为护理管理者进行应急人力调动与岗位调整提供依据。例如，王荣等构建的应急护理人员储备库依托护理信息平台，不仅能对护理人员的信息进行在线管理，了解护理人员的基本信息、工作经历、家庭状况和应援意愿等，还能开展相关线上知识技能的培训、应急护理人员的心理危机干预，从而完善护理人力资源配置与护理应急组织架构，以便在应急状态下快速启动护理人力的分级响应，保证护理质量。

四、医疗废物应急处置技术

近年来，在应对新发传染病的过程中，医疗废物应急处置在管理和技术等方面都取得了重大进展。面对新发传染病时，与常态相比，会产生数量更多、成分更复杂、感染性更强的医疗废物，这对医疗废物处置体系的应急处置能力有着更高的要求。2020 年我国发布的《医疗废物集中处置设施能力建设实施方案》提出，需满足平时和应急需求等，大城市应尽快实现具备充足的医疗废物应急处理能力。

在医疗废物应急处置系统中，移动处置设施具有灵活性和便利性，可以根据需要随时安装和拆卸，快速响应紧急情况，提高应急处理能力。此外，由于移动式医疗废物处置设施可以在现场对医疗废物进行应急处置，消除了医疗废物运输的感染风险和对环境的影响，因此具有重要地位。基于该特性，对于传染性医疗废物的处置，应优先使用移动处置设施。然而，大多数移动处置设施规模较小，处置能力一般不大于 2t/d，难以满足大规模医疗废物的处置需求。在此基础上，天津中新科炬生物制药股份有限公司联合中国航天集团共同研发了可移动式医疗废物处置方舱。采用中国航天自主研发的医疗废物处置技术，单台装置日处理医疗废物可达 2.8t，而操作面积只需要 50m²，可为医院、冷库、疾控中心等各类机构产生的医疗废物收运处置工作提供有力保障。该设备由市政供电或柴油机供电，采用高温蒸煮工艺对疫情医疗废物（口罩、防护用具、高传染性污染物等）、突发性灾害产生的医疗废物、日常医疗废物进行现场应急处置。该可移动式医疗废物处置方舱作为疫情紧急备用物资，曾在武汉雷神山医院、湖北宜昌的相关医院投入使用，且处置过程中经现场检测实现了清洁排放，不发生蔓延扩散和二次污染，处置后的产物完全符合相应国家技术标准。

五、"平疫结合"可转换病区技术

2020 年发布的《关于印发综合医院"平疫结合"可转换病区建筑技术导则（试行）的通知》规定，应加强智慧型医院建设，积极促进综合医院"平疫结合"的信息化与智慧化管理。"平疫结合"医院作为一种应对突发疫情的应急医疗设施，非疫情期作为综合医院收治常规患者，不浪费医疗资源；疫情初期，发挥筛查预警作用；疫情发生后，可以快速转换为专门的传染病医院，实现危重患者救治功能。因此，应充分考虑到发热门诊、负压病房等防疫设施建设需求，继而保障重大传染病事件发生时患者的收治工作，并有效杜绝院内感染等问题。

目前主要有 2 种"平疫结合"可转换病区技术方式可以用于疫情期间医院的改建。一种是整座病区楼设为污染区，利用病区楼外的建筑或在楼外加装清洁区和医务人员通道，在清洁区与污染区之间设立缓冲区。这种方法改建工程小，对原建筑破坏小，改建速度快、耗资低，易恢复原结构，但可能增加医务人员穿戴防护用品的时间和应用防护用品的数量。另一种是将病区楼的每个病区均设立三区两通道。这种方法符合隔离病区三区两通道的要求，医务人员可以在较小的区域内按照要求穿戴防护用品，劳动负荷小，但其改建工程量大，需要的建材和改建时间长，在封闭管理期间难于实施。总之，"平疫结合"改造建设应根据平时及疫情时医院功能设置的实际情况，在对现有院区功能合理整合的前提下，针对性开展对建筑设施的改造，以及疫情时能快速转换。而新建"平疫结合"区应当从建筑设计、总体规划、系统配置上切实做到"平疫结合"，在节能、结构、消防、环保等方面满足规范或标准的要求，才能在保证平时医疗服务质量的前提下，满足疫情时快速转换、开展疫情救治的需要。

第六节　个人防护新技术

近年来，全球范围内出现各种新发或再发传染病的大流行，参与传染病救治的一线医护人员由于特殊的工作环境和工作特性，可能接触携带不同病原体的患者，面临着严峻的感染风险。研究显示，截至 2020 年，新型冠状病毒造成全球范围超 9 万名医务人员感染或死亡。该数据表明医护人员需要采取更加严格的个人防护措施，正确使用防护用品，遵守标准预防原则，最大限度地减少职业暴露的风险，降低医院内感染的传播。

然而，在实际工作过程中，医护人员面临各种各样的挑战。例如，医护人员需长时间佩戴口罩，容易出现呼吸困难、皮肤受损等不适。此外，由于工作强度大、救治患者时间紧迫，可能出现防护装备损坏的情况，从而影响医护人员的个人防护效果。随着科技的不断发展与创新，人工智能等新兴技术在医疗领域中的应用范围不断扩大，有些新兴技术已运用于医护人员的个人防护中。无论是院内还是院外，人工智能为医护人员的个人防护提供了新的支持和保障，有利于更好地保护医护人员及患者的安全。

一、穿脱防护用品

WHO 发布的指南指出，观察并检查医护人员正确使用个人防护装备的依从性十分重要。而目前防护用品穿脱具体执行是否到位，主要靠医院安排专人观察，存在落实困难且浪费时间与精力的情况。穿脱一次整套防护用品耗时长，若未严格按照标准步骤和方法执行，易增加感染风险。而人工智能在应对新发传染病，尤其是在新型冠状病毒感染防治中发挥了巨大的作用，在疫情监测、接触者追踪、筛查、远程监控、个人防护等环节有效控制了传染病的发生与发展。

基于人工智能技术的防护用品穿脱智能识别系统逐渐替代了传统人工监测防护用品穿脱的方式，该系统可通过摄像头实时捕捉穿脱区域内人员的行为信息，借助行为识别算法精确识别人员位置、手势和动作，在引导正确穿脱流程的同时实时提示人员，以便节约时间、提升效率。例如，国外开发了一款名为 Blue Mirror 的人工智能软件，医护人员在穿脱防护服之前，首先在带有摄像头的平板电脑上选择穿脱程序，设备则会类似于镜子一样呈现全身图像，医护人员在穿脱防护服时设备会提供相应的视觉和音频引导。

目前，部分医院运用防护服穿脱智能化监控系统在各穿脱间与清洁区架设摄像机实现全流程监管。同时，监管人员对流程进行自定义设置，从而适用于不同医疗环境下的防控需求。监控大屏上实时显示医护人员的穿脱视频画面，同时提供全程指导。该系统通过分析视频画面、监测动作时长，可以判断穿脱流程是否正确，动作是否符合规范。一旦出现错误行为，系统将发出声光报警信号，同时对应的穿脱步骤将置红，直到错误得到纠正。另外，在软件程序中可设置允许技术人员进行远程指导，指导人员在单独的房间通过连接的计算机设备查看，如 AI 技术出现故障时，指导人员可向医护人员提供音频反馈，充分降低因防护服穿脱不当导致的病原传播风险。

二、手 卫 生

手卫生是预防和控制感染、保障患者和医护人员安全的最有效、最简单、最经济的防护措施，提高医护人员手卫生的依从性能够降低传染病传播的风险，如何有效提升医护人员手卫生的依从性也是国内外学者一直关注的话题。随着科学技术的不断发展，采用物联网及计算机网络等信息化技术，对医院手卫生进行科学监测与管理，不仅消除了空间与时间的限制，同时提供了科学的数据信息，对提升医护人员手卫生的依从性与合格率起到积极的作用。

（一）手卫生物联网管理

物联网利用无线射频识别、红外传感器、全球定位系统、激光扫描仪等各种信息感知设备，根据预订协议，将物品连接到互联网，以便进行信息传递和通信。这使得物联网能够实现智能物品的辨识、定位、跟踪、监控和管理。与其说物联网颠覆了现有技术，不如说它是将现有及未来的高新技术综合运用在一个网络中。物联网的应用范围包括人、物品、事件等，它是互联网的延伸和扩展，核心概念是连接。物联网的核心在于建立连接，通过不同类型的传感设备将物品与互联网连接，使得物品之间、物品与人，以及物品与网络之间能够进行信息交流，满足智能识别、有效管理和精确控制的要求。

智慧院感系统是一种应用于医院的智能化监控系统，利用物联网技术，实时监控医院内的各种数据，并对医院内的各项工作进行智能化管理。其中，手卫生物联网管理技术是智慧院感系统中的一项重要技术，通过物联网设备，智能检测医院内每个科室、每个医护人员的手卫生情况，以提升医院对手卫生的管理水平。

具体来说，手卫生物联网管理技术将物联网设备应用于医院的各个环节。在每个病区门口配置识别器，每个患者床旁安装床位识别器，每个医护人员佩戴智能胸牌，通过设备之间的相互连接，实现对医护人员的实时监控。当医护人员进行护理或诊疗操作时，智能胸牌会发出提示，提醒医护人员进行手卫生操作。同时，管理人员可以从系统中实时监控每个医护人员的手卫生情况，并进行有效管理。手卫生物联网管理技术的应用，将手卫生情况纳入智能化管理，可以极大提升医院对手卫生的管理水平，有效提高医院的管理水平和服务质量。

（二）基于超宽带的电子手卫生监测系统

超宽带（ultra-wide bandwidth，UWB）是一种以纳秒脉冲为无线通信信号的无载波通信技术。相比传统的无线通信技术，UWB 具有很多优点，如定位精准度高（厘米级）、抗干扰能力强、信息传输率高、低功耗、抗多径效应好等。这些优点使得 UWB 被广泛应用于无线通信、雷达测距、室内定位等领域。

基于 UWB 技术的电子手卫生监测系统，是一种应用于医院的智能化监控系统。它利用 UWB 技术，通过在病床周围安装 UWB 传感器，实时监测患者、医护人员的手卫生情况。当有人员进行手卫生操作时，UWB 传感器会立即捕捉到手卫生事件，并为病床区域提供一个清晰可控的电子围栏，以确保手卫生操作在围栏内进行，避免交叉感染的发生。最后，将信息传输至监测系统，实现对手卫生情况的实时监测。

第一代 UWB 的电子手卫生监测系统由定位基站、定位标签、定位平台和应用平台四部分构成，首先在病房墙壁上安装 4 个定位基站以接收定位标签的脉冲信号，获得高精度定位数据，然后为每位医护人员配置便携式定位牌，并与其 ID 绑定；在每张病床的 4 个角落安装微型标签，标签 ID 与床号绑定；床边或洗手池旁的每个按压分配器上安装 3D 打印壳，将定位徽章放置其中。当医护人员身上的定位牌越过病床边界并停留一定时间时（最短停留时间设定为 4s），即被视为接触了患者或其体液，触发手卫生事件，监控数据则会被发送至后台服务器进行实时储存和分析。

第二代 UWB 的电子手卫生监测系统基于第一代，在考虑病床位置固定不变时，预先设置病床的面积、测量病床的位置坐标并提前将其输入软件中来实现实时定位，由于 UWB 技术能够达到厘米级的定位精度，误判概率可能很小，由此可以对医护人员的行为、病床的位置等目标元素进行可视化。

（三）自动视频审核

自动视频审核（automatic video auditing，AVA）是一种利用计算机自动分析视频，向每个用户提供实时反馈的技术。由于人工审核的效率较低，难以覆盖所有视频，而且无法保证审核结果的准确性。因此，AVA 技术的出现使得视频审核变得更加高效和精确。

AVA 技术能够提高审核的效率和准确性，并且能够保护用户的隐私。在医疗行业中，AVA 技术已被证明可以改善手卫生事件的结果。为了实现更好的手卫生质量管理，一些医疗机构已经在科室所有洗手池上（不包括卫生间、污染区的公共设施）安装带有计算机屏幕的 AVA 系统。屏幕上显示了 WHO 所规定的手卫生步骤，并且每个步骤配置了红、绿色指示灯。AVA 系统实时监测医护人员的手卫生操作，并向医护人员提供实时反馈，以改善手卫生结果。当医护人员正确规范完成对应步骤时，关联动作的指示灯则会由红灯转为绿灯，提醒医护人员洗手操作是否规范。将带有 AVA 技术的摄像头朝向下方，只观测洗手池的情况，医护人员的脸部或其他识别信息被排除在视野外。这种方式不仅保护了医护人员的隐私，而且能够实现正确识别手卫生动作。

虽然 AVA 技术可以提高视频审核效率和准确性，但也存在一些挑战和难点。例如，如何处理视频中的隐私信息等。因此，在应用 AVA 技术时需要综合考虑技术和隐私等方面的因素，确保技术的可行性和合规性。

（四）自动手卫生系统技术

自动手卫生系统技术是一种利用传感器和数据分析技术实现自动监测医务人员手卫生情况的技术。自动手卫生系统技术通过将固定的蓝牙传感器放置在酒精消毒器、病室床头等地方，再将匿名蓝牙传感器 ID 放置在医护人员的胸牌上，并按照身份证进行编码，实现自动监测医务人员的手卫生情况。具体来讲，这些传感器通过不连续的灯光提示附近的医护人员进行手卫生，固定的传感器持续跟踪附近的蓝牙传感器 ID，并将数据合并到手卫生事件中，同时给出医护人员的位置及医护人员是否按照 WHO 的指南实施手卫生。这些数据可以实现实时监测和分析，发现手卫生实施中存在的问题，及时进行纠正和改进，提高医疗服务的质量和安全性。

自动手卫生系统在收集数据的过程中，对医护人员的个人信息和手卫生情况等敏感信息加密处理，确保数据在传输和存储过程中的安全性。通过实施访问控制策略，只有授权用户才能访问手卫生数据。通过定期对系统进行安全审计，以识别潜在的安全漏洞，并采取适当的措施进行修复。另外，自动手卫生系统技术对手卫生系统数据进行分类和标记，以便确定哪些数据受相关法规保护。同时，系统为医护人员提供隐私通知，明确告知其个人信息如何被处理、保护等。系统确定手卫生数据的保留期限，并确保在期限结束后，按照相关法规和标准要求进行数据销毁。因此，自动手卫生系统既能提高医护人员的手卫生实施率，帮助医院预防和控制医院感染的发生，同时确保了数据的安全性，保证手卫生数据的准确性和完整性，从而提高医院感染的预防效果。

（五）AI 识别管理系统

AI 识别管理系统包括显示屏、摄像头、AI 智能盒子及后台管理系统。其实现过程首先通过摄像头或其他类似的设备采集一定量的洗手动作图像和视频数据，然后进行预处理，包括图像和视频的去噪、裁剪、旋转等操作。这些预处理操作能够提高智能识别的准确度和效率。预处理完成后，系统对洗手动作的特征进行提取。系统使用基于计算机视觉的算法，提取洗手动作的关键特征。之后，使用深度学习等算法对洗手动作进行模型训练。训练过程中使用大量的标注数据，通过反复调整参数和优化算法，提高模型的准确度和稳健性。训练完成后，将模型应用于实际的智能识别场景中。对于洗手动作的识别，AI 识别管理系统通常采用实时视频流的方式，将摄像头拍摄到的实时视频流输入到模型中，通过模型进行智能识别，并根据自动识别洗手动作是否规范进行提醒和反馈，依次引导医护人员进行规范洗手操作。

但 AI 识别管理系统的智能识别技术需考虑多种因素，如光照条件、摄像头的视角、洗手动作的速度等，还需避免出现误判和漏判等情况。因此，在实际应用中需要反复调整，以提高其准确度和稳定性。

总之，随着人工智能、云计算、物联网等技术的发展，新兴技术在医学领域的应用已成为不可或缺的一部。通过研发多类型的防护技术，可以为医护人员更好应对新发传染病保驾护航。

第七节　标本采集新技术

标本采集是病原学检测的重要环节，需要采集标本进行传染病患者病原学检测，从而明确疾病诊断。标本采集包括采集前的准备、采集方法、保存与运送等步骤。传统标本采集以人工操作为主，而人工操作通常既耗时，又效率低，如果患者的条形码信息没有正确打印或粘贴，可能会导致自动化设备的条形码扫描模块无法正确识别患者信息，进而对标本的检测产生不利影响，导致结果的报告时间延迟，甚至延误患者病情。

我国积极鼓励在疫情监测与分析、病毒溯源、防疫控制和资源合理配置等领域运用数字技术，包括大数据、人工智能和云计算等，以增强新技术在新发传染病防控中的方面的支持作用。随着医院信息化建设的加速推进，越来越多的精密仪器和智能管理系统已经被引入，使得智慧医院的建设进程已经成为医疗行业数字化转型的重要方向。智慧医院建设通过数字化技术，实现病历电子化、医疗数据网络互联互通等功能，提高医疗服务的效率和质量。在标本采集方面，智慧医院建设发挥了重要作用。例如，自动化标本采集系统的应用，以及 RFID、物联网等技术对标本采集全过程的追踪和管理，提高标本采集的效率和准确性，避免人工操作中出现的错误和不规范，缩短报告时间，提高对患者的诊断准确性和治疗效果。

一、采 集 准 备

（一）身份识别

确保采集过程顺利进行的首要环节是必要的前期准备。在采集标本之前，需要进行一系列准备工作，包括评估患者状况、准备采集部位、采集时的保护措施及详细记录标本信息。在这些准备工作中，身份识别是其中的一部分，核对患者和标本信息是否准确和完整，对维护患者的安全至关重要。传统身份识别主要通过护士或技术人员口头核实患者的身份，以确认患者的身份和所需采样的标本。在新发传染病尤其是重大传染病疫情发生时，传播速度快，需要进行标本检测的人员更多，因此护理人员面临着严峻的任务和心理负担，容易出现信息核对错误等情况。移动护理信息系统是一种床旁工作终端执行系统，以医院现有的医院信息系统为基础，利用 PDA 和无线局域网络技术，将医院信息系统的数据资源充分应用，以实现医院信息系统在病房中的扩展和延伸。移动护理信息系统基于医院现有的医院信息系统，利用 PDA 和无线局域网络技术，将医院信息系统的数据资源充分应用于床旁工作终端执行系统，实现医院信息系统在病房中的扩展和延伸。护士在病房通过随身携带 PDA 扫描患者佩戴二维码的腕带，然后扫描需采集标本的条码，若信息不匹配，系统屏幕则在整个页面显示红色错误标识并持续震动 3～5s，提示护理人员身份识别有误，减少人工核对的差错。

（二）个人防护

在疫情期间，护理人员采集传染病标本是保障公共卫生安全的重要工作之一。然而，这项工作具有极高的感染风险。在采集过程中，护理人员需要穿戴防护服，严格遵循三级防护标准，以降低感染风险。这种防护措施虽然可以有效保护护理人员的健康安全，但同时也给他们造成一定的负担和不适感，尤其是在长时间的工作中，更容易出现疲劳和身体不适。

为了最大限度地减少护理人员感染风险，各大城市在疫情期间纷纷采取一系列措施，其中之一是设置集登记、采样、存储、消杀等功能为一体的移动多功能站进行标本采集。移动多功能站采用数字化技术，通过将信息系统集成到工作站中，护士可以通过扫描二维码完成注册，医务人员也可以进行智能扫码登记需要采样人员的信息，完成核对和采样工作。通过移动多功能站，被采样人员可以直接在预约时间到指定地点进行采样，工作人员只需在站点内进行采集操作。这种方式有效隔离被检测人群，最大限度减少接触，实现安全防护，进一步减轻了医务人员的工作强度，还提高了工作环境的舒适度。

疫情期间，移动多功能站还具备其他优势。移动多功能站能够减少医疗资源的浪费，因为它能够更好地组织和管理标本采集工作，优化标本采集的效能，提高精确性。此外，移动多功能站能够提高医疗服务的响应速度和覆盖范围，因为它能够更加灵活地安排工作计划，根据实际需要灵活调整站点位置和时间安排，提高工作效率。

移动多功能站的应用不仅为医护人员的标本采集工作提供了更加高效、安全和舒适的解决方案，同时也促进了医疗行业的数字化转型和智能化升级。通过数字化技术实现医疗数据的共享和互通，可以提高医疗服务的效率和质量。

二、采 集 技 术

（一）智能化标本采集技术

智能化标本采集技术是利用数字化技术和智能化算法实现标本采集和送检自动化的技术。通过自动化采集设备和程序，可以在检验前向平台有序添加多种标本，并实现多项功能，如捕获人群图像、辨识信息、录入数据、扫描/筛选项目、检查采集标本的合规性、生成/应用识别码及建立连接和数据传输等。整个采样到送检的过程可以实现全流程自动化运行，有效地防止不规范采样，从而预防无法提供临床参考价值的检测结果的产生。对于一些不需要医师开具处方的检测项目，采用自动化采集装置及程序可以显著缩短标本采集的时间，提升医疗服务的效率和质量。而对于感染性疾病患者，自动化的检验设备和程序能够有效地切断传播途径，降低医护人员的感染风险。

智能化标本采集技术的应用，提高了标本采集和送检的准确性和稳定性。传统的标本采集过程往往需要投入大量的人力、物力和时间，并且需要医务人员长时间的操作及具备丰富的技术经验，而智能化标本采集技术通过数字化技术和智能化算法，减少人为因素的干扰，实现标本采集、送检和数据管理等过程的集成，从而提升标本采集全过程的效率。

（二）自动机器人采样系统

新冠疫情期间，咽拭子采样机器人成为一种新型的、高效的样本采集工具。具体运作流程如下：当需检测的人员到达采样点后，自行扫描二维码，机器自动匹配试管条形码，并通过定位和视觉识别系统识别采样区域，精准控制力度，获取采样标本。相比传统人工采样，咽拭子采样机器人的采样过程更加精准和标准化，避免了人工操作不规范的问题。人工采样过程中产生的不适感可能会影响患者的舒适性和采样结果的准确性，而咽拭子采样机器人通过精准的力度控制可以避免这一问题。同时，咽拭子采样机器人的采样速度更快，有效缩短采样时间，提高采样效率。

除了采样精准和高效外，咽拭子采样机器人还具有云端远程监控的功能。通过云端远程监控，可以随时掌控采样数据和设备运行状态。监控人员可以通过远程监控系统，实时查看采样机器人的运行状态和采样情况，及时发现问题并进行处理。这一功能可以有效保障采样机器人的稳定运行，避免因设备故障或其他原因导致采样失败或采样结果不准确的情况发生。

三、标 本 运 送

（一）轨道式物流传输系统

标本采集完成后，需要运送至检验科进行检测、分析。大多数医院采用人工搬运的方式，容易造成标本运送不及时，并且消耗大量的人力资源，甚至出现交叉感染的情况。轨道式物流传输系统是一种通过计算机控制，将各个科室与运输轨道通过收发工作站相连接的系统。该系统利用智能轨道载物小车（不倒翁设计，标本箱始终朝上）在专用轨道上运输物品。通过在各个护士站设置发送窗口，检验科设置运输接收窗口，在操作面板上输入相应的目标站点编码，标本箱即可通过运输轨道最终到达检验科接收窗口完成运送。

轨道式物流传输系统具有许多优点。首先，通过计算机控制，实现快速、准确的标本运送，从而提高标本处理的效率和准确性。其次，轨道载物小车具有封闭的箱体和内置的消毒功能，有效降低了物品之间的交叉污染风险。此外，在感控要求高的区域，还可以通过对箱体进行整体消毒，进一步保障标本运送的安全性。最后，轨道式物流传输系统还可以在住院部、检验中心等需要频繁访问的科室设置双轨往返制轨道，运送和返还各行其道，互不干扰，提升标本运送的效率。

然而，该系统在繁忙时易造成堵塞，需要通过人工二次处理，进一步增加传输时间。此外，轨道式物流传输系统的建设需要投入大量资金和人力，对医院的财务和人力资源造成一定的压力。如果系统出现故障，需要专业技术人员进行维护和修复，维护成本较高。

（二）医院物流机器人

医院物流机器人系统是一种新型的物流运输系统，其主要由智能终端、云端控制平台以及配送机器人三部分共同构成。与轨道式物流传输系统相比,医院物流机器人系统无须建立管道或轨道等基础设施,不会影响正常的医疗例行工作,因为它在有限场地、道路和空间下运作,非常契合防控要求,已逐渐被运用到标本运输中。

物流机器人集成无人驾驶技术和智能化技术,护士通过刷卡或输入密码等方式,将标本放入袋中,然后储存在隔离的封闭容器中进行运输。物流机器人自动读取目的地信息将标本运送至检验中心,根据预设路径和地图进行导航,并具有自主开关门、自主搭乘电梯、自主避开障碍物、自主充电等功能,到达目的地后并提示工作人员取出标本,实现闭环管理。同时,该系统还能实时记录日志,包括发放及签收人员身份、交接时间及地点等信息,避免了在人员密集的场合中传递感染性标本,减少了标本泄漏和受污染的可能性,可降低发生院内感染的概率。

医院物流机器人系统的优点不仅在于其高效、准确、安全,还在于其具有环保节能、智能化、可持续发展等特点。该系统在使用过程中不会产生废气、废水等污染物,而且能够自主充电,减少能源消耗。此外,医院物流机器人具有无人驾驶技术和智能化技术的特点,可以帮助医院实现数字化转型和智能化升级,提高医院的管理水平和服务质量。

第八节　防控培训新技术

根据调查研究,医务人员重大传染病疫情核心应急能力总体处于中等偏下水平。传染病疫情救援团队中,护理人员占很大比例,他们是直接接触患者的主要群体,其应急能力对传染病疫情救援质量有重要影响。在应对新发传染病疫情时,需要积极开展新发传染病护理培训工作,以更系统地强化护理人员对新发传染病的防控能力。传统培训往往采用老师单纯讲授或结合观看视频等教学方式,容易脱离现实情境,缺乏真实体验,而学习者对于知识的掌握也多为机械性记忆,关键性细节容易被忽视。随着信息技术的快速发展,培训技术呈现多样化趋势。情景模拟、虚拟现实、桌面演练等体验式的教学方法,有助于将理论知识与实际操作相结合,可显著增强参与者的危机应对和决策能力。

一、情景模拟培训

(一)概述

情景模拟培训是一种基于实践操作的培训方法。其核心在于通过围绕主题,创设与真实工作一致或较为接近的情景,虚拟再现或模拟事件发生、进展的整个过程,让学习者在模拟环境中进行实践操作,通过亲身实践来了解和体验真实情境。这种体验可以激发学习者的情感反应,增强其对知识的记忆和理解,提高其实践能力和专业知识水平。

医院通过提供仿真训练平台,使医护人员能在模拟环境中进行实践操作,有利于在学习中将医学理论知识与实践操作相结合。这种培训方式有助于增强医护人员对防控知识的理解与记忆,从而提升医护人员的专业能力。在医院的情景模拟培训中,学习者通过仿真场景来模拟医疗实践，如模拟手术、急救、病历记录等，从而帮助医护人员更好地理解和掌握医疗操作流程、规范和标准；帮助医护人员熟悉医疗设备，了解诊断和治疗流程，提高操作技能和知识水平；帮助医护人员了解和应对医疗风险，加强协作和沟通等，从而提升应对紧急情况的能力。情景模拟培训包括计算机情景模拟教学及一般情景模拟培训。

1. 计算机情景模拟教学　计算机情景模拟技术提供的真实感情景，可帮助学员沉浸式地融入互动式的三维虚拟现实情景，并积极互动，以全面获取所需的知识和经验。作为美国顶尖的护理应急培训机构，美国国家应急管理学院的应急管理模拟中心结合了计算机模拟技术和先进的声光电子技术，将潜在的应急数据和操作流程导入到系统中，学员可以通过模拟系统进行各类突发公共卫生事件救护演练模拟，如自然灾害、恐怖袭击、生物危机等。计算机情景模拟技术让学习者在虚拟场景中进行实践操作并做出判断，以更好地了解应急处理的流程、规范和标准，提升紧急事件应对能力。英国设立了多个模拟训练站点，配置了高度逼真的虚拟患者，旨在通过实地示范操作，模拟演练各种医疗场景，包括突发疾病、意外伤害、心搏骤停等，以提高医护人员的综合救护能力。在演练过程中，护士和医生可以与模拟患者进行交互，通过模拟各种医学操作，提高其应急救护技能。

2. 一般情景模拟培训　是学习者通过亲自体验模拟事件中的不同身份和事件发展过程，并对其进行分析和实际操作的培训方法，有助于提高学习者的学习动力，使他们更好地掌握理论和技能。主要方法为选择有丰富经验的护士进行模拟典型案例演示，让学习者融入模拟情境，学习并深入研究案例；邀请专家设计综合演练脚本，应用标准化患者（standardized patient，SP），根据脚本进行考核。此外，还可以设置各类新发传染病场景的模拟演练，在一定程度上可提升护理人员应对新发传染病的能力。

（二）方法

1. 组建培训工作小组　由医院院感防控专业小组负责相关培训内容，该小组由护理部、院感科和临床技能培训中心共同选出的具有丰富的医院感染防控工作经验和教育护理资质的护士组成。其中，由护士长担任组长，负责整体协调培训计划、内容和质量管理工作，其他小组成员负责组织和实施培训课程，确保培训的顺利进行。

2. 制订培训方案　采用线上理论学习和线下技能培训相结合方式，按照国际护理理事会灾害护理核心能力中所需具备的 8 个维度，即准备和计划、沟通、灾害管理、安全保障、评估、干预、恢复、法律和伦理，并且结合学习者的需求和特点，定制符合新发传染病培训实际情况的培训方案和课程内容。医院院感防控专项护理小组负责根据培训内容，制订实际情景的模拟练习案例，并将其提交至护理部、院感科和临床技能培训中心进行审核。审核通过后使用计算机或一般情景模拟方式进行技能培训，每个案例采用站点式技能培训，学习者按照抽签顺序依次进入站点进行情景模拟演练。

3. 教学效果评价与反馈　培训结束后进行理论与技能考核，技能考核结束后由考官进行打分并点评，若考核未通过继续参加培训直至合格。同时，培训工作小组根据学习者的反馈意见和培训效果，及时调整培训方案和内容，以提高培训的效果和质量。

二、桌 面 演 练

（一）概述

桌面演练是一种常用的应急教育方法，参与者使用各种辅助工具，如地图、模型、计算机模拟等，针对预先设定的模拟情景进行讨论和模拟应急决策及现场处置的过程，有助于使相关人员熟悉应急计划中规定的任务和流程，提高领导决策和团队协作的能力。美国红十字会及疾病预防控制中心广泛采用桌面演练作为应急教育的一种有效方式，也是应急管理中常见的演练模式。我国学者基于"互联网+"应急演练的新理念、利用云服务的新模式来开展桌面演练，依托智能化、数字化的演练支撑平台，提供零部署、即开即用的实施应急演练服务，取得了良好效果。

（二）方法

1. 组建培训工作小组 负责统筹、策划演练的方案和流程，邀请具有一定演练评估经验和传染病突发事件应急处置经验的专业人员规划模拟场景及执行程序，制订评估准则和方式。针对重大综合性示范演练，需要制订、编写演练脚本，其中包括演练事件的场景描述、处置行动、执行人员、指令与对白、视频背景与字幕、解说词等内容。这些脚本经过评审后由演练领导小组批准，在必要时征求相关主管单位同意并进行报备。

2. 演练动员与培训 在实施演练前，需要进行动员和培训，以确保所有参与者理解模拟活动的规则、场景，以及各自所负责的内容。所有参与演练的人员都需要接受相应培训，包括应急基本知识、演练基本概念、演练现场规则等。负责演练的工作人员需要掌握岗位职责、演练过程的控制和管理、演练评估方法等。实践参与演练的人员需要提前接受应急预案、应急技能和个体防护装备的使用等内容的培训。

3. 演练实施 讨论式桌面演练中，演练活动的核心是针对提出的问题展开讨论。总策划以口头或书面形式布置一个或多个问题，演练人员则根据应急预案和相关规定，对采取的行动进行深入讨论。在角色扮演或推演式桌面演练中，总策划按照演练方案发布控制消息，演练人员在接收到事件信息之后，通过扮演相应角色或进行模拟操作，以完成应急处置活动。

4. 教学效果评价与反馈 在演练结束后，可以通过组织评估会议、填写演练评价表及访谈演练人员等方法，以收集学员对培训方案、课程内容和教学方法的意见与建议，使培训者及时了解学员的反馈意见，从而进一步完善教学内容和方法。此外，还可以采用"先桌面后实战"的方法，进一步评估桌面演练效果。

三、虚拟现实技术

（一）概述

虚拟现实（virtual reality，VR）技术于 20 世纪 90 年代出现，是一种可以创建和体验虚拟世界的计算机仿真系统。它是指由计算机生成的、人机交互式的三维虚拟环境，使用计算机通过显示器投射 3D 信息进行访问，用户可佩戴头盔等设备，实现与现实世界隔离，同时确保用户的视线变换与虚拟场景内容的变换高度一致，并且提供自然的交互方式（如抓取、目视、手势、动作等），用户可以与虚拟对象进行交互，从而获得与真实体验高度相似、沉浸式的感觉。近年来，虚拟现实技术在各个领域均有涉足，采用虚拟现实技术进行教学培训具有巨大的优势，主要体现在抽象的学习内容可视化、形象化；支持泛在环境下的情境式学习；提升学习者的存在感、直觉和专注度；使用自然方式加强交互；传统学习与新型学习相结合；有利于促进情境认知和知识迁移等。依靠 VR 技术所具备的交互性、沉浸感、高仿真性等特性能够克服传统教学的枯燥、学员无法反馈等问题，解决实地训练受到各种资源限制、准备周期长等问题，为教学实战化提供了创新的解决方案。

（二）培训体系的构建

1. 虚拟环境建设　确定整个虚拟培训的背景环境，交代虚拟事件发生的环境信息，容纳并限制虚拟事件的边界。

2. 应急事件/过程重构　应急救援培训体系的核心要素。主要是通过在虚拟地理环境中逼真还原应急事件的发生和演变过程，以及对周围环境和人群的影响，同时与受训者进行交互，以实现真实的处置体验。

3. 应急事件处置流程与人机交互模式　采用自然、友好的人机交互模式，在虚拟空间中进行处置操作，能够对应急事件的发展进程产生影响，并最终获得相应的处置结果。

4. 培训效果评价与反馈　建立效果评价模型，根据应急事件的处置过程与结果对培训人员进行评价。利用基于虚拟现实的演练，管理层可以验证应急预案的有效性，并实时评估培训人员在演练中的表现，为其提供及时的指导。此外，虚拟现实应用程序可以记录培训场景与过程（包括时间、关键动作元素和视频数据等），总结演习中的经验教训，并制订必要的纠正措施。

随着信息技术的快速发展，教学方法也在不断创新和改进。现代化培训方法呈现出多元化的发展趋势，这些方法能够让医护人员更好地将理论知识与实际情境相结合，使其在近似实际场景中进行体验和模拟，从而提高应急能力和决策能力，降低医疗风险，提升服务质量。

第九节　过渡病房的建设与管理

医疗机构是新发传染病救治的前沿哨点，普通病区在收治疑似传染病患者时，也需要正常收治日常诊疗患者，这极易引起交叉感染。基于感染病原体的特性、传播途径及个人感染风险评估的结果，采取适当的分区分类和隔离措施，能够减少不同风险人群因接触而引发交叉感染的可能性。

过渡病房的设立具有降低医院感染率、减少陪护人员发生感染的风险、减轻护理人员工作压力、提升医院床位利用率等多重优势。过渡病房可以接收疑似感染患者、确诊感染患者和康复期患者，既能保证患者的诊疗需求，又能防止传染病在院内大范围的扩散。因此，在新发传染病流行期间加强过渡病房的建设和管理十分必要。

一、过渡病房的建设

（一）病房的设立

过渡病房的位置应与普通住院病区分开，选择医院相对独立的区域，设置单独入、出口和入、出院处理室，所有电梯出口、楼层入口处均有醒目标识，各楼层门口设置门岗，专岗护士值班，按照分级防护原则，穿戴医用防护口罩、一次性工作帽、工作服等，负责引导、登记收治患者。医生根据患者的病情进行筛查，待排除疑似感染风险后，再转至常规病区治疗。病区内单人单间安置患者，通风良好，设置独立卫生间，应有防护用品穿脱空间。病区的布局设置和工作流程应当符合《医院隔离技术规范》（WS/T 311—2009）要求，不需要按照"三区两通道"设置。科室应该在医院感染控制部门的指导下，对病区布局进行优化调整，减少院内交叉感染的潜在风险。

（二）人员配备

确保高效工作的前提是建立合理的医疗团队组织架构。从不同医院科室中选拔医护人员，组成专门承担过渡病房治疗护理工作的医疗团队，抽组人员需专科技能覆盖面广，能够很好地应对不同专科的患者，从医疗团队选派成员时，挑选 2 名资历深厚、专业素质卓越的高级职称医生，分别担任医院外科和内科病区的主任，护理人员中应包含护士长。由病区主任和护士长构成病区领导小组，他们的职责涵盖以下方面：①组织新进病区人员岗前培训，内容主要包括穿脱防护装备、正确实施手卫生、消毒与隔离操作，以及感染控制等专业知识；②对员工进行全面的分工调度，拟定工作排班计划；③确立病区的清洁和消毒制度，以确保病房、公共区域、办公区和生活区的卫生控制达到医院感染预防标准；④规划并实施病区患者收治的工作流程，建立质量控制措施；⑤协调病区物资的分配和供应；⑥制订卫生应急情况的预备方案。

（三）物品配置

将收治的患者安置单间病房，病房内配备听诊器、体温计、血压计、氧疗用物、负压吸痰器、监护仪等救治所需用物，洗手设施、速干手消毒剂、日常消毒用物、医疗废物垃圾桶等防护处理用物。同时，根据收治范围，迅速整理过渡病区的一般药物和医疗耗材需求清单，药物主要涵盖紧急救治药物、退热镇痛药、激素药物、利尿剂、抗过敏药、润肠剂等。根据病区的感染控制标准，提供所需的个人防护用品，包括消毒物品、口罩、护具、隔离衣等。安排护士承担物资保障管理工作，每天核对库存并提交申领，以确保防护用品有效使用。

二、过渡病房的管理

（一）病房管理

加强病房的管理，建立严格的陪护和探视制度，实行非必要不陪护、不探视，提倡使用视频方式探视，尽量减少交叉感染风险。如需陪护或探视，需对陪护、探视的人数、时间进行严格限制，同时做好个人防护工作，尽量避免人员间的近距离接触。对于陪护及探视者，需对其体温、健康状况等信息进行登记，对其行进路线和活动区域进行严格的限制，直到风险排除。加强病区病房的门禁和安保管理，以减少未经许可的探视与陪护，以及无关人员等的随意进出。通过安保人员巡逻、视频监控等方式，及时发现和处理安全隐患，确保病区的安全和稳定。禁止患者外出就餐，由工作人员或家属将餐食配送至病房门口，实行无接触式配送，减少人员接触和交叉感染的风险。同时加强食品安全和卫生管理，确保患者饮食安全与卫生。

（二）环境物品消毒管理

病室内加强开窗通风，每天 2～3 次，每次不少于 30min。患者专用体温计用 75% 乙醇或其他适宜消毒剂浸泡消毒 30min 后再清洗，听诊器等仪器设备待患者转出或出院时进行终末消毒处理。根据病原体污染的对象确定消毒剂的种类，物体表面和患者使用后的餐饮具用含氯类、溴类和过氧化物类消毒剂，患者的排泄物、分泌物及时用含氯类和过氧化物类消毒剂进行消毒处理。以细菌繁殖体及亲脂病毒污染物为例，接触污染物物体表面每天用 500～1000mg/L 有效氯消毒，作用 1h，用量 100～300ml/m^2。地面若有明显的血渍或其他体液，应首先使用吸湿性材料清除可见的污物，然后用装有 2000mg/L 含氯消毒剂的喷壶，从血渍等污染物的周围向中心方向喷洒。作用 30min 后，使用一次性毛巾清洁，用后作为医疗废物处置。对于诊疗设备的表面和床栏、床头柜、家具、门把手、呼叫按钮、监护仪、微量泵、电脑等物体的表面，以及转运车辆、担架等工具（用后立即进行消毒），每天用 1000mg/L 含氯消毒液擦拭消毒 2 次，30min 后再用清水擦拭干净。有血渍和体液污染时，处理方式同前。患者用后的餐饮具，用 250～500mg/L 有效氯浸泡 0.5h。使用专用的容器收集患者的呕吐物、排泄物和分泌物，排泄物、呕吐物用每 2L 加漂白粉 50g 或 20 000mg/L 有效氯含氯消毒剂溶液 2L 混匀放置 2h；成型粪便用 50 000mg/L 有效氯消毒剂溶液 2 份加入 1 份粪便中混匀后作用 2h；尿液用每 2L 加入漂白粉 5g 或次氯酸钙 1.5g 或 10000mg/L 含氯消毒剂溶液 100ml 混匀放置 2h。患者衣物用有效氯 1000～2000mg/L 含氯消毒剂溶液浸泡 1h。重复使用的医疗用品则装入双层黄色垃圾袋内，贴上标签，以密闭方式送至洗衣房或消毒供应中心进行消毒灭菌。

病区生活垃圾和医用垃圾均按污染垃圾处理，用双层塑料袋盛装并采用鹅颈式封口，每天由清洁工整理，专人送指定地点焚烧。患者转科或出院后实施终末消毒，关门、开窗通风，按照"床单元"为单位进行终末清洁和消毒，包括医疗纺织物品和周围环境物体表面，操作顺序是先清洁后消毒，由上至下，从相对清洁的物体表面到污染物体表面，彻底清除一切污染与垃圾。

（三）人员管理

过渡病房设立专用通道，医护人员由专用通道进入病区，并且按照防护要求严格完成防护措施，进入过渡病房前在清洁区穿防护用品。病区医务人员相对固定，尽量精简并集中诊疗操作，查房或护理患者时，尽量减少人员数量及在病区停留的时间。医护人员离开过渡病房时，通过相对缓冲区（走廊）脱去防护用品，并进行手卫生。病区限制无关人员出入。工作人员弹性排班，为降低人员的流动，分成小组，按照不同的周期进行排班，以减少人员之间的接触。科主任、护士长需制定近期的学科建设规划，并按照具体情况分工到人，以保证病区工作的顺利开展。

（四）应急管理

应急管理主要包括制订应急预案、应急演练、应急物资准备、应急响应流程等内容。医院应根据疾病传播特点和过渡病房的实际情况制订过渡病房应急预案，明确各项应急措施和应急程序；明确过渡病房的演练目标、演练方案和演练效果评价方法等，定期组织应急演练，以确保医护人员熟悉应急预案和相关程序，从而提高应急响应和处置能力；储备足够的应急物资，包括隔离衣、口罩、消毒液、急救药品等，以备应急之需，物资储备量和种类根据过渡病房的规模和患者人数进行合理规划与配置；建立应急响应流程，明确应急情况的报告、处置和跟踪等，并考虑不同应急等级的情况，制订相应的处置措施；建立应急通讯系统和信息共享平台，确保医护人员之间的通讯和信息共享，以保证应急情况得到及时处理。

第十节　不同等级接触者防控与管理

一、确　诊　病　例

（一）定义

病原学检测呈阳性并出现相关临床表现者。根据流行病学史、临床表现、实验室检查等综合分析，做出诊断。对于确诊人员情况需立即报告并转运至定点医疗机构治疗，根据病程进展及时订正临床信息。

（二）管理

（1）轻型病例实行集中隔离管理，相关集中隔离场所不能同时隔离入境人员、密切接触者等人群。隔离管理期间应做好对症治疗和病情监测，如病情加重，应转至定点医院治疗。

（2）普通型、重型、危重型病例及存在危重高危因素的病例，应当在指定的医院集中接受治疗，同时需尽早将重型和危重型病例送 ICU 治疗，有高危因素且有危重症迹象的患者也应该考虑入住 ICU 接受治疗。

二、无症状感染者

（一）定义

无症状感染者主要指病原学检测结果为阳性，但患者没有出现与之相关的临床症状。

主要通过密切接触者、入境者、高风险职业人员、流行病学研究和区域范围的人群筛查等方式来发现。这些人员可能没有明显的症状，但与确诊病例有过接触，或者暴露在特定的场所、职业环境中，具有很高感染风险。

（二）管理

在应对新冠疫情过程中，无症状感染者集中医学观察 14 天。其间出现相关临床症状和体征者转为确诊病例。医学观察进行 14 天，且连续 2 次间隔至少 24h 的标本检测结果为阴性，才能解除医学观察。如果检测结果仍为阳性，但没有出现临床症状，则需要继续进行医学观察。无症状感染者，即使已经解除了集中隔离医学观察，仍需要在接下来的 14 天内进行自我居家医学观察，并在第 2 周和第 4 周前往特定的医疗机构接受随访复诊。

三、密切接触者

（一）定义

密切接触者是指疑似病例和确诊病例症状出现前 2 天开始，或无症状感染者标本采样前 2 天开始，与其有近距离接触但未采取有效防护的人员。对于通过多次检测采样方式（如高风险职业人群的定期检测）发现的病例，其密切接触者的判定时限为从最后一次检测阴性采样时间起至隔离管控前。由流行病学调查专业人员根据流行病学调查结果，结合相关部门提供的活动轨迹等大数据信息，依据以下原则判定密切接触者。

（1）共同居住生活人员。

（2）直接照顾者或提供诊疗、护理服务者。

（3）探视病例的医护人员、家属或其他有近距离接触的人员。

（4）在同一空间内实施可能会产生气溶胶诊疗活动的医护人员。

（5）在办公室、会议室、车间、班组、宿舍、教室等同一场所有近距离接触的人员。

（6）密闭或通风不良环境下共用卫生间、共乘电梯、共餐（同桌/邻桌/频繁经过）、共同娱乐及提供餐饮和娱乐服务的人员。

（7）乘坐同一交通工具并有近距离接触（1m 内）人员，包括交通工具上照料护理人员、同行人员（家人、同事、朋友等）。

（8）暴露于被病例或无症状感染者污染的环境和物品的人员。

（9）现场调查人员评估认为其他符合密切接触者判定标准的人员。

（二）管理

一旦确定为密切接触者，应在 8h 内将其转移至指定的隔离地点，进行医学观察。在进行转运之前，应尽量单间隔离，并确保佩戴口罩。在转运过程中，务必确保被转运者和转运工作人员都采取适当的个人防护措施，并对转运工具进行彻底消毒。密切接触者采取"7天集中医学观察，3 天居家健康监测"的管理措施。在大规模疫情暴发时，为减轻集中隔离点资源紧张的情况，也可以实施"5 天集中医学观察，5 天居家医学观察"的措施。密切接触者的隔离管理期限为自与病例、无症状感染者末次暴露后算起。

对于特殊人群可采取 7 天居家医学观察，应当加强指导和管理，严格落实居家医学观察措施。

1. 14 岁及以下儿童　若其父母或家人均为密切接触者，首选集中隔离医学观察，在做好个人防护和保持人际距离的情况下，儿童可与父母或家人同居一室。如仅儿童为密切接触者，可在社区医务人员指导下，做好个人防护和保持人际距离，由家人陪同儿童居家医学观察；有基础疾病的人员和老年人不能作为儿童的陪护人员。

2. 半自理、无自理能力及有严重基础性疾病的密切接触者　原则上实施集中医学观察措施，由指定人员进行护理。如确实无法进行集中医学观察，可在社区医务人员指导下，采取居家医学观察。有基础疾病的人员和老年人不能作为陪护人员。

四、次 密 接 者

（一）定义

对于与感染风险较高的密切接触者有频繁接触的人，如共同居住、共进餐、一同工作、共享娱乐活动等，被判定为次密接者。判定原则为密切接触者从首次与病例或无症状感染者接触开始，直至他们被隔离管理之前，与密切接触者近距离接触但未采取有效防护的人员。

（二）管理

次密接者需要进行为期 7 天的居家医学观察，每天监测体温和症状，并在第 1、4、7 天分别进行采样检测。如次密接者在居家医学观察期间的检测结果持续为阴性，同时相应的密切接触者在医学观察期内的前 2 次检测结果也为阴性，那么可以在第 7 天后结束居家医学观察。如密切接触者在前 2 次核酸检测中呈阳性结果，那么次密接者将被重新分类为密切接触者，并按照密切接触者的管理标准进行处理。

五、一般接触者

（一）定义

一般接触者是指与疑似病例、确诊病例和无症状感染者在乘坐同一交通工具（如飞机、火车、轮船等），共同生活、学习、工作及接受医疗治疗过程中有过接触，以及共同暴露于商场、农贸（集贸）市场、公交车站、地铁等公共场所的人员，但不符合密切接触者判定原则的人员。一般接触者与病例有过一定程度的接触，但接触程度较低，没有直接面对面交流或共同生活、工作等。这些接触可能发生在公共场所或短时间内的交通工具、商场等地方，因此风险较低，但仍有可能潜伏感染病毒。

（二）管理

经风险评估对感染风险较高的人员采取医学检测措施，分别在判定后的第 1 天和第 3 天各开展一次检测。若检测结果均为阴性，按照防疫部门的要求后续进行健康观察。

六、时空伴随者

（一）定义

时空伴随者是指该人员所持有的电话号码被防疫系统检测出和确诊患者的关联电话号码在同一时空网格（直径为 800m 的范围）共同停留时间超过 10min，且最近 14 天电话号码累计停留时长超过 30h，查出的号码为时空伴随号码，持有电话号码人会被系统标记为时空伴随者。时空伴随是在疫情防控过程中，基于综合利用大数据和各类信息资源，精准摸排、分析确诊病例活动轨迹，对与确诊病例有过轨迹重叠的人员开展全面梳理排查得出的风险定义。

（二）管理

时空伴随者接收到短信后，要求其及时向所在居住地社区、居委会告知情况。同时，前往当地医疗检测机构进行采样，3 天内进行间隔 24h 以上的检测 2 次。如果监测结果均显示阴性，可解除医学观察，并按照防疫部门的要求进行后续的监测和管理。

参 考 文 献

陈光敏，郑奎城，谢剑锋，等，2019. 福建省人感染 H7N9 禽流感空间流行病学[J]. 中华疾病控制杂志，23（8）：911-915，937.

陈黎明，王业东，李保森，等，2008. 新发传染病诊断及鉴别诊断预警系统研究[J]. 传染病信息，21（4）：243-245.

陈莉，罗碧辉，杨志华，等，2021. 新型冠状病毒肺炎定点医院过渡病区的建立与护理管理[J]. 中国社区医师，37（24）：126-127.

陈萍，王燕，段晓菲，等，2017. 风险评估在传染病医院外科医院感染控制中的应用[J]. 华西医学，32（3）：339-343.

陈廷瑞，谢海斌，倪成剑，等，2016. 温州市台风灾后肠道传染病疫情风险的评估[J]. 中国预防医学杂志，17（10）：727-732.

程显毅，季国华，任雪冬，等，2023. 人工智能导论[M]. 上海：上海交通大学出版社.

符岳，罗银秋，程捷，等，2020. 物流机器人在急诊科应对新型冠状病毒肺炎疫情中的应用[J]. 岭南急诊医学杂志，25（3）：231-233.

付列武，2020. "气动物流+智能机器人"在医院物流传输系统中的应用趋势[J]. 工程建设，52（6）：1-5.

付小霞，米元元，张淑梅，等，2021. 重大传染病疫情标本采集技术的最佳证据总结[J]. 护理学报，28（14）：26-34.

傅惠玲，刘承军，2011. 条形码技术对重复使用物品的全程跟踪与追溯管理[J]. 中华医院感染学杂志，21（16）：3365.

傅伟杰，丁晟，吴驰宇，等，2020. 江西省 2013—2017 年人感染 H7N9 禽流感病例流行特征及时空聚集性分析[J]. 中国卫生统计，37（1）：18-19，23.

国家卫生健康委员会，2020. 国家中医药管理局.新型冠状病毒感染的肺炎诊疗方案（试行第五版）[EB/OL].
　　[2023-02-06]. https：//www.gov.cn/zhengce/zhengceku/2020-02/05/content_5474791.html.

国家卫生健康委员会，2020. 医疗机构内新型冠状病毒感染预防与控制技术指南[EB/OL]. [2023-02-11].
　　http：//www.gov.cn/zhengce/zhengceku/2020-01/23/content_5471857.html.

国务院，2017. 国务院关于印发新一代人工智能发展规划的通知[EB/OL]. [2023-02-18]. http：//www.gov.cn/
　　zhengce/content/2017-07/20/content_5211996.html.

滨海发布，2021. 滨海新区企业研发！医疗废物处置有了"神器"[EB/OL]. [2021-05-07]. https：//mp.weixin.
　　qq.com/s/WxpA8OxxnI48lqK8dBT0fw.

何萍，2020. 上海积极应用"互联网+医疗"与"AI 技术+5G 网络"助力防疫攻坚战[J]. 中国数字医学，
　　15（5）：104-106.

侯攀锋，何文英，2021. 传染病监测预警现状研究[J]. 医学信息，34（18）：36-38.

胡月明，李宾，高光强，等，2021. 人工智能在检验医学中的应用及展望[J]. 国际检验医学杂志，42（6）：
　　753-758.

黄晶，2021. DB11/T 1865—2021《医务人员传染病个人防护技术规范》地方标准解读[J]. 中国个体防护装
　　备，（5）：25-29.

黄锐，陈维政，胡冬梅，等，2020. 基于区块链技术的我国传染病监测预警系统的优化研究[J]. 管理学报，
　　17（12）：1848-1856.

黄馨月，毛孝容，马青华，等，2021. 2019 版《灾害护理核心能力》解读及对我国灾害护理发展的启示[J].
　　护理研究，35（16）：2821-2824.

姜淮芜，陈慧，韩爱华，等，2020. 综合医院重大传染病预检分诊体系的审视与完善[J]. 医学与哲学，41
　　（13）：45-47.

晋城市卫生健康委员会，2022. 关于密接、次密接和时空伴随者的科普小知识[EB/OL]. [2022-03-07]. http：//
　　wjw.jcgov.gov.cn/jgwh/jkjy/202203/t20220307_1564327.html.

靳英辉，蔡林，程真顺，等，2020. 新型冠状病毒（2019-nCoV）感染的肺炎诊疗快速建议指南（标准版）
　　[J]. 解放军医学杂志，45（1）：1-20.

康良钰，刘珏，刘民，2021. 传染病风险评估方法研究进展[J]. 中国公共卫生，37（10）：1454-1458.

康正，宁宁，梁立波，等，2015. 基于人群脆弱性视角的突发公共卫生事件风险评估[J]. 中国公共卫生管
　　理，31（3）：280-281，286.

柯思思，朱朝阳，张刚，等，2019. 应用德尔菲法构建医院突发公共卫生事件应对能力评价指标体系[J]. 中
　　国社会医学杂志，36（6）：643-646.

拉桑德，刘一骝，2019. 风险评估：理论、方法与应用[M]. 北京：清华大学出版社.

李广，2015. 公立医院参与公共危机应对研究：以广州市某三甲医院为例[D]. 昆明：云南财经大学.

李淑文，杨明艳，毛英，等，2021. OSCE 模式情景模拟教学法在新冠疫情期间低年资护士院感防控培训
　　中的应用[J]. 云南医药，42（2）：186-187.

廉惠欣，娄靖，张进军，2019. 虚拟现实技术在灾害救援培训中的应用与思考[J]. 中华急诊医学杂志，28
　　（11）：1335-1338.

林海，孙蓬明，王旌，等，2022. 某三级甲等妇幼保健院应对新冠肺炎疫情的防控管理实践[J]. 现代医院，
　　22（12）：1934-1937.

林玫，王鑫，梁大斌，2015. 症状监测在新发传染病和暴发疫情预警中应用的进展[J]. 中华预防医学杂志，
　　49（7）：659-664.

林伟，2020. 消毒供应室护理管理中应用细节管理模式的意义[J]. 国际护理学杂志，39（23）：4253-4255.

刘畅，李慧敏，封海霞，等，2017. 移动护理信息系统在住院患者护理安全中的应用[J]. 现代医学，45（11）：1679-1681.

刘玲玉，张宝珍，杨珍，等，2019. 医务人员重大传染病疫情核心应急能力调查研究[J]. 护理学杂志，34（5）：75-77.

刘绍金，马欣，2003. SARS 流行期间急诊过渡病房的护理管理[J]. 护理管理杂志，3（5）：45-46.

刘芸，李艳萍，2021. 四色分诊法在新冠肺炎疫情期门诊预检分诊工作中的应用[J]. 当代护士（中旬刊），28（12）：107-109.

马霄，2022. 基于智慧医院理念的全院标本无人化立体传输网的构建与思考[J]. 科技视界，378（12）：95-98.

欧阳育琪，向阳，2017. 风险评估在医院感染控制中的应用现状与展望[J]. 实用预防医学，24（10）：1277-1281.

绍兴市人民政府，2021. 密切接触者、次密切接触者、一般接触者如何判定？一文读懂！[EB/OL]. [2021-12-10]. http://www.sx.gov.cn/art/2021/12/10/art_1229494449_59348444.html.

沈庭艳，孟立，2019. 远程会诊后肿瘤疾病随访调查分析[J]. 解放军预防医学杂志，37（12）：3，9-10.

施亮，张键锋，李伟，等，2022. 人工智能助力热带传染病防控研究[J]. 中国血吸虫病防治杂志，34（5）：445-452.

孙光明，高金，李翔宇，等，2023. 机器学习技术[M]. 北京：电子工业出版社.

孙梦圆，杨艳，赵勋，等，2021. 护理人员突发公共卫生事件应对能力的培训管理现状与思考[J]. 解放军护理杂志，38（8）：78-80，84.

田莉，韦艳，黄冰雪，等，2020. 新疆某地区二级及以上公立医院应急医疗救援人力现状调查[J]. 职业卫生与应急救援，38（4）：385-387.

汪晖，尹世玉，王颖，等，2019. 保护性约束信息化管理系统的构建及应用[J]. 中华护理杂志，54（6）：850-854.

王成晨，2022. 大型活动突发事件交通应急预案快速生成与动态优化方法[D]. 南京：东南大学.

王春秀，王筱红，郭淑娟，等，2017. 区域化消毒供应中心的实践与探索[J]. 中国全科医学，20（S3）：279-281.

王海涛，王奇，范勇，等，2014. 浅谈医院智能轨道物流传输系统[J]. 中国卫生标准管理，5（19）：56-57.

王欢欢，马晶晶，2022. 新型冠状病毒肺炎疫情防控常态化形势下过渡病房在急诊管控分流模式中的应用[J]. 现代实用医学，34（6）：825-826.

王杰刚，景晓，2016. 基于德尔菲法评估日照市蚊媒传染病流行风险[J]. 中华卫生杀虫药械，22（5）：466-469，473.

王蕾，谢小华，谭薇，等，2018. 改良智能化急诊分级分诊系统的临床应用研究[J]. 护理研究，32（1）：63-66.

王羚入，蒋莉，唐怡，等，2020. 过渡病房管理在新型冠状病毒肺炎防控中的应用[J]. 重庆医学，49（S01）：376-377.

王威，2023. 5G 与人工智能赋能下 VR 探视在临床的实施与应用[J]. 信息系统工程，（3）：64-66.

韦艳，李伟，2020. 新疆 179 家医院突发事件医疗救援应急物资管理现状调查[J]. 职业卫生与应急救援，38（4）：381-384.

吴国安，魏丽荣，莫嫣娉，等，2020. 重大传染病定点救治医院医疗应急管理机制与策略[J]. 中国医院管理，40（3）：1-3.

吴丽莎，周小勇，张成明，等，2023. 新型冠状病毒肺炎疫情下综合性医院动态设置缓冲病房和病区的实践[J]. 预防医学情报杂志，39（1）：93-98.

吴奇云，殷超鸣，蒋玲，等，2016. 多学科合作情景模拟培训在 ICU 早期康复护理培训中的应用[J]. 护理研究，30（6）：682-684.

吴宗勇，齐军，2020. 临床检验标本运输方式研究[J]. 检验医学与临床，17（12）：1633-1635.

西藏自治区应急管理厅，2020. 突发事件应急演练指南[EB/OL]. [2020-05-22]. http：//yjt.xizang.gov.cn/sitesources/xzajj/page_pc/wzq/qjgcszwz/jyxdhyaglc/flfg/articleed107a5508d8438aab2bbba4971ac8e3.html.

夏静，蔡蕾，陈磊，等，2019. 国际邮轮传染病疫情风险评估体系的建立[J]. 中国国境卫生检疫杂志，42（5）：319-322，344.

谢家隆，陈敏仪，谢彦媛，2020. 医院物流机器人在智能化药房中的应用[J]. 中国卫生标准管理，11（11）：20-22.

肖红叶，杜金柱，王志刚，等，2022. 深度学习[M]. 北京：科学出版社.

辛海燕，苗元青，李鹏，等，2020. 信息技术在医院新冠肺炎疫情防控中的应用实践[J]. 中国数字医学，15（5）：83，102-103.

杨思明，单征，丁煜，等，2021. 深度强化学习研究综述[J]. 计算机工程，47（12）：19-29.

姚宏武，刘伯伟，索继江，等，2017. 物联网技术在医院感染管理工作中的应用进展[J]. 中华医院感染学杂志，27（14）：3131-3134.

姚卓娅，关宁笑，张宇，等，2022. 我国消毒供应中心信息化应用现状与分析[J]. 中国数字医学，17（12）：1-7.

余向华，胡蔡松，魏晶娇，等，2016. 浙江省温州市登革热公共卫生风险评估[J]. 中国媒介生物学及控制杂志，27（5）：491-493，497.

运玲，王福才，张秋芬，等，2017. 综合应用风险矩阵法与 Borda 序值法评估 2016 年世界园艺博览会病媒生物风险[J]. 中国媒介生物学及控制杂志，28（6）：557-560.

优玛医疗，2023.【优·产品】大型医疗设备消毒舱：医疗行业的新型消毒技术[EB/OL]. [2023-12-13]. https：//mp.weixin.qq.com/s/ZlMCQcuphRFkWNHMBV_I3g.

张斯钰，罗普泉，高立冬，2012. 中国重点新发传染病的流行现状与应对策略[J]. 中华疾病控制杂志，16（10）：892-896.

张歆，刘国祥，石林梅，等，2015. 基于因子分析与 Borda 序值法的医疗风险矩阵构建[J].中国医院管理，35（7）：37-39.

张雪兰，黄妮妮，张序心，等，2020. 情景模拟培训在新型冠状病毒肺炎疫情防控培训中的应用[J]. 广西医学，42（20）：2695-2697.

张应涛，郭汝宁，宋铁，等，2019. 基于半定量风险评估和专家会商法的重点传染病疫情风险评估[J]. 华南预防医学，45（5）：410-413.

张永茂，2008. 重大传染病应急培训的特点及组织实施原则[J]. 河北医药，30（3）：389-390.

张媛，王金萍，2017. 地震应急桌面演练的组织与实施：以黑龙江省地震应急桌面演练为例[J]. 中国应急救援，（6）：59-61.

赵月峨，王淑兰，史套兴，2008. 新发传染病出现的机制和影响因素分析[J]. 解放军预防医学杂志，26（3）：157-159.

郑玉婷，廖云姗，范娜，等，2022. 互联网技术在儿童传染病分诊防控中的应用研究[J]. 昆明医科大学学报，43（6）：122-126.

中国疾病预防控制中心，2017. 突发事件公共卫生风险评估技术方案（试行）[EB/OL]. [2020-09-20]. http：//www.chinacdc.cn/jkzt/tfggwssj/gl/201708/t20170810_149318.html.

中华人民共和国中央人民政府，2020. 工业和信息化部办公厅关于运用新一代信息技术支撑服务疫情防控和复工复产工作的通知[EB/OL]. [2020-02-18]. http：//www.gov.cn/zhengce/zhengceku/2020-02/19/content_5480843.html.

中华人民共和国中央人民政府，2020. 关于落实常态化疫情防控要求进一步加强医疗机构感染防控工作的通知[EB/OL]. [2020-05-01]. http：//www.gov.cn/xinwen/2020-05/01/content_5508135.html.

中华人民共和国中央人民政府，2021. 关于印发医疗机构内新型冠状病毒感染预防与控制技术指南（第三版）的通知[EB/OL]. [2021-09-14]. http：//www.gov.cn/xinwen/2021/09/14/content_5637141.html.

中华人民共和国中央人民政府，2022. 关于印发新型冠状病毒肺炎防控方案（第九版）的通知[EB/OL]. [2022-06-28]. http：//www.gov.cn/xinwen/2022-06/28/content_5698168.html.

中华人民共和国中央人民政府，2022. 关于印发新型冠状病毒肺炎诊疗方案（试行第九版）的通知[EB/OL]. [2022-03-14]. http：//www.gov.cn/zhengce/zhengceku/2022-03/15/content_5679257.html.

中华人民共和国中央人民政府，2022. 国务院应对新型冠状病毒感染肺炎疫情联防联控机制关于印发新冠病毒无症状感染者管理规范的通知[EB/OL]. [2022-04-08]. http：//www.gov.cn/zhengce/content/2020-04/08/content_5500371.html.

中央党校(国家行政学院)，2020. 互联网助力战"疫"和经济社会发展，总书记这样说[EB/OL]. [2023-02-18]. https：//www.ccps.gov.cn/zl/dxxx/202004/t20200424_139770.shtml.

周泓，黄雅真，颜美琼，等，2020. 智能垂直仓储管理系统在手术无菌包转运中的应用[J]. 护理学杂志，35（22）：38-40.

庄媛媛，张克勇，2023. 基于 SEIR 模型公共卫生事件下物资分配优化研究[J]. 山东大学学报（理学版）58（3）：109-120.

邹宜覃，倪晨明，高颖，等，2022. 奥密克戎变异株流行期间上海某大型综合医院集中过渡病房管理实践[J]. 海军军医大学学报，43（11）：1280-1284.

Breiman L，2001. Statistical modeling：the two cultures（with comments and a rejoinder by the author）[J]. Statistical Science，16（3）：199-215.

Dong X，Wang S，Ren K，2023. Application of composite antibacterial nanoparticle non-woven fabric in sterilization of hospital infection[J]. Prev Med. 173：107597.

European Centre for Disease Prevention and Control，2011. Operational guidance on rapid risk assessment methodology.[EB/OL]. [2023-02-13]. https：//www.ecdc.europa.eu/sites/default/files/media/en/publications/Publications/1108_TED_Risk_Assessment_Methodology_Guidance.pdf.

European Centre for Disease Prevention and Control，2019. Operational tool on rapid risk assessment methodology-ECDC 2019[EB/OL]. [2023-02-13]. https：//www.ecdc.europa.eu/en/publications-data/operational-tool-rapid-risk-assessment-methodologyecdc-2019.

Farra SL，Miller ET，Hodgson E，2015. Virtual reality disaster training：translation to practice[J]. Nurse Education in Practice，15（1）：53-57.

Ghiga I，Richardson S，Álvarez AMR，et al，2021. PIPDeploy：development and implementation of a gamified table top simulation exercise to strengthen national pandemic vaccine preparedness and readiness[J]. Vaccine，39（2）：364-371.

Hamad A，Jia BC，2022. How virtual reality technology has changed our lives：an overview of the current and potential applications and limitations[J]. International Journal of Environmental Research and Public Health，19（18）：11278.

Hüttel FB，Iversen AM，Bo Hansen M，et al，2021. Analysis of social interactions and risk factors relevant to the spread of infectious diseases at hospitals and nursing homes[J]. PLoS One，16（9）：e0257684.

International Organization for Standardization，2009. ISO 31000：2009 Risk management-principles and guidelines [EB/OL]. [2023-02-12]. https：//www.iso.org/standard/43170.html.

Iversen AM，Kavalaris CP，Hansen R，et al，2020. Clinical experiences with a new system for automated hand hygiene monitoring：a prospective observational study[J]. American Journal of Infection Control，48（5）：527-533.

Javaid M，Haleem A，Vaishya R，et al，2020. Industry 4.0 technologies and their applications in fighting COVID-19 pandemic[J]. Diabetes & Metabolic Syndrome：Clinical Research & Reviews，14（4）：419-422.

Knutson B，Huettel SA，2015. The risk matrix[J]. Current Opinion in Behavioral Sciences，5：141-146.

Kuriyama A，Urushidani S，Nakayama T，2017. Five-level emergency triage systems：variation in assessment of validity[J]. Emergency Medicine Journal，34（11）：703-710.

Lacey G，Zhou J，Li XC，et al，2020. The impact of automatic video auditing with real-time feedback on the quality and quantity of handwash events in a hospital setting[J]. American Journal of Infection Control，48（2）：162-166.

Lam SKK，Kwong EWY，Hung MSY，et al，2018. Nurses' preparedness for infectious disease outbreaks：a literature review and narrative synthesis of qualitative evidence[J]. Journal of Clinical Nursing，27（7/8）：e1244-e1255.

LeCun Y，Bengio Y，Hinton G，2015. Deep learning[J]. Nature，521（7553）：436-444.

McFadden P，Crim A，2016. Comparison of the effectiveness of interactive didactic lecture versus online simulation-based CME programs directed at improving the diagnostic capabilities of primary care practitioners[J]. Journal of Continuing Education in the Health Professions，36（1）：32-37.

Mousavi ES，Mohammadi Nafchi A，DesJardins JD，et al，2022. Design and in-vitro testing of a portable patient isolation chamber for bedside aerosol containment and filtration[J]. Build Environ，207：108467.

Nowicka A，Jaszczak J，Szymanek Pasternak A，et al，2022. Application of a web-based self-assessment triage tool during the COVID-19 pandemic：descriptive study[J]. JMIR Hum Factors，9（2）：e34134.

NuraS，2019. NIOSH announces competition for artificial intelligence programmers[EB/OL]. [2022-07-18]. https：//www.cdc.gov/niosh/updates/upd-10-24-19.html.

Peddinti B，Shaikh A，Bhavya KR，et al，2021. Framework for real-time detection and identification of possible patients of COVID-19 at public places[J]. Biomedical Signal Processing and Control，68：102605.

Saathoff AM，MacDonald R，Krenzischek E，2018. Effectiveness of specimen collection technology in the reduction of collection turnaround time and mislabeled specimens in emergency，medical-surgical，critical care，and maternal child health departments[J]. Computers Informatics Nursing，36（3）：133-139.

Segal R，Bradley WP，Williams DL，et al，2023. Human-machine collaboration using artificial intelligence to enhance the safety of donning and doffing personal protective equipment（PPE）[J]. Infection Control and Hospital Epidemiology，44（5）：732-735.

Sutton RS，McAllester DA，Singh S，et al，1999. Policy gradient methods for reinforcement learning with function approximation[C]//Proceedings of the 12th International Conference on Neural Information Processing Systems. Denver：12th International Conference on Neural Information Processing Systems：1057-1063.

Sutton RS，Mcallester DA，Singh S，et al，1999. Policy gradient method for reinforcement learning with function approximation[J]. Advances in Neural Information Processing System，675.

Thom M，1997. Machine learning[M]. Los Angeles：McGraw-Hill Education.

Verbeek JH，Rajamaki B，Ijaz S，et al，2020. Personal protective equipment for preventing highly infectious diseases due to exposure to contaminated body fluids in healthcare staff[J]. The Cochrane Database of Systematic Reviews，4（4）：CD011621.

World Health Organization，2012. Rapid risk assessment of acute public health events[EB/OL]. [2023-02-13]. https：//www.who.int/publications/i/item/rapid-risk-assessment-of-acutepublic-health-events.

World Health Organization，2014. Infection prevention and control of epidemic-and pandemic prone acute respiratory infections in health care[EB/OL]. [2014-04-07]. https：//www.who.int/publications/i/item/infection-prevention-and-control-of-epidemic-and-pandemic-prone-acute-respiratory-infections-in-health-care.

Yang L，Li H，Ren Y，et al，2023. Development and evaluation of an ultra-wide bandwidth based electronic hand hygiene monitoring system[J]. American Journal of Infection Control，51（3）：313-318.

第六章 新发传染病防控案例分析

第一节 新发呼吸道传染病防控案例

甲型 H1N1 流感

（一）概述

甲型 H1N1 流感也称甲流，是一种由 H1N1 引起的呼吸道传染病，其病原体是一种新型的流感病毒，病毒基因包含猪、禽鸟和人类流感病毒的基因片段。曾于 2009 年在墨西哥暴发疫情，后被 WHO 宣布为公共卫生紧急事件。该病毒通过飞沫传播，症状与季节性流感相似，包括发热、咳嗽、咽痛等。某些人群，如孕妇和慢性疾病患者，更容易出现严重病情。为了控制甲型 H1N1 流感的传播，各国采取了一系列的预防和控制措施，包括加强监测和报告病例、推广个人防护措施（如勤洗手、戴口罩等）、推行疫苗接种和提供抗病毒药物治疗等。随着时间的推移，甲型 H1N1 流感逐渐成为季节性流感的一种亚型，并在流感季节继续引起感染。公共卫生部门持续监测该病毒的变异和传播情况，以便及时采取措施应对流感的威胁。

（二）病原学特点

H1N1 属于正黏病毒科、甲型流感病毒属。典型甲型流感病毒（influenza A virus）颗粒呈球状，直径为 80～120nm，有囊膜。囊膜上有许多放射状排列的突起糖蛋白，分别是红细胞血凝素（HA）、神经氨酸酶（NA）和基质蛋白 M2。病毒颗粒内为核衣壳，呈螺旋状对称，直径为 10nm，为单股负链 RNA 病毒，基因组约为 13.6kb，由大小不等的 8 个独立片段组成。病毒对乙醇、碘伏、碘酊等常用消毒剂敏感；对热敏感，56℃条件下 30min 可灭活。

（三）流行病学特点

1. 传染源 甲型 H1N1 流感患者是主要传染源，无症状感染者也具有一定的传染性。

2. 传播途径 主要通过飞沫经呼吸道传播，也可通过口腔、鼻腔、眼睛等处黏膜直接或间接接触传播。接触患者的呼吸道分泌物、体液和被病毒污染的物品也可引起感染。

3. 易感人群　人群普遍易感，接种甲型 H1N1 流感疫苗可有效预防感染。

4. 较易成为重症病例的高危人群　以下人群如果出现类似流感症状，更容易发展成危重症病例，应予以高度重视，及早做 H1N1 病原学检测。

（1）妊娠期妇女。

（2）伴有以下疾病或状况者：慢性呼吸系统疾病、心血管系统疾病（高血压除外）、肾病、肝病、血液系统疾病、神经系统及神经肌肉疾病、代谢及内分泌系统疾病、免疫功能抑制（包括应用免疫抑制剂或 HIV 感染等致免疫功能低下）、19 岁以下长期服用阿司匹林者。

（3）肥胖者（BMI＞30kg/m^2）。

（4）年龄＜5 岁（年龄＜2 岁更易发生严重并发症）的儿童。

（5）年龄＞65 岁的老年人。

（四）临床表现

潜伏期一般为 1～7 天，多为 1～3 天。通常表现为流感样症状，如发热、咽痛、流涕、鼻塞、咳嗽、咳痰、头痛、全身酸痛、乏力。部分病例出现呕吐和（或）腹泻。少数病例仅有轻微的上呼吸道症状，无发热。症状表现为扁桃体肿胀及咽部充血。少数患者病情发展迅速，出现呼吸衰竭、多器官衰竭。

新生儿和婴儿流感样症状常不典型，可表现为低热、嗜睡、喂养困难、呼吸急促、呼吸暂停、发绀和脱水。儿童病例易出现喘息，部分儿童病例出现中枢神经系统损害。

妊娠中晚期妇女感染甲型 H1N1 流感后较多表现为气促，易发生肺炎、呼吸衰竭等。妊娠期妇女感染甲型 H1N1 流感后可能导致流产、早产、胎儿窘迫、胎死宫内等不良妊娠结局。还可诱发原有基础疾病的加重，呈现相应的临床表现。

（五）诊断

诊断主要结合流行病学史、临床表现和病原学检查，早发现、早诊断是防控与有效治疗的关键。

1. 疑似病例　符合下列情况之一者，可判断为疑似病例。

（1）在发病前 7 天内，曾与已确诊的甲型 H1N1 流感患者有密切接触，且有类似的流感症状。密切接触是指诊治和看护感染期甲型 H1N1 流感患者而没有采取任何有效保护措施；与患者呼吸道分泌物或体液等直接接触。

（2）临床上有类似感冒的症状，甲型流感病毒检验结果呈阳性，但没有进一步检测病毒分型。

如有条件，可安排进行 H1N1 病原学检测。

2. 临床诊断病例　仅限于以下情况做出临床诊断：同一起甲型 H1N1 流感疫情中，未经实验室确诊的流感样症状病例，在排除其他致流感样症状疾病时，可诊断为临床诊断病例。

甲型 H1N1 流感暴发是指一个地区或单位短时间出现异常增多的流感样病例，经实验室检测确认为甲型 H1N1 流感疫情。在条件允许的情况下，临床诊断病例可安排病原学检查。

3. 确诊病例 出现流感样临床表现，同时有以下一种或几种实验室检测结果。

（1）H1N1 核酸检测阳性（可采用实时 RT-PCR 和 RT-PCR 方法）。

（2）分离到 H1N1。

（3）双份血清 H1N1 特异性抗体水平呈 4 倍或 4 倍以上升高。

突发公共卫生事件应急响应是指在突发公共卫生事件发生后，针对该事件进行紧急处理的阶段，包括各项计划、组织、指挥、协调和控制等工作。鉴于新发传染病事件的突发性、不可预测性、演变过程复杂性及信息的不确定性等特点，情景分析法可以根据新发传染病事件的当前状态和未来可能的发展趋势，构建相应的事件情景，从而基于情景分析生成新发传染病事件应急决策方案，其本质上是一种全新的应急决策理念。根据临床护理特点，结合情景分析法，应急响应案例情景要素如下。A1：启动应急预案；A2：报告相关部门；A3：成立防治小组；A4：成立领导小组；A5：下发通知；A6：体征监测；A7：分析研判；A8：明确病源；A9：消灭病源；A10：明确传播途径；A11：制订防控方案；A12：全面排查；A13：疏散人群；A14：防治普及；A15：疫苗接种；A16：物资保障。

（六）案例分析

1. 甲型 H1N1 流感案例简介 患者，男性，30 岁，因"咽部不适 48h，发热、咳嗽 29h"于 2009 年 5 月 10 日 15：30 以甲型 H1N1 流感疑似病例由其他医院转入传染病医院。入院时测体温 38℃，呼吸 19 次/分，心率 101 次/分，血压 130/80mmHg，血氧饱和度 98%。神志清醒，查体合作，急性病容，咽部充血，咳嗽，咳少量黄白色黏痰，查体无异常发现。血常规示白细胞计数 $6.6×10^9$/L，中性粒细胞 86.4%，血小板计数 $166×10^9$/L，C 反应蛋白 39mg/L。胸部 X 线检查示双肺纹理增多。入院后以抗病毒（奥司他韦 75mg，2 次/天）、抗感染、对症支持等治疗为主，5 月 11 日咽拭子 H1N1 核酸检测阳性，该患者为我国首例甲型 H1N1 流感确诊病例。

2. 案例情景分析 通过梳理上述疫情散发过程，提取了在实际暴发过程中可能出现的各种情景要素，并结合突发公共卫生事件的特点，对某市的疫情进行如下分析。

A1：启动应急预案

医院接诊一例甲型 H1N1 流感疑似病例后报告至属地疾病预防控制中心，市级定点医院接到属地疾病预防控制中心通知后，收治疑似病例和密切接触者。作为传染病的定点收治医院，为应对突发公共卫生事件的发生，该医院常备一支应急队。医院积极开展甲型流感防控工作，员工接受专业的培训和考核，熟练掌握正确的防护技术，按程序做好二级防护，才能进入隔离病区工作，员工下班前沐浴、更衣后，方可离开隔离区。

A2：报告相关部门

接诊确诊病例后，立即报告上级领导及相关部门，如属地疾病预防控制中心、疾病预防控制科、医院护理部等。

A3：成立防治小组

属地传染病医院医务工作者配合疾控专家进行疫情防控指导。

A4：成立领导小组

由属地疾病预防控制中心牵头组织，属地传染病医院医务工作者配合，成立疫情防控领导小组进行统筹指挥。

A5：下发通知

接到第三方上报病例样本核酸检测结果阳性后，疾病预防控制中心迅速向该地区其他医疗机构发送相关通知，及时关注可能的疑似病例。

A6：体征监测

隔离区工作的人员每天监测体温 2 次，检查有无感冒症状，如果发现体温达 37.5℃以上，应立即就医。加强患者生命体征、神志、血氧饱和度等的观察，关注患者病情的细微变化，及时记录和汇报，为制订治疗方案提供依据。本例患者病情较轻，进入隔离病房之初，精神紧张，不能理解治疗护理的目的，护士需要适时地与患者进行沟通和交流，了解并尽力解决患者的需求。

A7：分析研判

调查组对医院内相关病例所处的场所进行现场调查，收集病例及密切接触者的信息，调查可能暴露现场科室的空间布局、通风与空调、人员防护等情况。加强病区管理，制订行之有效的应对措施，促进患者早日康复，有效控制院内感染的发生。

A9：消灭病源

患者诊疗用品专用，用后严格消毒。患者使用过的床单被罩、医疗器械、精密仪器设备等物品使用以后，使用含氯消毒剂按相应消毒标准进行消毒，一次性压舌板、痰杯使用后按医疗废物处理，有效消灭病源。

A10：明确传播途径

此次疫情的传播途径为空气飞沫、密切接触及气溶胶传播。

A11：制订防控方案

安排患者单间隔离。为保持病室内空气新鲜、流通，始终开启新风处理系统，并连续使用多功能动态杀菌机清洁隔离病区内的潜在污染区和污染区的空气；为提供舒适环境，保持病室温度为 22～24℃，湿度为 50%～60%。病房配有专门的卫生间和洗手池，可安放脚踏式的医疗废弃物储藏箱和锐器箱。墙上贴有醒目的流程标识，提示医护人员在不同的区域穿脱个人防护用品。

A13：疏散人群

医院设立专用通道用于转运收治甲型 H1N1 流感患者，与工作人员通道、其他患者通道严格分开，无交叉。为甲型 H1N1 流感患者设立专用病房（划分确诊病区和疑似病区），对疑似患者单间隔离，以减少人员流动，防止交叉感染。在病区出入的人行通道和后勤通道的入口处设置门铃器，方便病区内部与外部之间的联系。

A14：防治普及

隔离区工作的人员每天预防性服用中药。合理安排进入隔离病区工作人员的膳食搭配，加强营养，安排好工作和休息，避免劳累。

A16：物资保障

病房内配备多种抢救治疗设备和消毒隔离设施，如呼吸机、监护仪、除颤仪、急救车等，同时配备充足物资，包括医用器材、药品和防护用品等，器械类物资安排专人管理，定量定点放置，并做好使用记录，耗材类物资，安排专人做好出入管理。

3. 情景缺失 通过梳理应急响应情景要素，发现有情景要素未触发。

由于本例患者是我国首例甲型 H1N1 流感确诊患者，该甲型 H1N1 流感又是一种新发传染病，其临床特点我国无报道，需要在工作中加强观察和总结。在梳理病例应对措施时，并没有针对确诊病例的流行病学调查来排查疑似病例及密切接触者，容易造成疫情一定程度的扩散。因此，提出以下一些建议供参考。

A8：明确病源

针对确诊病例的流行病学调查，了解其基本信息、临床表现、症状体征、病程记录、就诊信息、病例接触史等，进而追踪病源。

（1）疫情发生单位基本信息与相关因素调查。内容包括疫情发生的集体或单位名称、地址、报告人、联系方式、疫情波及人数；单位部门分布情况、卫生条件等；近 2 周因病缺勤情况；事件发生前 1 周及事件发生后集体活动情况；环境条件（通风、卫生条件、宿舍条件）。必要时可进行专项调查，收集相关信息，分析传染病的流行情况，对传染病的严重性和发展趋势进行评估。

（2）病例搜索。疾病预防控制机构、医疗机构或社区卫生服务中心相关专业人员通过查阅缺勤记录、医疗机构就诊记录等，通过相关科室或部门调查等方式主动搜索病例。

（3）个案调查。

（4）疫情追踪。疫情处理期间，疫情暴发单位向属地疾病预防控制机构报告本单位每天新增病例数。必要时，疾病预防控制机构对新发病例进行调查核实，及时、准确掌握和评估疫情趋势，调整防控措施。

A12：全面排查

按照《流行性感冒诊疗方案》（2020 年版）中实验室监测技术指南，对涉疫区域内与确诊病例有密切接触人员均进行病毒核酸检测与医学观察，及时排查疑似人员，控制感染源，进而控制疫情进一步扩散。

（1）病例管理。

1）发热（体温≥38℃），或体温≥37.5℃伴畏寒、咳嗽、头痛、肌肉酸痛者劝其及时就医，根据医嘱采取居家或住院治疗。休息期间尽量不要前往公共场合和人群聚集的地方。患者所在单位应指定专人跟踪、登记入院和危重患者的预后情况，并向当地疾病预防控制机构汇报。

2）体温恢复正常、其他流感样症状消失 48h 后或根据医生建议，患者可正常上班。

（2）强化监测。

疾病预防控制机构要督促本地区的医疗单位做好流感样病例的监测工作，如果在短时间内流感样病例明显增加，要立即报告当地疾病预防控制中心。疾病预防控制机构根据医疗机构、学校、托幼机构和其他相关来源提供的信息，整体评估疫情发展趋势，并在有流感暴发迹象时，及时发出警报。

A15：疫苗接种

接种流感疫苗是预防流感最有效的手段，可降低接种者患流感和发生严重并发症的风险。推荐 60 岁及以上老年人、6 月龄至 5 岁儿童、妊娠期女性、6 月龄以下儿童家庭成员和看护人员、慢性病患者和医务人员等，每年优先接种流感疫苗。药物预防不能代替疫苗接种。建议对有重症流感高危因素的密切接触者（且未接种疫苗或接种疫苗后尚未获得免疫力）进行暴露后药物预防，建议不要迟于暴露后 48h 用药。

（1）疫苗种类及适用年龄组：我国批准上市的流感疫苗包括三价灭活疫苗（IIV3）、三价减毒活疫苗（LAIV3）和四价灭活疫苗（IIV4），其中三价灭活疫苗有裂解疫苗和亚单位疫苗，可用于 6 月龄以上人群接种，包括 0.25ml 和 0.5ml 两种剂型；三价减毒活疫苗为冻干制剂，用于 3～17 岁人群，每剂次 0.2ml；四价灭活疫苗为裂解疫苗，可用于 6 月龄以上人群接种，包括 0.25ml 和 0.5ml 两种剂型。0.25ml 剂型含组分血凝素 7.5μg，适用于 6～35 月龄婴幼儿；0.5ml 剂型含组分血凝素 15μg，适用于 36 月龄以上的人群。

（2）优先接种人群：接种流感疫苗安全、有效。原则上，接种单位应为 6 月龄及以上所有愿意接种疫苗且无接种禁忌的人群提供免疫接种服务。考虑到流感疫情流行趋势，为尽可能将流感的危害降到最低，建议下列重点和高风险人群及时接种。

1）医务人员，包括临床救治人员、公共卫生人员、卫生检疫人员等。疫情大流行期间的疫苗使用，应优先考虑医务人员。医务人员接种流感疫苗既可预防个人因感染流感导致工作效率低下或缺勤影响医疗机构运转，又可有效避免因感染而传染流感给同事或患者，保障和维持医疗机构的正常接诊和救治能力。

2）大型活动参加人员和保障人员。全国和地方重大活动、体育赛事人员密度大，容易发生聚集性疫情。建议要求所有活动参加人员，包括代表、委员、参赛人员、列席人员、工作人员、服务人员、保障人员等至少提前 2 周接种流感疫苗。其中活动保障人员，若无接种禁忌要求强制接种。

3）养老机构、长期护理机构、福利院等人群聚集场所的脆弱人群及员工。以上人员接种流感疫苗，可降低此类场所聚集性疫情发生的风险，同时降低老年人群患流感及感染后发生严重临床结局的风险。

4）重点场所人群，包括监所机构的在押人员及工作人员、托幼机构、中小学校的老师和学生等。对此类场所人群接种流感疫苗，可降低患流感风险，避免流感聚集性疫情的发生。

5）其他流感高风险人群，包括 60 岁及以上的居家老年人、6 月龄至 5 岁儿童、特定慢性病患者、6 月龄以下婴儿的家庭成员和看护人员，以及孕妇或预计在流感季节妊娠的女性。此类高危人群接种流感疫苗，可以有效减少感染流感的风险，保护其健康，并降低疾病的严重程度。

（3）接种部位及方法：灭活疫苗的接种采用肌内注射。成人和 1 岁以上儿童首选上臂三角肌接种疫苗，6 月龄至 1 岁婴幼儿的接种部位以大腿前外侧为最佳。流感减毒活疫苗（LAIV）的接种采用鼻内喷雾法，严禁注射。

（4）接种禁忌：曾注射过流感疫苗严重过敏或对疫苗内的任何成分（如甲醛、辅料、裂解剂和抗生素）过敏的患者，均应禁用。对于有急性疾病、严重慢性病、慢性疾病的急性发作期和发热的患者，最好是在病情稳定后再进行接种。在注射流感疫苗前 6 周内曾发现格林-巴利综合征的患者，最好在医师的指导下进行检查，然后再决定是否进行注射。LAIV 接种的禁忌人群：①免疫功能低下者，包括因 HIV 感染、使用药物等导致免疫功能低下的个体；②长期服用含阿司匹林和水杨酸药物的儿童和青少年；③2～4 岁哮喘患儿；④孕妇；⑤有格林-巴利综合征病史者；⑥注射疫苗前 48h 内服用奥司他韦或扎那米韦等抗病毒药物的患者，或注射疫苗 5 天前服用帕拉米韦的患者，或在注射疫苗前第 17 天服用巴洛沙韦的患者。

第二节　新发消化道传染病防控案例

一、霍　乱

（一）简介

2018 年 9 月 26 日，某三甲医院收治 1 例重度腹泻并确诊为 O139 型霍乱弧菌感染患者。患者自诉于 2018 年 9 月 25 日中午进食外购的烤鸭、猪头肉及饮用冷水，17h 后出现腹泻症状，粪便呈黄色水样，无黏液及脓血，腹泻次数不详。继而出现恶心、呕吐症状，呕吐物为胃内容物，呈非喷射状。就医于当地诊所，医治无效（口服药物治疗，用药不详），1 天后出现右侧腰部疼痛、精神萎靡等症状，送至医院急诊科。入院时意识模糊、表情淡漠、烦躁不安、皮肤冰冷、皮肤表面有花纹、手足末端青紫、双眼眼球下陷、目光呆滞、口唇发绀、颈软、颈静脉无怒张、双肺未闻及湿性啰音。急诊给予补液、多巴胺 200mg 升压、亚胺培南西司他丁钠（泰能）1g 抗感染、纠正酸中毒、防治应激性胃黏膜病等应急治疗，入院 1 天后患者腰痛症状及精神状态有所好转，血压 100/60mmHg，但仍有频繁腹泻，粪便呈米泔水样，继续予以补液、固肠止泻丸止泻、调节肠道菌群等对症治疗。便常规+隐血试验显示：隐血试验阳性，大便涂片未见真菌。入院后 2 天患者腹泻症状减轻，入院第 3 天起未再出现频繁腹泻症状，粪便培养结果提示疑似霍乱弧菌阳性（入院后第 2 天采集的标本），遂立即报告市疾病预防控制中心，经省疾病预防控制中心确诊为 O139 型霍乱弧菌感染阳性。科室就地采取接触隔离措施，设立隔离病房、缓冲间，严格按肠道接触性传染病进行消毒、隔离与防护，患者于入院后第 6 天起停用抗生素，第 7~9 天连续 3 次肛拭子试验为阴性，复查血常规、肝肾功能、大便常规、尿常规、电解质，结果显示均无异常，入院后第 10 天解除隔离，继续观察治疗，入院后第 11 天治愈出院。

（二）疾病一般情况

1. 概述　霍乱（cholera）是由霍乱弧菌感染引起的急性肠道传染病，主要通过霍乱弧菌产生的霍乱毒素引起腹泻。典型病例以急性水样腹泻为主要症状，严重者可在短时间内出现脱水、电解质失衡、代谢性酸中毒，可迅速发展为循环衰竭，并导致死亡。霍乱发病急、可大范围扩散传播甚至引发全球大流行。1817 年至今，共发生 7 次霍乱全球大流行，WHO 认为当前仍处于第七次全球大流行中，7 次全球大流行已造成上千万人死亡，对流行地区民众的生命健康、经济发展、社会稳定等方面产生毁灭性影响。据 WHO 统计，在全球范围内，每年新增霍乱病例大概 300 万例，约 10 万人因此丧命。根据《中华人民共和国传染病防治法》规定，霍乱是必须采取强制性管理的甲类传染病，规定发现确诊或疑似病例后必须在 2h 内上报。

2. 病原学　霍乱弧菌（*Vibrio cholerae*）属弧菌科（Vibrionaceae）、弧菌属（*Vibrio*），

是一种革兰氏染色阴性弧菌，其中 O1 群和 O139 群霍乱弧菌产毒株会导致霍乱流行，能通过饮食由口腔经胃到小肠进入人体。此菌对胃酸十分敏感，只有少数通过胃酸进入小肠，而后黏附于小肠上皮细胞表面并在该处迅速繁殖。同时产生外毒素性质的霍乱肠毒素，引起大量肠液分泌，导致剧烈腹泻、呕吐，甚至引发脱水。霍乱弧菌对各种常用消毒药品比较敏感，一般易于杀灭。

3. 流行病学

（1）传染源：主要是携带病毒的患者或无症状感染者。急性期患者，以及中、重型患者是重要的传染源。

（2）传播途径：主要通过水源传播，也可通过蝇虫、食物或病原携带者的排泄物传播。

（3）易感人群：人类是霍乱弧菌已知且唯一的自然宿主，人群普遍易感，胃酸缺乏、生活在卫生条件和医疗条件较差地区的人群尤其易感，感染后并非人人都发病。病后虽可产生比较稳固的免疫力，但仍然存在再次感染的可能性。同时 O1 群和 O139 群霍乱弧菌感染的交叉免疫保护并不完全。

4. 临床表现　人体感染后，隐性感染者占比较高，显性感染者以轻型居多。该病的潜伏期从几小时至 5 天不等，1～2 天常见。多数患者发病突然，没有显著的前驱症状。最初症状多表现为剧烈腹泻、呕吐，仅有部分患者会出现腹部隐痛或腹部饱胀感。每天排便数次以上，个别重型患者粪便可从肛门直流而出。排便后通常会出现腹部轻快感。粪便性状开始为稀便，后为水样便，常为黄水样或清水样，也有少量是米泔样或洗肉水样。呕吐表现为喷射状，呕吐物开始为食物残渣，然后是水样。仅有少数人会出现发热。儿童发热较成人多见。病程可能会持续几小时，也可能是 2～3 天。病程一般可分为泻吐期、脱水虚脱期、恢复期三期。

目前大部分霍乱患者的症状较轻，与肠炎相似，可根据脱水程度、血压、脉搏及尿量分为 4 型，即典型病例（中、重型）、非典型病例（轻型）及中毒型病例（干性霍乱）。中、重型患者因为严重的脱水和循环衰竭症状，一般较易确诊；而轻型患者往往容易被误诊或漏诊，从而导致霍乱的传播。

（1）轻型：大部分的患者仅有轻度腹泻。每天排便次数一般大于 2 次，少于 10 次，粪便为软便、稀便或黄色水样便，少数情况下会伴黏液或血液。儿童可有高热。绝大多数患者能照常进食及起床活动，腹泻次数较多者可有轻度脱水表现，神志、血压、脉搏均正常。病程短，多于 3～5 天恢复。

（2）中型：患者脱水严重，脉搏细速，血压下降，尿量少，临床表现和粪便性状皆明显。

（3）重型：患者极度虚弱或出现意识障碍，严重脱水，甚至出现休克体征，脉搏细速或不能触及，血压下降或测不出，尿极少或无尿，出现典型症状或在几小时后病重死亡，应当及时、足量地补充水分和电解质。

（4）中毒型：又称干性霍乱，是一种特殊的临床类型，起病急骤，起病后迅速进入休克状态。无泻吐或泻吐较轻，无脱水或仅轻度脱水，但有严重的中毒性循环衰竭，这种类型罕见。

5. 临床诊断　诊断以临床表现、流行学史和病原检查三者为依据。

（1）确诊标准

1）凡有腹泻、呕吐等症状，粪便培养霍乱弧菌阳性者。

2）疑似病例生活用品或家居环境标本中检出 O1 群和（或）O139 群霍乱弧菌。

3）生活在霍乱流行区，或 5 天内到过霍乱流行区，或发病前 5 天内有饮用生水，或进食海（水）产品，或其他不洁食物和饮料史；有与霍乱患者或带菌者密切接触史或共同暴露史。有典型霍乱症状而粪便培养霍乱弧菌阴性，无其他原因可查者。如有条件可做双份血清凝集素试验，滴度 4 倍或 4 倍以上可诊断。

（2）疑似标准

1）在病原学诊断尚未确定之前，出现典型腹泻、呕吐症状的非疫区病例。

2）霍乱流行期间，出现腹泻症状，且曾与霍乱患者有过接触而无其他病因的病例。

（三）应急响应

A1：启动应急预案

科室在接到疑似霍乱患者疫情报告后，应立即暂停收治新患者。根据医院领导的要求启动科室Ⅳ级突发公共卫生事件应急预案。

A2：报告相关部门

2018 年 9 月 30 日科室接到疑似霍乱患者疫情通报后，立即上报医务部、护理部及疾病预防控制科等相关科室。

A3：成立防治小组

接到疫情报告后，科室立即成立应急处置小组同时进行救治及防护工作，采取最新规范的救治方案，做好工作人员、霍乱患者及科室其他患者的消毒、防护与隔离，防止疫情外流扩散。

A4：成立领导小组

接到疫情报告后，科室在医务部及护理部的安排下，立即成立应急领导小组，主要负责启动科室应急预案，指导做好霍乱患者及其他患者的救治工作。同时协助疾病预防控制科做好患者的检疫、流调、隔离、消毒及防护工作，及时向上级领导汇报救护与防控工作进展。

A5：下发通知

护理部与疾病预防控制科得到报告后，下发相关通知。

A6：体征监测

对与患者密切接触的家属、同事（3 人）、医务人员（17 人），每天由专人询问有无腹泻、呕吐、发热等霍乱前驱症状并记录、上报，同时督查相关排查人员做好个人防护。

A7：分析研判

对突发公共卫生事件信息进行及时收集、整理、分析和研判：疫情发生后，医务部及护理部对事件原委进行调查，发现本例患者因休克入院治疗。医护人员起初以为是普通的肠道感染引起的急性胃肠炎，并未将霍乱纳入考虑范围内，存在医护人员对传染性疾病相关知识掌握不扎实、缺少罕见病接诊经验、缺乏临床经验等问题。在今后的工作中，要有针对性地加强医护人员相关知识技能的培训，提高传染病诊疗水平和防控意识。调查核实患者入院后到过的区域，寻找可能的密切接触者，追踪并确定确诊病例。

A8：明确病源

科室护理人员对确诊病例进行流行病学调查，了解其基本信息、临床症状、就诊信息、接触史等。针对饮食习惯、日常生活和工作接触等方面，分析可能的疾病及疾病可能的来源。

A9：消灭病源

调查核实患者入院后所有接触过的环境区域，当天对救护车、电梯、急诊科治疗室、放射科、收治科室等区域使用 2000mg/L 含氯消毒液进行擦拭和喷洒消毒。隔离区域内的地面和物表，每天 2 次用含氯消毒液进行擦拭消毒。双层医疗塑料袋密封患者衣物和被褥等污染物品，使用含氯消毒剂消毒后焚烧。患者使用一次性诊疗用品、生活用品及其排泄物、分泌物、呕吐物、生活垃圾均按感染性废弃物处置。一次性使用的输液器、注射器、口罩、帽子等，均装入双层医疗废物袋，并用含氯消毒液进行喷雾消毒后再密封处理。在隔离期间，应该为患者提供专门的便盆，严禁在卫生间内直接排便，并采用过量的漂白粉搅匀粪便，作用 2h 后装入双层医疗废物袋，每 10L 生活污水加入 20ml 的 10 000mg/L 含氯消毒液，混匀作用 2h 后排入污水处理系统。霍乱可通过虫媒进行传播，一经确诊，立即在患者病房内放置粘蝇贴、灭蝇灯等灭蝇设备，住院期间将病房的窗纱关闭，防止蝇类进入。在做好消毒工作的同时，隔离区的厕所、垃圾篓等，需每天应用拟除虫菊酯类的杀虫剂进行喷洒消毒，彻底杀灭隔离区内蝇类。

A10：明确传播途径

确诊此次疫情为霍乱，明确霍乱是肠道传染病，主要通过水源、食物、病原携带者的排泄物（尿液、粪便）及虫媒传播。

A11：制订防控方案

2018 年 9 月 30 日科室接到疑似霍乱患者疫情通报后，疫情应急处置小组迅速成立，紧急调配防护物资。立即暂停接收新患者，并对患者进行单间隔离，划分独立的隔离区，设置"三区两通道"，严格落实隔离制度。在每个区域都配备相应的防护、消毒设备。加强病室及终末消毒，医疗废物处置和灭蝇工作严格按照规范实施。不允许家属陪同、探视。由 2 名专职护士全权负责患者的护理工作，进入隔离区前要求严格做好个人防护，避免造成传播流行。患者相应症状消失后，连续 3 天采集、培养粪便标本，3 次结果均为阴性后，解除隔离，并对密切接触人员进行观察检测、用药及健康宣教。

A12：全面排查

调查核实患者入院后到过的区域，进行全面彻底的消毒。排查与患者密切接触的家属、同事（3 人）、医务人员（17 人）并进行医学观察，限制密切接触人员活动范围，进行粪便留样，连续送检 3 天，结果均阴性，连续观察 5 天后解除密切接触者医学观察。

A13：疏散人群

科室在接到疑似霍乱病例报告后，应立即暂停接收新患者，并转移周围病房的患者，划分出独立的隔离区。

A14：防治普及

霍乱属于甲类传染病，传染性强，致死率高，对社会危害极大，因此着重加强医护人员对传染病的监测与上报的知识宣教，做到"早发现、早诊断、早报告、早隔离、早治疗"，避免造成大范围的流行。对患者、密切接触者及易感人群积极开展卫生宣教和心理疏导。宣传保持个人及环境卫生，饭前便后洗手的重要性；要注重饮食卫生，不吃未煮熟的食物，不将生的食物和熟的食物放在一起，不喝卫生检测不达标的生水，保持厨房内外清洁卫生，经常对餐具进行消毒等。对室内的苍蝇、蚊虫等传播媒介进行消杀。

A15：疫苗接种

在省级疾病预防控制中心明确诊断后，医院迅速对密切接触者（3人）及医务人员（17人）预防性服用诺氟沙星。

A16：物资保障

2018年9月30日科室接到疑似霍乱患者疫情通报后，立即紧急调配防护物资。

（四）情景缺失

通过梳理应急响应情景要素，发现有以下情景要素未触发或存在不足。

在本案例中，患者确诊为霍乱，霍乱目前尚无特效治疗药物，主要是进行对症处理，及时补充水及电解质，辅以抗菌治疗，因此在体征监测时除了要对疑似、密切接触的人员进行症状监测，同时也要加强对患者病情的监测。科室在接到疑似霍乱患者的通报后，立即紧急调配防护物资，但是仍然存在科室日常未配备防护物资的问题。虽然本案例疫情得到了较好控制，但是若疫情扩散蔓延，紧急调配的防护物资未到位，可能会导致疫情进一步扩散蔓延；同时，防控方案制订得不够明确具体，防控方案应当从控制传染源、切断传播途径、保护易感人群的三个角度出发，以达到对传染病的有效控制。

A6：体征监测

除加强对密切接触人员的发热、腹泻等霍乱前驱症状的监测外，还要加强对患者病情的观察。腹泻是霍乱的典型症状，若不加以治疗，可在数小时内使患者丧命，因此护理人员需密切观察患者的腹泻量、颜色及性状，注意患者的呕吐量、呕吐内容物等情况。同时，根据患者的生命体征，判断患者的脱水情况，并调整输液量。如果患者出现并发症状，如心力衰竭、肺水肿等，应立即停止输液，报告给主治医师，对患者实施针对性处理。

A11：制订防控方案

防控方案的制订应当从控制传染源、切断传播途径、保护易感人群三个角度出发。

控制传染源：遵循"早发现、早诊断、早报告、早隔离、早治疗"的原则，及时对患者、疑似患者、密切接触者采取隔离观察、治疗措施，禁止离开隔离区域，避免交叉感染。

切断传播途径：主要措施包括防护、隔离与消毒。防护措施包括接触患者及其血液、分泌物、排泄物等物质或有可能被病原体污染的物体表面时应戴手套、戴口罩及加穿隔离衣；防护用品在接触了高浓度病原体的物品后必须更换；离开污染现场之前必须脱去防护用品，并用抗菌肥皂洗手；在脱去防护用品后不要再接触任何可能带有病原体的物体表面。隔离措施包括为患者提供专门的卫生间、洗手池及便盆，病房每天消毒，保持开窗通风，设立专门标识，专人看管，严禁无关人员进入；患者间不得接触或交换用品；当一次性生活用品用完后，需立即按照医疗废物处理标准进行处理。消毒措施包括对患者所处环境、所接触物品及排泄物、分泌物的随时消毒，同时还包括患者的自身消毒。通过以上方法可从根源上切断霍乱传染的途径，尽可能降低霍乱传播、感染的概率。

保护易感人群：除了对易感人群进行预防性服药以外，还应对其进行健康教育，指导其注意饮食营养、自身卫生、锻炼身体、定时开窗通风等，以提高机体的非特异性免疫力。

A16：物资保障

护理部应建立并完善物资保障机制，各科室日常配备防护服、护目镜、医用防护口罩等防护物资，派专人管理记录，及时更新，以防紧急情况下防护不到位。同时应当明确紧急情况下防护物资及医疗物资缺乏时的物资调配原则。

二、甲型病毒性肝炎

（一）简介

该案例发生在北京市某精神病专科医院，对所有患者均封闭管理。由于严重急性呼吸综合征（SARS）疫情的影响，自 2003 年 4 月初停止一切探视活动，其间也未接收过住院患者，但医务人员未禁止外出。精神病患者自我控制能力和个人卫生习惯均较差，有些患者有随地大小便、随手抓东西吃等不良卫生习惯。2003 年 6 月 7 日，北京市某精神病专科医院医生、护士在查房时发现一例患者双侧巩膜轻度黄染，经请示病区主任和会诊后，当时抽血查 ALT（425U/L）认为是长期服用抗精神病药物（舒必力、氯丙秦、奋乃近、氯氮平等）引起的药物性肝损害，给予保肝治疗，未采取任何隔离治疗措施；6 月 13 日，该病区又出现一例患者双侧巩膜轻度黄染体征，抽血查 ALT＞40U/L，主管医生及主管护士嘱咐其他护士、同室其他人不要碰该患者的东西，其他处理同前病例；6 月 30 日至 7 月 4 日，该病区出现同症状病例 9 人，此时才引起了该医院的领导重视，考虑存在医院内甲型肝炎病毒感染的可能，遂于当晚向区疾病预防控制中心进行疫情报告。

（二）疾病一般情况

1. 概述　甲型病毒性肝炎（简称甲肝）是一种以肝损害为主的急性传染病，主要通过粪-口传播。通过潜伏期或急性期患者粪便或血液污染的水源、食物、用具等，可以经口进入胃肠道而传播。甲肝的发病具有季节性，冬春季节为发病高峰，且可能发生大规模的暴发流行。甲型肝炎病毒具有很强的抵抗力，可以在外界环境长时间存活，食物制作中通常用来消毒或控制细菌病原体的程序往往无法将其杀灭，能通过各种污染物品（手、日常用品、衣物、被单等）及水和食物传播，也可经苍蝇携带而传播。该病与不安全的水或食物、卫生条件差、不良个人卫生习惯和口-肛性行为有密切关联。该病极少导致致命的重型肝炎（急性肝衰竭）。据 WHO 估计，2016 年，全世界有 7134 人死于甲型肝炎（占病毒性肝炎死亡率的 0.5%）。近年来，随着甲肝疫苗的推广和环境卫生条件的改善，甲肝的流行特点也逐渐改变。中国大陆地区甲肝发病率在 2012 年已下降到 1.78/10 万，从甲肝高发区逐渐过渡到中、低发区。

2. 病原学　甲型肝炎病毒属于微小 RNA 病毒科的嗜肝 RNA 病毒属，为直径 27～32nm 的球形颗粒，无包膜。HAV 对外界抵抗力较强，在-20℃条件下保存数年，其传染性不变，能耐受 56℃、30min 的温度及 pH 为 3 的酸度；加热煮沸 100℃、5min 或干热 160℃、20min

紫外线照射 1 小时，1mg/L 氯、30min 或甲醛（1∶4000）37℃、72h 均可使之灭活。HAV 存在于患者的血液、粪便及肝细胞胞质中。

3. 流行病学

（1）传染源：主要是急性期患者和隐性感染者，尤其以后者多见，由于其数量多，又不易识别，是重要的传染源。病毒主要通过粪便排出体外，自发病前 2 周至发病后 1 周内的粪便具有传染性，少数患者可延长至其病后 30 日，当血清抗-HAV 出现时，粪便排毒基本停止。

（2）传播途径：主要经粪-口途径传播。粪便中排出的病毒通过污染的手、水源、苍蝇和食物、玩具等经口传播，日常生活接触多引起散发性发病，输血后引起甲型肝炎的罕见。水源或食物污染可致暴发流行，如 1988 年上海暴发甲肝疫情，4 个月内发生 31 万例，即由食用经粪便污染的未煮熟的毛蚶引起。

（3）易感人群：抗-HAV 阴性者均为易感人群。6 月龄以下的婴儿有来自母体的抗-HAV 抗体而不易感染，6 个月龄后，血中抗-HAV 逐渐消失而成为易感者。在我国，发病者以儿童居多，大多数在幼儿、儿童、青少年时期获得感染，以隐性感染为主，成人抗-HAV IgG 的检出率达 80%。感染后可产生持久免疫。甲肝的流行率与居住条件、卫生习惯及教育程度有密切关系，农村高于城市，发展中国家高于发达国家。随着社会发展及卫生条件的改善，感染的年龄有后移的趋势。

4. 临床表现 甲肝的潜伏期 2～6 周，平均 4 周。典型病例发病初期常有乏力、厌食、恶心、呕吐等症状，部分病例出现黄疸，小便呈深黄色，粪便呈灰白色，皮肤、巩膜黄染，肝脾大，体温升高。甲肝患者还可出现腹泻，肌肉疼痛，咽炎等。发病初期多出现"感冒"症状，一般发热 3 天左右。患者通常伴有恶心、呕吐、厌油食等类似胃炎的症状。大多数患者在治疗 3 个月后临床症状消失，肝功能基本恢复正常，6 个月内痊愈。临床以急性肝炎、无症状感染者常见，无甲型肝炎病毒慢性携带者，极少出现重型肝炎。成人甲肝的临床症状较儿童重。

（1）急性黄疸型

1）潜伏期：患者在此期常无自觉症状，但在潜伏期后期，约感染 25 天后，粪便中有大量的 HAV 排出，潜伏期患者的传染性最强。

2）黄疸前期：起病急，多数患者有发热、畏寒，体温在 38～39℃。平均热程达 3 天，少数达 5 天，全身乏力、食欲缺乏、厌油、恶心、呕吐、上腹部饱胀感或轻度腹泻。少数患者以上呼吸道感染症状为主要表现，尿色逐渐加深呈浓茶色。

3）黄疸期：自觉症状好转，发热退后黄疸出现，可见巩膜、皮肤不同程度黄染，肝区痛，肝大，有压痛和叩痛，部分患者有脾大。可有短期大便颜色变浅，皮肤瘙痒。肝功能明显异常。

4）恢复期：黄疸逐渐消退，症状好转以至消失，肝脾回缩到正常，肝功能逐渐恢复正常，IgG 介导的免疫系统建立。

（2）急性无黄疸型：较黄疸型少见。起病较缓，临床症状较轻，仅表现乏力、食欲减退、肝区痛和腹胀等。体征多有肝大、轻压痛和叩痛，脾大少见。转氨酶水平升高。

（3）瘀胆型：主要是急性甲型肝炎引起的肝细胞裂解导致胆汁分泌下降，血液中胆红素水平上升和胆酸浓度增加，引起黄疸和全身皮肤瘙痒。起病类似急性黄疸型肝炎，但消化道症状较轻，发热时间较长，肝内梗阻性黄疸持续较久（数周至数月），可有腹胀、皮肤瘙痒、一过性粪便颜色变浅，尿色深呈浓茶色，肝大、有压痛。

（4）亚临床型：部分患者无明显临床症状，但肝功能轻度异常。

（5）重型肝炎：较少见。成人感染 HAV 者年龄越大，重型肝炎发病的比例越高。

（6）暴发型甲型肝炎：占全部病例的 0.1%～0.8%，但病死率甚高，达 50%。本型起病甚急，可有发热、食欲缺乏、恶心、频繁呕吐、极度乏力等明显的消化道及全身中毒症状；黄疸逐渐加深，肝进行性缩小，有出血倾向、中毒性鼓肠、肝臭味、腹水、急性肾衰竭和不同程度的肝性脑病表现，直至出现深度昏迷、抽搐。患者多因脑水肿、脑疝、消化道出血、肝肾衰竭等死亡，病程不超过 3 周。

5. 临床诊断　诊断依据为患者有明显的乏力、食欲缺乏、恶心、呕吐、尿黄等前驱症状。乙型、丙型、丁型、戊型肝炎，EBV 性肝炎，CMV 性肝炎，均可出现急性肝炎的临床表现，鉴别诊断主要依据特异性血清学检查，特别是戊型肝炎和甲型肝炎临床表现极相似，需要结合流行病学资料及检查 ALT、抗-HAV 等进行鉴别诊断。

（三）应急响应

A1：启动应急预案

2003 年 7 月 4 日医务部、护理部等部门接到医院内可能存在甲肝病毒感染暴发的通报时，立即启动乙类传染病应急预案。

A2：报告相关部门

2003 年 6 月 7 日医生、护士在查房时发现患者出现症状，即请示上级主任，会诊后认为是长期服用抗精神病药物引起的，未引起重视；直至 6 月 30 日至 7 月 4 日又出现同种病例 9 人，向上级领导报告才引起重视。

A3：成立防治小组

接到疫情报告后，科室立即成立应急处置小组，规范救治方案，做好消毒隔离，防止疫情外流扩散。

A4：成立领导小组

接到疫情报告后，护理部立即成立应急领导小组，调查事件原因、向上级领导汇报工作及指导科室成员展开工作。

A5：下发通知

护理部与疾病预防控制科得到报告后，下发相关通知。

A6：体征监测

2003 年 7 月 4 日护理人员采集了 11 例患者的静脉血进行抗 HAV-IgM、ALT 和 HBsAg 的检测。结果：除第 1、2 例患者的 ALT 正常外，其他患者均异常，抗 HAV-IgM 均为阳性，HbsAg 均为阴性；7 月 5 日，又对全院其他 589 例住院患者、171 名医护人员和 26 名食堂职工，进行抽血检查，结果显示 31 人 ALT 异常，HbsAg 均为阴性。大部分确诊患者临床症状、体征不显著，其中 14 例患者巩膜轻度黄染、3 例发热、3 例腹泻、4 例尿黄、3 例呕吐、1 例肝肿。

A7：分析研判

对突发公共卫生事件信息进行及时收集、整理、分析和研判：由护理人员进行流行病学调查，发现与首例患者同病房的 2 名患者，分别于 7 月 2 日、3 日发病，而与第 2 例患者同病房的 2 名患者未发病；其他患者没有明确的流行病学接触史；第 1 例与第 2 例、第 9 例患者发病时间间隔分别为 6 天和 23 天，平均间隔为 14.5 天。发病年龄在 12～59 岁，男性 23 人，女性 6 人，29 例患者分布在 3 个分病区的 24 间病房。

疫情发生后，护理部监督检查各发病病区的日常消毒管理工作，发现病区没有制订消毒管理制度，无专业人士负责消毒工作；各病房每天用次氯酸钠喷雾消毒一次，每周用次氯酸钠浸泡消毒患者服药杯 2 次，上述消毒工作均无消毒记录；2003 年 7 月 4 日以前未对厕所采取任何消毒处理措施。

调查参与第一例、第二例病例的护理人员发现，当第一例、第二例病例出现时，没有进行全面、细致的检查和鉴别诊断，判断为"长期服用抗精神病药物引起的肝损害"。

由此分析得出：本次疫情已引起院内扩散；造成感染传播的原因之一是病区的消毒管理措施不足；由于相关护理人员知识缺乏导致未在早期识别疫情。

A8：明确病源

由医务部、护理部等组成的调查组进行调查分析，在第一例患者发病前 2 个月，医院所有患者已暂停一切探视活动，并拒绝家属提供任何食品，因外部食物传播病原体的可能性较小；第一例患者无明显流行病学接触史；周边地区（2km）近 2 个月无甲肝疫情发生；但仍存在露天存放医院垃圾，未定期对垃圾采取消毒和灭蝇措施不到位等问题。

甲肝病毒主要是通过粪-口途径传播，而医院食堂卫生管理较差，防蝇设施不全，工作人员对患者使用过的餐具的消毒方法、保存不合理（询问时回答不清、消毒后在病区内保存），也是导致此次疫情传播的重要因素。

病区消毒管理工作差，工作人员未经过有关相关知识与技术的专业培训，同时也未进行日常消毒效果检测，致使甲肝病毒通过日常生活接触而引发医院内交叉感染和传播。

A9：消灭病源

立即对患者到过的用餐区、卫生间、病房等区域进行全面彻底的消毒。对患者使用过的一次性诊疗用品、生活用品及其排泄物、分泌物、呕吐物、生活垃圾均按感染性废物处置。

A10：明确传播途径

明确本次疫情为甲肝院内暴发，甲肝是消化道传染病，主要通过粪-口途径传播。

A11：制订防控方案

2003 年 7 月 4 日医务部、护理部等上级领导接到医院内存在甲肝病毒感染暴发的可能通报时，立即成立应急处置小组，对患者进行隔离，做好防护、消毒措施，要求患者餐前、便后用 0.2% 过氧乙酸消毒液泡手，然后再用清水冲洗，随时保持手卫生；病房、卫生间准备避污纸，教会患者使用；每间病房门口准备鞋垫，鞋垫上喷洒 0.2% 过氧乙酸消毒液，每天更换鞋垫。观察密切接触人员，完善相关检查。

A12：全面排查

2003 年 7 月 5 日对全院其他 589 例住院患者、171 名医务人员和 26 名食堂工作人员抽血查 ALT 和 HbsAg，结果显示 ALT 异常 31 人，HbsAg 均为阴性。

A14：防治普及

在本次疫情后，组织加强了医务人员对《中华人民共和国传染病防治法》及相关法律法规的学习培训，熟练掌握传染病的诊断、报告、预防和隔离控制措施，并强化医务人员的传染病管理法律意识。

（四）情景缺失

通过梳理应急响应情景要素发现有以下情景要素未触发或存在不足。

在本案例中，除了要对疑似、密切接触的人员进行症状监测，同时也要加强对患者的病情监测观察。虽然甲肝为自限性疾病，一般可痊愈恢复，但是由于本案例患者为精神病患者，情况特殊，护理人员应当加强病情观察，及时加以干预，以免疾病加重；2003 年 6 月 7 日医生、护士在查房时已发现有患者出现症状，即请示上级主任，但会诊后认为是长期服用抗精神病药物引起的，未引起重视；直至 6 月 30 日至 7 月 4 日又出现同种病例 9 人，向上级领导报告时才引起重视。而随后采取的防控隔离方案，并未对确诊或疑似患者进行单间隔离，仍处原病室，与原病室病友共用卫生间；也未在各科室配备足量隔离防护物资。医院医务部、护理部等领导在事后进行分析，意识到病区消毒管理工作不合格及医护人员在第一例病例中由于知识缺乏而应对不及时导致疫情扩散，因此加强了病区消毒工作的监督检查及对医务人员的传染病培训工作，但是对于病区的患者等其他易感人群并未进行卫生宣教及甲肝疫苗接种。

虽然本案例及时采取了预防控制措施，阻断了疫情的进一步传播和扩散。但甲肝是粪-口传播传染病，以上共用卫生间、不注意个人卫生等情况均有可能导致疫情无法得到控制而继续扩散。

A2：报告相关部门

医务人员应当熟知临床监测传染病的种类及内容，当发现疑似传染病时，应当按照报告程序及时上报，避免晚报、漏报，避免导致本案例中的传染病传播流行，造成院内暴发。

A13：疏散人群

接到疫情通报以后应当立即暂停收治新患者，转移附近病房患者，划分独立的隔离区，并严禁家属陪护、探视，防止疫情外流扩散。

A14：防治普及

除了对医务人员的传染病相关知识的宣教外，还应注重对医务工作者及患者等易感人群进行卫生宣教。预防甲肝最重要的措施是注射疫苗，应当加强对医务工作者及社会层面的群众进行有关接种疫苗重要性的宣教；提高自身的物质文化生活水平，改善居住条件，加强饮食、水源及粪便的卫生管理，保持良好的个人及环境卫生，饭前便后洗手；共用餐具消毒，最好实行分餐，避免与甲肝患者同食，生食与熟食切菜板、刀具和贮藏容器均应严格分开，防止污染；均衡营养、适量运动、充足休息，避免过度疲劳，提高自身免疫力。

A15：疫苗接种

对易感人群应急接种丙种球蛋白。针对注射丙种球蛋白 1 个月后未发病人群，应当动员其接种甲肝疫苗。

A16：物资保障

护理部应建立、完善物资保障机制，各科室日常配备防护服、护目镜、医用防护口罩、消杀用品等防护物资，由专人管理并记录，及时更新，以防紧急情况下防护不到位。同时应当明确紧急情况下防护物资及医疗物资缺乏时的物资调配原则。

第三节　其他防控案例

一、登　革　热

（一）概述

登革热是全球范围内传播最广泛的蚊媒传染病之一，由登革病毒（Dengue virus，DENV）感染引发，主要在亚热带和热带地区流行，但近些年，登革热渐渐由东南沿海地区向我国各地扩散。目前我国主要是依靠防止传染源的输入、防蚊灭蚊、切断传播途径的办法来预防和控制登革热的传播。

（二）病原学特点

登革热的病原体是 DENV，可分为 4 个血清型（DENV-1、DENV-2、DENV-3 和 DENV-4），DENV 对热有很高的敏感度。病毒在干燥冷冻的状态或在–70℃下可以长期存活，在 pH 为 7～9 的条件下最稳定。紫外线、乳酸、超声波、0.05%甲醛溶液、甲紫、高锰酸钾等都能使病毒灭活。

（三）流行病学特点

1. 传染源　登革热的主要传染源是登革热患者、登革热隐性感染者、登革热病毒感染的非人灵长类动物及带病毒的伊蚊。

2. 传播途径　登革热主要是通过伊蚊叮咬传播。其中，以白纹伊蚊及埃及伊蚊为主。

3. 易感人群　人群普遍易感。人体可对感染的同型病毒形成持久免疫力，但是人体再次感染不同类型的 DENV 时可引发抗体依赖增强作用（antibody dependent enhancement，ADE），ADE 是导致重症登革热的重要发病机制和登革热疫苗开发过程中的主要阻碍因素之一。

4. 流行特征　尚无证据表明我国存在登革热地方性流行区。境外输入病例常年可传入我国各地，在华北以南地区，夏秋季伊蚊密度较高，可导致本地感染病例发生和暴发流行。我国存在输入性病例和本地感染病例两种流行形式，输入性病例常年存在，主要来源地为缅甸、老挝、菲律宾、泰国等东南亚国家和地区。近年来，我国登革热病例有从热带亚热带的东南沿海向温带北方内陆地区传播的趋势，2013 年河南省及 2017 年山东省均出现本地病例。

（四）临床表现

1. 发热期　发热期通常持续 2～7 天，初始症状为突发高热，在 1 天内体温可达到 40℃。

其他常见的急性症状包括乏力、头痛、眶周痛、全身肌肉及关节痛等。患者也可能出现恶心、呕吐、腹泻等胃肠道不适反应。第 3～6 天会在颜面和四肢出现血疹或皮疹，典型皮疹为见于四肢的针尖样出血点及"皮岛"样表现等。此外，也有可能发生各种程度的出血情况。

2. 极期　一般情况下，在病程的第 3～8 天会出现极期。在此期间，毛细血管通透性增加会引发血浆渗漏，一些患者可能会出现持续恶心、呕吐、严重腹痛、腹水、球结膜水肿及胸腔积液等，症状严重的患者可发生休克。随着休克进一步加重，还可能发生代谢性酸中毒等症状。少数患者可能没有表现出明显的血浆渗漏，但仍可出现严重出血症状，严重者可出现心律失常、呼吸困难、谵妄、抽搐、少尿或无尿等严重脏器损害的症状。重症登革热患者一般在极期开始后 48h 内死亡。

3. 恢复期　极期发生后的 2～3 天，患者病情好转，胃肠道的不适症状减轻，血小板和白细胞计数升高，逐渐进入恢复期。而部分患者尚见针尖样的出血点，可伴有皮肤瘙痒的症状。

（五）诊断标准

根据患者的流行病学资料、临床表现，以及病原学、血清学、实验室及影像学检查结果，可将登革病毒感染分为登革热和重症登革热两种临床类型。

1. 登革热　工作场所或居住所在地发生登革热病例、近期前往过登革热流行区；有发热，伴乏力、恶心、食欲减退、头痛、肌肉及关节痛、皮疹和出血等临床表现；白细胞和（或）血小板减少；登革病毒 NS1 抗原、IgM 抗体或登革病毒核酸阳性。

2. 重症登革热　在登革热诊断标准基础上出现下列严重表现之一者：

（1）严重出血：皮下血肿，肉眼血尿，咯血，消化道出血，阴道出血及颅内出血等。

（2）休克：心动过速、肢端湿冷、毛细血管充盈时间延长>3s、脉搏细弱或测不到、脉压减小，血压下降（血压<90/60mmHg，或较基础血压下降20%）或血压测不到等。

（3）严重器官损伤：急性呼吸窘迫综合征（ARDS）或呼吸衰竭，急性心肌炎或急性心力衰竭，急性肝损伤（ALT 或 AST>1000U/L），急性肾功能不全，脑病或脑炎等重要脏器损伤。

（六）案例分析

1. 登革热案例简介　患者，女，2006 年出生。于 2019 年 9 月 28 日出现发热症状，当晚全身出现红色斑丘疹，伴头痛、腹痛、恶心和腹泻等症状，发病以来最高体温 38.5℃。10 月 1 日于某医院就诊，快速检测其血清标本，结果显示为登革热 IgM 抗体阳性，该医院立即向市疾病预防控制中心报告，且于当日将病例转至医院感染科隔离治疗。开展流行病学调查发现，患者发病前 14 天内蚊虫叮咬史不详，平时居家或上学。发病当天下午于村卫生室短暂就诊，无外出史。9 月 27 日、29 日、30 日曾在校上学。病例与 4 名家庭成员同住，另 4 名家庭成员在 9 月 23～27 日也均出现发热、出疹等症状，血清标本经检测，结果均为登革热 IgM 抗体阳性。随后开展病例搜索，全市范围内共发现 11 例病例。

2. 案例情景分析　根据上述疫情散发的相关介绍，提炼疫情实际发生过程中的情景要素，并结合突发公共卫生事件特点，对疫情中的应急响应情景要素进行如下分析。

A1：启动应急预案

此次疫情共发现 11 例登革热病例，为本地登革热暴发疫情。该市政府立即启动了应急响应预案，于 10 月 1 日晚召开专门会议，迅速动员全市进一步开展灭蚊消杀卫生运动。

A2：报告相关部门

检测患者血清标本结果为登革热 IgM 抗体阳性，某医院立即向该市疾病预防控制中心报告。

A3：成立防治小组

患者入院后，该院专门成立临床治疗小组，在负责病例收治的同时，并进行防蚊灭蚊，防止出现医院感染病例。

A4：成立领导小组

落实群防群控、联防联控机制，疾病预防控制中心负责全市各应急监测点蚊媒监测、病例的流行病学调查、病例搜索及防蚊灭蚊指导工作。

A5：下发通知

当地街道充分发动干部群众，党员带头，分片负责，落实孳生地清理工作，疫点所在村委会在疾病预防控制中心专业人员的指导下，引导村民做好个人防蚊措施。

A6：体征监测

患者的主要症状为发热（11 例，最高体温达 37.4～40.0℃）、皮疹（11 例）、乏力（7 例）和三痛（头痛、眶周痛、肌肉及关节痛）之一（4 例）。未报告并发症的病例，病情均轻微。有血象检测结果的 8 例病例中，白细胞总数不高或降低的比例明显比血小板计数降低的比例更高，可能与此次所有的病例病情均较轻及采集时间有关。

A7：分析研判

通过分析疫情时间分布、空间分布、人群分布、环境调查、病因调查等方面的因素，了解疫情发生和传播情况，疫情发生地处亚热带地区，为我国多地登革热疫情传播的重要媒介白纹伊蚊分布区域，与东南亚地区人员之间往来频繁。2019 年东南亚地区登革热大流行，因输入而引起本地登革热疫情的风险也大幅提高，2019 年 5～6 月先后出现 3 例柬埔寨输入性病例。本次疫情是该市史上首次出现的本地登革热疫情，首发病例发病时间为 9 月 23 日，最末病例发病时间为 10 月 29 日，发病高峰时间为 9 月 26 日至 10 月 4 日，该时段共出现 7 例病例，经采取防控措施后，感染病例迅速下降，男女比例为 2：9；职业以工人（3 例），农民、学生及离退休人员（各 2 例）为主；年龄最小 1 岁，最大 65 岁，以中老年人为主（6 例）。共有 2 户出现 2 例以上病例，其中首发病例所在家庭 1 户 5 人全部发病（该家庭成员共 6 人，另 1 人长期在外打工），其余均为 1 户 1 例。

A8：明确病源

疫点地处城中村，全村总占地面积 2.2km²，人口总计 724 人，村民以本地企业就业为主，部分村民种菜、种花及种植农作物，环境卫生一般，室内外积水较多，发现有白纹伊蚊活动及幼蚊孳生，首例患者发病前 14 天无外出史，平时居家或上学，同住家庭成员共 5 人，另 4 人均有出现发热、出疹等症状，因此可能由室内外蚊虫叮咬导致。

A9：消灭病源

疫情发生后，该市消毒站、疾病预防控制中心等专业消杀队伍第一时间分别对疫点及病例住宅采用超低容量喷洒及滞留喷洒高效氯氰菊酯速杀室内外成蚊,市消毒站每天 1 次,连续 3 天对疫点进行全覆盖式消杀,之后隔天消杀 1 次,直至第 25 天结束。疫点每出现新增病例,以上灭蚊措施重新实施,共计消杀 34 次(其中某城中村 24 次,某警戒小区 10 次);每收治 1 例新病例,对定点收治医院半径 200m 内隔天消杀 1 次,直至最末病例报告 25 天后结束;对人员密集的学校、建筑工地、公园等场所进行重点消杀。在此次登革热防控工作中,该市消毒站共喷洒消杀药水 120 余吨,消杀面积达 620 万平方米。经过 10 月 1 日晚及 10 月 2 日的紧急杀灭成蚊后,自 10 月 2 日傍晚至 11 月 27 日,双层叠帐法监测显示核心区成蚊密度均保持在 0 只/(人·时)状态。

A10:明确传播途径

登革热是由登革热病毒经伊蚊传播引起的急性传染病。

A11:制订防控方案

根据 11 例病例发病前 1 天至发病后 5 天的活动史,先后确定某城中村、某小区、某小学校、某中学、某医院、某小区、某公园等 11 个地点为蚊媒监测点。将以上 11 个蚊媒监测点半径 200m 内划定为本次疫情防控的核心区,半径 200～400m 为监控区,根据监测要求,核心区每 3 天监测一次,监控区每 7 天监测一次。疾病预防控制中心共派出 368 人对每个监测点开展为期 58 天的蚊媒应急监测,为保证监测质量,共分为 4 个监测小组,每个小组 3～4 人,固定负责 2～3 个监测点,每个小组监测质量均由经专业培训的应急科成员负责。每天监测结果第一时间上报卫生健康委员会,由其根据监测结果,组织专业消杀队伍对蚊媒密度高的场所进行消杀。采取防蚊灭蚊综合性措施后,疫点核心区布雷图指数(BI)下降,10 月 1 日为 18、10 月 2 日为 13、10 月 5 日为 14,10 月 8 日至 11 月 27 日的监测 BI 均控制在 5(控制登革热传播的阈值)以下。

A12:全面排查

该市卫生健康局 10 月 1 日晚紧急通知医院提高登革热监测的敏感性。该市疾病预防控制中心于 10 月 1 日晚、10 月 3 日分别对某城中村所在的个体诊所进行了病例搜索。疫情期间,该市疾病预防控制中心及该市医院在全市范围内排查出 36 例发热伴出疹病例,发现 7 例登革热抗原和(或)IgM 抗体阳性病例。

A13:疏散人群

对病例采取防蚊住院隔离治疗,减少传染病病例活动范围,防止扩散,一经发现登革热现症病例,立即将其转至安装有防蚊设施的该院感染科病房隔离治疗,直至病愈出院。

A14:防治普及

各部门积极采取联防联控措施,市委宣传部利用广播电视、微信及多种新闻媒体,广泛普及登革热防控知识;街道工作人员入户开展登革热防控知识宣传教育。

A15:疫苗接种

目前没有可使用的疫苗。

3. 情景缺失　通过梳理应急响应情景要素发现有以下情景要素未触发。

调查发现,首发病例家庭聚集性存在如下特殊性:①家庭成员 5 人全部发病,类似人-人传播特征,一般家庭聚集性为 2～3 人发病,此现象出现的原因可能为家庭中伊蚊密度高。②病例发热当天出疹 1 人,第 2 天出疹 4 人,而登革热病例一般在发病后 3～6 天后出疹。

③5 例登革热病例快速检测 NS1 均为阴性。一般在发病 6 天内血液标本 NS1 抗原检出率高，此次疫情 9 月 26～28 日共发病 3 例，距检测日期 10 月 1 日仅 3～5 天时间，而 27 日发病病例核酸检测结果为阳性，28 日发病者为弱阳性。④5 例登革热病例 IgG 均为弱阳性。一般在发病 1 周后才会产生 IgG 抗体，而此次检测日期与发病日期间隔最短仅 3 天。以上情况需要引起关注，具体原因有待行进一步研究。在开展流行病学调查的同时，还需收集疫点的气温、居住环境、流动人口特点、卫生设施等与疾病发生和传播相关的信息，分析对疾病传播的影响，评估疫情扩散风险，并根据疫情评估结果，及时调整防控策略。

研究发现，首发病例于 9 月 23 日发病，24 日至村卫生所就诊，之后其他 4 名家庭成员陆续到村卫生所就诊，但村卫生所医务人员对登革热相关知识欠缺，未能及时发现、报告；另外，除了居住在疫点的某城中村及某小区等处的居民比较重视外，其他居住区的群众对登革热防控意识淡薄，知识欠缺，群防群控力度不够。

A16：物资保障

采购家庭和室外各类灭蚊药物，做好防治的协调工作，保障杀灭工作顺利进行，落实物资的储备与调配。聚集性疫情发生时，医院与政府应做好抢救物资及防蚊用品的储备工作，并将应急储备物资放置于固定的区域，按照类别和区域进行存放，由专人进行管理、登记和检查。同时，建立市内物资调用流程和标准，以免物资短缺的情况发生，确保日常灭蚊防蚊工作物资的正常供应。

二、人感染猪链球菌病

（一）概述

人被猪链球菌感染而引发的人感染猪链球菌病，为人畜共患性疾病。丹麦于 1968 年首次发现了人感染猪链球菌引发脑膜炎并发败血症的病例。此后，其他各国陆续也有感染猪链球菌病的病例出现，病例较多的地区有发达的养殖业或者经常食用猪肉。

（二）病原学特点

猪链球菌属链球菌科（Streptococcus），革兰染色阳性，呈卵圆形或球形。近年，根据细菌荚膜多糖抗原的不同，可以将猪链球菌划分为 35 个血清型：1/2 型及 1～34 型。文献报道感染人的猪链球菌有 1 型、2 型和 14 型，其中 2 型最为常见。

（三）流行病学特点

1. 传染源 主要传染源是感染猪链球菌的病（死）猪。目前还没有证据显示人与人间能传播人感染猪链球菌病。

2. 传播途径 人感染猪链球菌主要因接触被猪链球菌感染的生猪和未加工的猪肉制品，经皮肤破损的伤口或眼结膜而感染。

3. 人群易感性 人群普遍易感，与性别和年龄没有直接联系。高危人群通常直接接触猪链球菌感染的病（死）猪或猪肉制品，其中皮肤有破损者极易发病，免疫功能缺陷的人群感染后通常会出现较严重的症状。

（四）临床表现

潜伏期为数小时至 7 天，通常为 2~3 天。通常潜伏期越短者病情越重。临床表现多为急性起病，表现多样，且轻重不一。常表现为感染中毒症状、消化道症状、皮疹、休克、昏迷、听力和视力改变等，部分严重者可继发急性呼吸窘迫综合征，其他少数患者可出现关节炎等，严重者还可出现肝、肾等重要脏器的损害。

根据临床表现的不同，可以分为以下类型。

（1）普通型：起病较急，发热、畏寒、头痛、头晕、全身不适、乏力，无休克、昏迷表现。部分患者会出现恶心、呕吐、腹痛、腹泻等表现。

（2）休克型：在全身感染的基础上进一步出现血压下降的情况（成人收缩压<90mmHg，脉压<20mmHg），同时伴有下列症状中的 2 项及以上：①肾功能不全；②肝功能不全；③全身皮肤黏膜出现瘀点、瘀斑，或眼结膜充血；④软组织坏死，筋膜炎，肌炎，坏疽；⑤凝血功能障碍，或弥散性血管内凝血；⑥急性呼吸窘迫综合征等。

（3）脑膜炎型：出现发热、头痛、畏寒、乏力、呕吐、全身不适等症状，脑膜刺激征阳性，脑脊液呈化脓性，重者患者可出现昏迷。

（4）混合型：同时具有休克型和脑膜炎型表现。

（五）诊断标准

综合患者的流行病学史、临床表现和实验室检查结果进行诊断，并应注意排除与本病表现相似的其他疾病。

1. 诊断依据

（1）流行病学史：起病前 7 天内有与病（死）猪等家畜直接接触史，尤其是皮肤、黏膜破损者宰杀病（死）猪，切洗加工或销售病（死）猪肉，埋葬病（死）猪等。

（2）临床表现：急性起病，有畏寒、发热等症状，或存在链球菌脑膜炎综合征或中毒性休克综合征的表现。

（3）实验室检查：特异性基因检测呈阳性或细菌培养呈阳性；以中性粒细胞为主的外周血白细胞计数升高。

2. 诊断标准

（1）疑似病例：发病前 7 天内有与病（死）猪等家畜直接接触史，具有急性全身感染中毒表现；或在上述流行病学资料基础上，外周血白细胞总数及中性粒细胞比例升高。

（2）临床诊断病例：具有上述流行病学史，且存在链球菌脑膜炎综合征或中毒性休克综合征的表现。

（3）确诊病例：病例采样标本培养分离出猪链球菌和（或）特异性基因检测呈阳性。

（六）案例分析

1. 人感染猪链球菌病案例简介　患者，男，36 岁。与其配偶在某市市区楼房内居住，主要从事车床模具制造工作。平时健康状况良好，有高血压病史。2018 年 8 月 29 日早上自测体温 39.0℃，伴头痛症状（持续性钝痛），自服乙酰氨基酚后体温好转后反复。8 月 30

日凌晨体温升高，伴恶心、呕吐，同时伴有神志不清等症状，当日早上前往某区医院就诊，经检查后诊断为"中枢神经系统感染"，当日上午9时转某医院住院治疗，入院时体温40.1℃，嗜睡，呼之能应，但不能准确回答，双肺呼吸音粗，左侧巴氏征阳性，颈强直，经会诊后考虑颅内感染，入院诊断为"中枢神经系统感染；肺部感染；电解质紊乱"。

2. 案例情景分析 根据上述聚集性疫情的相关介绍，提炼疫情实际发生过程中的情景要素，并结合突发公共卫生事件特点，对某市疫情中的应急响应情景要素进行如下分析。

A1：启动应急预案

2018年9月7日9时，某医院接收1例疑似人感染猪链球菌病例，暂时安置于急诊科住院治疗，并上报该市疾病预防控制中心。

A2：报告相关部门

该院立刻开展现场流行病学调查，经核实确认疫情后，即刻向该区卫生健康委员会、市疾病预防控制中心报告疫情情况及处理措施，并于2h内，在突发公共卫生事件管理信息系统填报相关信息。9月7日14时，经该市CDC微生物检验科复核，该病例标本的生化反应和荧光定量PCR检测结果显示为猪链球菌2型，该医院于15时通过中国疾病预防控制信息系统进行传染病报告卡网络直报。

A3：成立防治小组

该地区的医疗卫生机构既往未收治过人感染猪链球菌病例，但接诊医院及时考虑为链球菌感染，并迅速开展了相关病原学检测和药敏试验，确定临床诊断，从而使患者能尽快得到对因治疗。

A4：成立领导小组

为进一步明确诊断，确定感染来源和暴露方式，该市CDC会同该区CDC专业技术人员组成调查组，奔赴该医院开展现场流行病学调查。

A6：体征监测

8月30日患者脑脊液常规和生化检测结果提示存在化脓性脑膜炎。8月31日患者体温最高为38.4℃，头痛缓解，双肺呼吸音粗，左侧巴氏征阳性，颈部略有抵抗。9月2日患者的体温恢复正常，无头痛，随后转入普通病房。9月3日检测结果显示患者胆红素正常。9月6日检测结果显示患者白细胞计数高。9月19日患者痊愈出院。

A7：分析研判

本次是1起人感染猪链球菌病散发疫情，患者起病急，进展迅速，发病前7天内有过明确的生猪肉（猪头）加工史，同时在加工过程中手部划伤后未及时对伤口进行清洗、消毒处理，仅使用创可贴护理伤口。发病1天后即出现中枢神经系统症状，入院脑脊液检查中检出猪链球菌2型，判定为人感染猪链球菌病确诊病例，临床分型为脑膜炎型。

A8：明确病源

患者有明确暴露史，传染源为患者在某屠宰场购买的生猪，传播途径为经患者手部伤口接触传播。这是一例感染来源非本地的境内输入性的人感染猪链球菌确诊病例，为该市首次报告。经过调查，该患者家中没有饲养禽畜。8月17日患者与配偶至某省某村的其岳母家探亲。8月25日，患者与妻子驾车至某屠宰场购买了10个未经处理的猪头。当天，患者和妻子、妻弟、岳母共同处理猪肉时，左手受伤但未进行消毒处理。此外，患者妻子左手食指也受伤，但其及时清洗伤口并使用碘伏进行消毒。患者自食并送给亲戚朋友食用处理好的猪肉。8月28日，患者驾车回到家中，此后没有可疑暴露。

A9：消灭病源

指导收治医疗机构对患者排泄物、呕吐物、分泌物等随时做好消毒，医务人员按基本防护原则做好个人防护。同时，该地政府可对当地屠宰场检疫情况展开调查。

A10：明确传播途径

该患者主要因接触被猪链球菌感染的生猪和猪肉，经皮肤破损的伤口感染。

A11：制订防控方案

预防控制措施主要采取综合性防治措施：①对其他接触处理病（死）猪及制品的相关人员开展为期7天的医学观察，若出现发热症状立即就医；②采取多种形式开展健康宣传教育，向群众科普病死家畜的危害性，以及上报的途径和流程；③在有关部门的指导下，明确疫情范围，采取各项防控措施落实疫点区域的消毒处置。

A12：全面排查

开展流行病学调查，收集病例的基本情况、临床检验资料、相关可疑暴露史和危险因素等信息，同时访谈患者及其配偶、接诊临床医生，确定共同暴露者并开展健康监测。

A13：疏散人群

对其配偶、岳母、妻弟3名共同暴露者进行为期7天的身体健康监测，皆未出现异常症状。

A14：防治普及

对陪护人员及医护人员开展人感染猪链球菌病健康宣教等。

A15：疫苗接种

目前没有可使用的疫苗。

3. 情景缺失　通过梳理应急响应情景要素发现有以下情景要素未触发。

人感染猪链球菌病是一种人畜共患病。本起疫情的发生提示该地区生猪的检疫和管理等工作可能尚存在不足。应禁止对病（死）猪的宰杀，并防止病（死）猪及其相关制品进行销售。积极开展对病例所在地区及周边地区可疑症状病例的疫情监测。

A5：下发通知

应在疾病预防控制中心的带领下，及时向其他各级医疗机构下发通知。各级卫生系统应与畜牧业、检疫、交通等部门建立畅通的沟通协作机制，确保各部门在明确的分工基础上紧密合作，共同预防和应对疫情。尤其是在卫生和畜牧业方面，需要建立有效的信息通报渠道，完善常规与重要信息时报制度，可积极推动防疫工作的顺利进行。同时还要注意做好防疫监测和预警预报，确保防控措施落实到位。通过以上措施可以快速了解疫情动态并做出相应决策。

此外，为了有效地控制和妥善处理疫情，应该及时发布和通报相关信息，对一些不真实的报道进行澄清，并正确地引导媒体。通过运用多种媒体，可以强化科学防治知识、政策措施等内容的宣传与报道，这样可以有效消除公众的恐慌情绪，提高防病意识和能力。在疫情期间，各级政府通过多种渠道向社会公布防疫政策及相关情况，加强与媒体之间的联系和互动，可为战胜疫情提供重要支撑。

A16：物资保障

传染病具有突发性、不确定性，医院应日常做好突发传染病事件抢救物资及防护用品的储备工作。为便于在物资短缺时迅速调入物资，可建立与供货商和生产厂家的供应渠道，确保紧急事件突发时物资的正常供应。应根据应急物资不同属性和保管要求，实行分类存放和定位管理，并及时补充和更新各类物资，对应急物资勤于检查，确保正常使用。

三、手足口病

（一）概述

手足口病（hand foot mouth disease，HFMD）是由人肠道病毒（enterovirus，EV）感染引起的一种儿童常见传染病，5岁以下儿童多发。手足口病是全球性疾病，我国各地全年均有发生，发病率为（37.01～205.06）/10万，近年报告病死率在（6.46～51.00）/10万。自2008年5月2日起，手足口病作为第38种法定报告传染病被纳入《中华人民共和国传染病防治法》，按照丙类法定报告传染病管理。

（二）病原学特点

肠道病毒属于小RNA病毒科肠道病毒属。手足口病由肠道病毒引起，主要致病血清型包括柯萨奇病毒（Coxsackie virus，CV）A组4～7、9、10、16型和B组1～3、5型，埃可病毒（ECHO virus）的部分血清型和肠道病毒71型（enterovirus A71，EV-A71）等，其中以CV-A16和EV-A71最为常见，重症及死亡病例多由EV-A71所致。近年部分地区CV-A6、CV-A10有增多趋势。肠道病毒各型之间无交叉免疫。

（三）流行病学特点

1. 传染源 患儿和隐性感染者为主要传染源，手足口病隐性感染率高。发病前数天，感染者咽部与粪便中可检出病毒，通常以发病后1周内传染性最强。肠道病毒适合在湿、热的环境下生存，可通过感染者的粪便、咽喉分泌物、唾液和疱疹液等广泛传播。

2. 传播途径 密切接触是手足口病重要的传播方式，通过接触被病毒污染的手、毛巾、牙杯、玩具、食具、奶具及床上用品、内衣等引起感染，还可通过呼吸道飞沫传播，特别是在密闭的环境中，如教室、幼儿园等，饮用或食入被病毒污染的水和食物亦可感染。

3. 易感人群 人类普遍容易感染人肠道病毒。该病在各年龄层均可发生，多见于5岁及以下儿童，尤其是3岁及以下的儿童发病率最高。显性或隐性感染后，人体会产生特异性免疫力，形成中和抗体，并在体内留存较长时间。这些抗体能够对同一血清型的病毒产生较为强大的免疫力，但目前鲜有不同血清型之间的交叉免疫。

（四）临床表现

1. 潜伏期 多为2～10天，平均为3～5天。

2. 临床症状体征 根据疾病的发生、发展过程，手足口病分期、分型如下。

第 1 期（出疹期）：主要表现为发热，手、足、口、臀等部位出疹，可伴有咳嗽、流涕、食欲缺乏等症状。部分病例仅表现为皮疹或疱疹性咽峡炎，个别病例可无皮疹。典型皮疹表现为斑丘疹、丘疹、疱疹。皮疹周围有炎性红晕，疱疹内液体较少，不痛不痒，皮疹恢复时不结痂、不留瘢痕。不典型皮疹通常小、厚、硬、少，有时可见瘀点、瘀斑。肠道病毒某些型别如 CV-A6 和 CV-A10 所致皮损严重，皮疹可表现为大疱样改变，伴疼痛及痒感，且不限于手、足、口部位。此期属于手足口病普通型，绝大多数在此期痊愈。

第 2 期（神经系统受累期）：少数病例可出现中枢神经系统损害，多发生在病程 1～5天内，表现为精神差、嗜睡、吸吮无力、易惊、头痛、呕吐、烦躁、肢体抖动、肌无力、颈项强直等。此期属于手足口病重症重型，大多数可痊愈。

第 3 期（心肺功能衰竭前期）：多发生在病程 5 天内，表现为心率和呼吸增快、出冷汗、四肢末梢发凉、皮肤出现花纹、血压升高。此期属于手足口病重症危重型。及时识别并正确治疗，是降低病死率的关键。

第 4 期（心肺功能衰竭期）：可在第 3 期的基础上迅速进入该期。临床表现为心动过速（个别患儿心动过缓）、呼吸急促、口唇发绀、咳粉红色泡沫痰或血性液体、血压降低或休克。亦有病例以严重脑衰竭为主要表现，临床可见抽搐、严重意识障碍等。此期属于手足口病重症危重型，病死率较高。

第 5 期（恢复期）：体温逐渐恢复正常，对血管活性药物的依赖性逐渐减少，神经系统受累症状和心肺功能逐渐恢复，少数可遗留神经系统后遗症。部分手足口病病例（多见于 CV-A6、CV-A10 感染者）在发病后 2～4 周有脱甲的症状，新甲于 1～2 月后长出。

大多数患儿预后良好，一般在 1 周内痊愈，无后遗症。少数患儿发病后迅速累及神经系统，表现为脑干脑炎、脑脊髓炎、脑脊髓膜炎等，发展为循环衰竭、神经源性肺水肿的患儿病死率高。

（五）诊断标准

结合流行病学史、临床表现和病原学检查做出诊断。

1. 临床诊断病例

（1）流行病学史：常见于学龄前儿童，婴幼儿多见。流行季节，当地托幼机构及周围人群有手足口病流行，发病前与手足口病患儿有直接或间接接触史。

（2）临床表现：符合上述临床表现。极少数病例皮疹不典型，部分病例仅表现为脑炎或脑膜炎等，诊断需结合病原学或血清学检查结果。

2. 确诊病例 在临床诊断病例基础上，具有下列之一者即可确诊。

（1）肠道病毒（CV-A16、EV-A71 等）特异性核酸检测呈阳性。

（2）分离出肠道病毒，并鉴定为 CV-A16、EV-A71 或其他可引起手足口病的肠道病毒。

（3）急性期血清相关病毒 IgM 抗体阳性。

（4）恢复期血清相关肠道病毒的中和抗体比急性期有 4 倍及以上升高。

3. 鉴别诊断

（1）其他儿童出疹性疾病：手足口病普通病例需与儿童出疹性疾病，如丘疹性荨麻疹、沙土皮疹、水痘、不典型麻疹、幼儿急疹、带状疱疹、风疹及川崎病等鉴别；CV-A6 或 CV-A10

所致大疱性皮疹需与水痘鉴别；口周出现皮疹时需与单纯疱疹鉴别。可依据病原学检查和血清学检查进行鉴别。

（2）其他病毒所致脑炎或脑膜炎：由其他病毒引起的脑炎或脑膜炎如单纯疱疹病毒、巨细胞病毒、EB病毒等，临床表现与手足口病合并中枢神经系统损害的重症病例表现相似。对皮疹不典型者，应当结合流行病学史并尽快留取标本，进行肠道病毒尤其是 EV-A71 病毒学检查，结合病原学或血清学检查结果做出诊断。

（3）脊髓灰质炎：重症病例合并急性弛缓性瘫痪时需与脊髓灰质炎鉴别，后者主要表现为双峰热，病程第 2 周退热前或退热过程中出现弛缓性瘫痪，病情多在退热后到达顶点，无皮疹。

（4）肺炎：重症病例可发生神经源性肺水肿，应与肺炎鉴别。肺炎患儿一般无皮疹，胸片可见肺实变病灶、肺不张及胸腔积液等，病情加重或减轻呈逐渐演变的过程。

（六）案例分析

1. 手足口病案例简介　患儿，男，3 岁，幼儿园学生。2019 年 5 月 12 日出现手、足、口及臀部皮疹等症状，经某医院诊断为手足口病，隔离就医，痊愈后于 5 月 22 日持复课证明复课。据家长回忆，该儿童在发病前 1 周于爷爷家居住并与隔壁邻居家患手足口病的儿童一起玩耍。2019 年 5 月 19 日至 7 月 4 日，患儿所在幼儿园陆续有 36 名学生出现发热和手、足、口及臀部皮疹等症状，均经医疗机构临床诊断为手足口病病例，无重症病例。

2. 案例情景分析　根据上述聚集性疫情的相关介绍，提炼疫情实际发生过程中的情景要素，并结合突发公共卫生事件特点，对疫情中的应急响应情景要素进行如下分析。

A1：启动应急预案

根据某区卫生健康委员会卫生应急领导小组会议决定，启动部门预案，并建立以卫生、教育部门为主的联防联控工作机制。加强信息沟通与共享，包括病例的发生情况、疫情动态和防控措施等，对病例早发现、早诊断、早报告、早隔离、早治疗，有效控制本起手足口病暴发疫情。

A2：报告相关部门

现场核实后，确定该幼儿园发生手足口病疫情，同时进行疫情调查和处置，上报区卫生健康委员会和市疾病预防控制中心，并于 2h 内将疫情事件的相关情况报告至"突发公共卫生事件管理信息系统"。

A3：成立防治小组

区疾控专家对该幼儿园手足口病疫情防控进行指导，区人民医院的医务人员负责救治工作。

A4：成立领导小组

依市卫生健康委员会卫生应急领导小组会议决定，成立本次疫情专项工作领导小组，由市疾病预防控制中心牵头负责。

A5：下发通知

发现疑似事件信息后，区疾病预防控制中心迅速出动应急队伍进行现场核实，以确保信息的真实性和准确性。同时，开展流行病学调查和疫情处置工作，明确信息后，区疾病预防控制中心立即向医疗机构发布通知，关注疑似和确诊病例，采取措施进行隔离治疗和追踪管理。

A6：体征监测

对幼儿园实行晨（午）检、全天健康观察，并监测幼儿症状。一旦发现口腔部位有散在性疱疹，手、足和臀部出现斑丘疹、疱疹等症状，立即采取隔离措施并进行隔离处理，并及时联系家长将患儿送至医院就医。

A7：分析研判

根据《手足口病聚集性和暴发疫情处置工作规范（2012 版）》的要求，该区疾病预防控制中心对首发病例开展详细的流行病学调查和病例搜索。通过分析疫情时间分布、空间分布、人群分布、环境调查、病因调查等方面的因素，了解疫情的发生和传播情况。另外，采集了 5 例学生咽拭子和肛拭子标本，送至市疾病预防控制中心进行病原学检测，以进一步确认疫情的病原学特征。

A8：明确病源

根据患儿临床表现和流行病学调查结果，该区疾病预防控制中心确定此次疫情为一起手足口病暴发疫情，经初步判断，传染源可能为该幼儿园学生张某（男，3 岁，5 月 12 日发病）。

A9：消灭病源

在疾病预防控制中心的指导下，该幼儿园开展了一系列综合防控措施，主要包括加强晨（午）检、全天健康观察、患儿隔离诊治、消毒通风、个人卫生和健康教育等。

晨（午）检方面，幼儿园对儿童的体温、皮疹等情况进行严格的检查和记录，以及时发现疑似病例；全日健康观察方面，幼儿园对儿童的身体状况进行全天候的监测，以发现可疑症状；患者隔离诊治方面，幼儿园对疑似病例进行隔离治疗，有效避免了疾病传播；消毒、通风、个人卫生等方面，幼儿园采取了一系列措施，有效地杀灭细菌和病毒，保持环境卫生；健康教育方面，幼儿园开展了相关的健康教育活动，提高儿童和家长的健康意识和防控意识。通过以上一系列措施，本次手足口病暴发疫情未发生大范围扩散和蔓延，防控效果显著，达到了迅速控制、消除的预期目的。

A10：明确传播途径

此次疫情的传播途径为密切接触传播及飞沫传播。

A11：制订防控方案

医护人员对患儿进行治疗或护理操作时，严格遵循标准预防措施，包括操作前和操作后进行彻底的手部清洁和消毒，穿戴手套、口罩等合适的防护用品等。对诊疗区域环境和物品定期进行消毒，这些区域和物品包括手术室、病房、医疗设备等，可能会受到患儿的分泌物、排泄物等污染。对患儿所使用的非一次性仪器、体温计等及时消毒。患儿排泄物、血液及其污染的物品经严格消毒后处理。

A12：全面排查

按照《手足口病诊疗指南（2018 版）》中临床诊断病例诊断标准，确诊手足口病需同时满足以下条件：患者出现手、足、口腔等临床症状，同时经实验室检测或病原学检测证实感染柯萨奇病毒。因此，对幼儿园所有人员进行咽拭子、肛拭子或粪便、血液等标本采集，开展病原学检测，明确是否存在以上确诊因素。另外，增加对学校、幼托机构等场所的巡查频次，及时发现疑似病例并立即隔离和排查；加强对疑似病例的检测和诊断工作，确保早期发现和确诊，尽早采取措施进行隔离和治疗。

A14：防治普及

幼儿园利用宣传栏、影音播放、健康讲座、宣传折页、告家长书等多种形式加强手足口病防病知识宣传，向家长和儿童普及手足口病的防治知识，让他们了解手足口病的传播途径、症状和预防方法，提高自我保护能力。通过宣传栏、影音播放等形式，幼儿园展示手足口病的防治知识，让家长和儿童可以随时了解相关信息。同时，在幼儿园举行健康讲座，邀请专家为家长和儿童讲解手足口病的相关知识，解答疑惑。此外，幼儿园还制作宣传折页和告家长书，将手足口病的防治知识直接传递给家长和儿童。

幼儿园对幼儿日常生活进行健康教育：饭前、便后勤洗手，通过制订规章制度和开展教育活动，培养良好的个人卫生习惯，包括勤洗手、保持室内环境通风、不随地吐痰等；定期开展卫生教育活动，在游戏、歌唱等形式中让幼儿学习卫生知识，提高卫生意识和自我保护能力；通过体育锻炼活动，如晨练、游戏、运动会等，增强幼儿的身体素质和免疫力；定期开展健康评估，及时发现幼儿的身体问题，采取针对性的保健措施，保障幼儿的身体健康。

3. 情景缺失 通过梳理应急响应情景要素，发现有以下情景要素未触发。

首发病例出现后，该区疾病预防控制中心进行风险评估，并于 6 月 25 日提出全园停课 10 天的建议。然而，该幼儿园在 7 月 1 日私自开设"暑假困难班"，未能及时疏散人群。结果导致 7 月 4 日该班级中有 2 名幼儿发病，致使疫情在局部范围内扩散。同时，幼儿园未开展应急免疫疫苗接种指导。另外，聚集性疫情发生时，医院未做好物资储备相关工作。

以上情况未落实会增加感染传播的风险，可能会导致疫情进一步扩散和加剧，危害公众健康与安全。必须严格明确传染源并切断传播途径，保护易感人群。经调查，在该幼儿园传播可能是因为未对首发病例及时隔离，消毒、通风等措施不到位，幼儿之间经直接或间接接触而引起感染。这表明，在防控传染病过程中，不仅需要采取及时有力的措施，而且需做好细节工作，从各个环节切断传播途径。

A13：疏散人群

疑似病例出现时，幼儿园应积极响应疾病预防控制中心的要求，立即停课，减少幼儿的聚集。患儿必须在家或医院接受隔离治疗，期间不得前往幼儿园，并由所在幼儿园进行跟踪随访。待患儿完全康复（至少需经过 10 天的康复期），持复课证明复学。在患儿隔离治疗期间，家长应当全程监护，严禁患儿未经允许外出，避免前往人群聚集的公共场所、串门或结伴游玩，以免导致疾病传播。

另外，有条件的医院可在远离门诊、住院部等人员密集的地方设立隔离楼以接收传染病患者。为避免手足口病患者与其他患者、医务人员交叉感染，医院可为手足口病患者设置专用通道，并与其他通道隔开，以便于医护人员对患者进行隔离和治疗。同时，手足口病患者应单间隔离，以免病毒在病区内传播。医护人员进入病房时使用脚踏式感应门，避免手部接触门把手等物品，减少不必要的接触，降低交叉感染发生的风险。

A15：疫苗接种

EV71 疫苗可有效预防 EV71 相关手足口病和 EV71 感染引起的其他疾病（如疱疹性咽峡炎），根据现有数据，EV-A71 母传抗体水平在婴儿出生后逐渐衰减，婴儿 5～11 月龄时达最低，而 6 月龄至 2 岁发病率最高。因此，建议 6 月龄以上、5 岁以下适龄儿童，在手足口病高发季节前 1～2 个月提前接种 EV71 疫苗。基础免疫程序为 2 剂次，间隔 1 个月，第 1 剂满 6 月龄后接种，鼓励在 12 月龄前完成接种。以预防重症病例发生，防止手足口病的暴发与流行。与此同时，幼儿园还应将普及疫苗知识和提高疫苗接种率作为手足口病防控的重要措施和途径。

A16：物资保障

传染病具有突发性、不确定性，医院应日常做好突发传染病事件抢救物资及防护用品的储备工作，并将应急储备物资放置于固定的区域，按照类别和区域进行存放，由专人进行管理、登记和检查。同时，建立物资调用流程和标准，不可私自挪用与外借。定期对物资的使用情况进行检查、统计并及时补充，以免物资短缺的情况发生，确保紧急事件突发时物资的正常供应。

四、丙型肝炎

（一）概述

丙型肝炎（丙肝）是一种由丙型肝炎病毒（hepatitis C virus，HCV，简称丙肝病毒）感染引起的病毒性肝炎，呈全球性流行。丙型肝炎主要通过血液传播，包括输血、注射针头刺伤或共用，以及吸毒等途径。感染丙肝病毒后，部分人会出现急性肝炎的症状，感染丙肝病毒 25～30 年后，有 5%～25% 的人患肝硬化，其中部分肝硬化患者或发展成肝癌。据 WHO 统计，全球丙型肝炎的感染率约为 3%，估计 1.8 亿人感染了 HCV，每年新发丙型肝炎病例约 3.5 万例。2019 年约有 29 万人死于丙型肝炎。未来 20 年与 HCV 感染相关的死亡率（肝衰竭及肝细胞癌导致的死亡）将继续增加，对患者的健康和生命危害极大，已成为严重的社会和公共卫生问题。

（二）病原学特点

丙肝病毒为有包膜的单链 RNA 病毒，属于被膜病毒科黄病毒属，病毒存在于感染者肝细胞、血清中白细胞和血浆内，感染者血浆内病毒量比乙型肝炎感染者低。丙肝病毒对外界抵抗力虽然不强，但由于其存在环境的特殊性，被丙肝病毒污染的血液及血液制品极易造成病毒扩散传播。丙肝病毒感染细胞后，除免疫杀伤作用引起肝炎外病毒本身的基因产物对肝细胞也有直接致病变作用，丙肝病毒感染时易造成慢性感染，病毒的核心蛋白与肝细胞染色体 DNA 相互作用，有致癌性。丙肝病毒外膜蛋白能诱导机体产生中和抗体，但外膜蛋白突变发生较快，极易产生免疫逃避，同一例患者血清中丙肝病毒存在着基因多态性，丙肝病毒目前被分为七个基因型，我国丙肝病毒以 Ⅱ 型为主，也存在 Ⅲ 型和混合型，病毒基因变异具有相当的复杂性。

（三）流行病学特点

1. 传染源 急性丙型肝炎患者、慢性丙型肝炎患者。

2. 传播途径 丙型肝炎传播途径类似乙型肝炎，但由于体液中 HCV 含量较少，且为 RNA 病毒，外界抵抗力较低，其传播方式较乙型肝炎局限，传染力也较乙肝病毒弱。以下为 HCV 的几种传播途径。

（1）血液传播：主要有经输血和血制品、单采血浆回输血细胞传播；经破损的皮肤和黏膜传播，包括使用非一次性注射器和针头、未经严格消毒的牙科器械、内镜、侵袭性操作等，与他人共用剃须刀、牙刷、修脚工具、文身设备或进行耳洞穿刺等行为，也是 HCV 潜在的传播方式。

（2）性接触传播：与 HCV 感染者性交或有性乱行为者，感染 HCV 的危险性较高。此外，与伴有其他性传播疾病的人有性接触，特别是感染人类免疫缺陷病毒者，感染 HCV 的危险性更高。

（3）母婴传播：抗-HCV 阳性母亲将 HCV 传播给新生儿的风险为 2%，若母亲在分娩时 HCV RNA 阳性，这一风险可能会升高至 4%～7%。若母亲同时感染人类免疫缺陷病毒时，风险增至 20%。此外，HCV 病毒载量越高，其传播风险越高。

（4）其他途径：见于 15%～30% 的散发性 HCV，其传播途径不明。

拥抱、打喷嚏、咳嗽、食物、饮水、共用餐具和水杯、无皮肤破损及其他无血液暴露的接触一般不传播 HCV。

3. 易感人群 丙肝在全球范围内流行，不同性别、年龄、种族人群均对 HCV 易感。

（四）临床表现

1. 潜伏期 丙型肝炎的潜伏期为 2 周至 6 个月，平均为 40 天。

2. 临床经过

（1）急性肝炎：各型病毒均可引起。丙型肝炎超过 50% 转为慢性疾病。①急性黄疸型肝炎：临床阶段性较为明显，可分为黄疸前期、黄疸期、恢复期，总病程 2～4 个月。②急性无黄疸型肝炎：除无黄疸外，其他临床表现与急性黄疸型肝炎相似。相比之下，急性黄疸型肝炎起病较缓慢，症状较轻，主要为全身乏力、食欲下降、恶心、腹胀、肝区痛、肝大，有轻压痛及叩痛等。恢复较快，病程大多在 3 个月内。有些病例无明显症状，易被忽视。

（2）慢性肝炎：急性肝炎病程超过半年，或原有乙型、丙型、丁型肝炎或有 HBsAg 携带史而因同一病原再次出现肝炎症状、体征及肝功能异常。发病不明确或虽无肝炎病史，但根据肝组织病理学或根据症状、体征、化验及 B 超检查结果综合分析符合慢性肝炎表现。

（3）重型肝炎（肝衰竭）：是病毒性肝炎中最严重的一种类型，占全部肝炎的 0.2%～0.5%，病死率高。所有肝炎病毒均可引起重型肝炎，甲型、丙型肝炎少见。重型肝炎发生的病因及诱因复杂，包括重叠感染（如乙型肝炎重叠戊型肝炎）、机体免疫状况、妊娠、HBV 前 C 区突变、过度疲劳、精神刺激、饮酒、应用肝损药物、合并细菌感染、有其他合并症（如甲状腺功能亢进、糖尿病）等。

（4）淤胆型肝炎：以肝内胆汁淤积为主要表现的一种特殊临床类型，又称为毛细管肝炎。急性淤胆型肝炎起病类似急性黄疸型肝炎，但自觉症状较轻。黄疸较深，持续 3 周以上，甚至持续数月或更长。有皮肤瘙痒、粪便颜色变浅、肝大表现。大多数患者可顺利恢复。慢性淤胆型肝炎发生率较急性多，预后较差。

（五）诊断标准

1. 急性丙型肝炎的诊断

（1）流行病学史：有明确的就诊前 6 个月以内的流行病学史，如输血史、应用血液制品史、不安全注射、妊娠或哺乳期母亲 HCV 感染、文身等其他明确的血液暴露病史。

（2）临床表现：起病较急，可有全身乏力、食欲减退、恶心和右季肋区疼痛等，少数伴低热，轻度肝大，部分患者可出现脾大，少数患者可出现黄疸。多数患者无明显症状，表现为隐匿性感染。

（3）实验室检查：ALT 可呈轻度和中度升高，也可在正常范围之内，有明确的 6 个月以内抗-HCV 和（或）HCV RNA 检测阳性的结果。部分患者 HCV RNA 可在 ALT 恢复正常前转阴，但也有 ALT 恢复正常而 HCV RNA 持续阳性者。

有上述（1）+（2）+（3）或（2）+（3）者可诊断。

2. 慢性丙型肝炎的诊断

（1）诊断依据：HCV 感染超过 6 个月，或有 6 个月以上的流行病学史，或感染日期不明。抗-HCV 及 HCV RNA 阳性，肝组织病理学检查符合慢性肝炎。或根据症状、体征、实验室及影像学检查结果综合分析，亦可诊断。

（2）病变程度判定：肝组织病理学诊断可以判定肝炎症分级和纤维化分期。HCV 单独感染极少引起肝衰竭，HCV 重叠人类免疫缺陷、乙型肝炎病毒等感染，过量饮酒或应用肝毒性药物时，可发展为肝衰竭。

（3）慢性丙型肝炎肝外表现：肝外临床表现或综合征可能是机体异常免疫应答所致，包括类风湿关节炎、眼口干燥综合征、扁平苔藓、肾小球肾炎、混合型冷球蛋白血症、B细胞淋巴瘤和迟发性皮肤卟啉病等。

3. 重型肝炎的诊断　极度疲乏，严重消化道症状如频繁呕吐、呃逆，黄疸迅速加深出现胆酶分离现象，肝进行性缩小。出血倾向，PTA<40%，皮肤、黏膜出血，出现肝性脑病、肝肾综合征、腹水等严重并发症。

（六）案例分析

1. 丙型肝炎案例简介　2016 年 4 月 12 日，某医院血液净化中心 1 名血液透析治疗患者因出现消化道临床症状，分别于 4 月 15 日、4 月 19 日进行丙肝抗体和丙肝病毒核酸检测，检测结果均为阳性。该院遂对血液透析患者进行乙肝、丙肝病原学检查，5 月 12 日，接受病原学检查的 38 例患者中有 11 例患者丙肝抗体检测结果呈阳性。5 月 13 日，该医院向卫生健康委员会报告该院疑似发生院内感染。经筛查，在该院接受血液透析治疗的全部 161 例患者中，共确诊新增丙型肝炎病毒感染者 69 例。

2. 案例情景分析　根据上述疫情暴发的相关介绍，提炼疫情实际发生过程中的情景要素，并结合突发公共卫生事件特点，对医院疫情中的应急响应情景要素进行如下分析。

A1：启动应急预案

医院确诊 1 例丙肝阳性患者后，对所有血液透析患者进行丙肝抗体和丙肝病毒核酸检测，及时发现感染者，防止疾病进一步传播。患者确诊丙型肝炎阳性后，立即向市卫生健康委员会报告病例情况，及时了解该疾病的流行情况，协调各方面资源对感染患者进行救治。

A2：报告相关部门

医院明确血液透析中心丙肝感染情况后，向市卫生健康委员会上报疑似发生院内感染。

A3：成立防治小组

国家、省、市卫生健康委员会派遣专家进行现场调查和实地考察，了解疾病的流行情况，评估疫情风险，并提出相应的防控建议。医院医务工作者积极配合和参与防治工作，全面了解疫情情况，掌握防治知识和技能，严格遵守相关规定和操作流程，保证防治工作的科学性和标准化，确保疾病得到有效控制。

A4：成立领导小组

国家、省、市卫生健康委员会派遣专家成立疫情防控领导小组，负责制订防控措施及统筹指挥工作。根据疫情发展情况，及时调整应对策略，制订科学合理的防疫方案。市疾病预防控制中心负责疫情监测和调查等工作，及时了解疫情动态，分析疫情发展趋势，提供科学的数据支持和分析；医院医务人员负责落实具体的防疫措施，对疑似病例和确诊病例进行隔离治疗和观察。

A5：下发通知

明确信息后，工作组发布（疫情相关）通知，帮助公众及时了解疫情情况，以便及时关注疑似病例和确诊病例。

A6：体征监测

血液透析中心的医护人员密切观察丙肝检测阳性患者的症状和体征，监测患者的生命体征，如体温、血压、心率、呼吸等。如发现患者出现发热、食欲下降、腹痛、尿色变深、粪便颜色变浅等症状，立即将患者安置在隔离透析区进行治疗。采取必要措施，如给予适当的药物治疗、调整透析参数和饮食等，确保患者得到及时照顾和处理。

A7：分析研判

医院出现血液透析患者丙肝病毒感染情况，对疫情信息进行核实后，市卫生健康委员会迅速成立事件调查处置工作组，组织力量，派遣人员赶往现场。开展全面的调查处置工作，调查事件起因、流行情况等工作，以确定事件的真实性和准确性。对现场进行彻底的检查和评估，包括对患者的诊断和治疗方案的审查、对医院的管理和操作流程的评估等，以尽快明确问题原因和范围，并逐级向上级部门汇报相关情况。国家、省、市卫生健康委员会第一时间响应，组织专家组到现场指导调查处理工作。经对所有血液透析患者进行严格的筛查检测后，最终确认丙肝病毒感染情况。

A8：明确病源

在血液透析患者丙肝病毒感染问题得到确认后，市卫生健康委员会针对确诊病例进行流行病学调查，并追溯病源。调查结果显示，该次疾病暴发主要是因为院内感染制度落实不到位，缺乏规范和标准化的管理和操作流程；血液透析隔离区与正常透析区存在通道共用，患者和医护人员在进出隔离区和正常区时难以避免存在接触交叉感染的风险等问题。

A10：明确传播途径

根据市卫生健康委员会的调查结果显示，此次疫情的传播途径为血液传播。

A12：全面排查

市卫生健康委员会开展流行病学调查，了解丙型肝炎病例的情况，包括感染途径、发病率及患病人群等方面。根据流行病学调查结果，以及《丙型肝炎防治指南（2019年版）》中的实验室检查要求，市卫生健康委员会对血液透析中心所有疑似病例进行抗-HCV检测，判断是否感染了丙肝病毒，筛查病例。如果抗体检测结果为阳性，应再进一步检测 HCV RNA，以明确是否为现症感染。

3. 情景缺失　通过梳理应急响应情景要素，发现有以下情景要素未触发。

本研究发现，医院在血液透析治疗过程中存在多项问题。一是未严格执行医院感染控制规范和消毒技术规范的相关要求，普通透析区、乙肝患者透析区、丙肝患者透析区和其他需隔离患者的透析区之间未建立规范的物理隔离，并且未对透析设备和器具进行有效的消毒和灭菌，导致患者之间的交叉感染风险升高。二是存在未按要求在隔离透析治疗区进行专机透析的问题。更为严重的是，隔离透析患者与非隔离透析患者在不同透析治疗区之间流动，并混用透析机。三是各隔离透析区共用通道及护士工作站，未将护士与透析设备做到相对固定。这些问题都可能造成丙型肝炎的交叉感染，增加患者院内感染的风险。四是该院在血液净化中心的透析机数量增加，血液透析治疗量明显增加的情况下，医护人员的数量却未相应增加，且多名护士未经过血液净化专业培训。五是医院未制订明确的防控方案，医务人员防控意识缺失，并且护理操作不规范，未严格执行标准的预防原则，手卫生制度执行不到位，存在通过戴手套代替洗手的情况。六是该医院血液透析中心的消毒隔离制度未落实，环境和物体的清洁工作未达到应有的标准。该院161名血液透析患者中有31名患者未进行半年一次的定期传染病标志物复查工作。

以上因素均易导致院内感染的流行，确诊首发病例后未及时隔离及切断传播途径、保护易感人群，造成感染的扩散。医院制订明确的防控方案，建立规范的物理隔离，避免交叉感染的风险；加强医护人员的培训和指导，提高医务人员的防控意识和操作规范；加强透析设备和器具的消毒和灭菌，确保透析设备和器具的彻底清洁和消毒，避免感染的传播；建立明确的防控方案，加强血液透析中心的消毒隔离制度执行，制订规范的传染病标志物复查计划。

A9：消灭病源

医院应按照《医院感染控制规范》《消毒技术规范》《医疗机构血液透析室管理规范》等制度的要求，建立规范的血液透析治疗管理制度，做到布局合理、分区明确、标识清楚，符合功能流程合理和洁污区域分开的基本要求，为不同透析区域建立规范的物理隔离。设立隔离透析治疗间或独立的隔离透析治疗区，配备专门治疗用品和相对固定的工作人员，用于对需要隔离的患者进行血液透析治疗；对于乙肝病毒、丙肝病毒、梅毒螺旋体及人类免疫缺陷病毒感染的患者，应当分别在各自隔离透析治疗间或隔离透析治疗区进行专机血液透析，治疗间或治疗区、血液透析机不能混用，减少患者之间发生交叉感染的风险；透析设备和器具应按照规范程序和要求进行消毒和灭菌，确保透析设备的器具符合卫生要求，以减少病原体的传播。

同时，医院应加强血液透析中心的消毒隔离制度的执行和监管。每次透析结束后，应当对透析单元内透析机等设备和设施表面、物品表面进行擦拭消毒，对透析机进行有效的水路消毒，保持透析室地面清洁。当地面被血液、体液或分泌物污染时，使用消毒剂进行擦拭。同时，按照设备使用要求，定期清洗和消毒水处理系统，定期检测水质情况。每次冲洗消毒完成后，测定管路中消毒液的残留量，确保使用安全。定期检查血液透析中心消毒隔离制度的执行情况、环境及物体表面保洁情况，以及设施和设备的运作情况，确保其符合国家和地方的相关标准及规范。对医务人员进行消毒隔离制度的培训和教育，确保医务人员遵守相关规范要求。

A11：制订防控方案

医院应制订明确的防控方案，包括诊疗流程、防护措施、消毒灭菌程序、安全管理等各方面的规定。医院需建立血液透析室工作人员岗位规范化培训和考核制度，制订培训计划，使工作人员具备与本职工作相关的专业知识，加强继续教育，提高血液透析室工作人员的业务技术水平，以便更好地为患者服务。建立激励机制，鼓励医护人员积极参与血液透析治疗的管理和维护，提高医护人员的责任感和工作积极性。建立血液透析治疗质量评估体系，对血液透析治疗过程中的医护人员、设备和患者等进行全方位的监测与管理，及时发现和解决问题，确保治疗的质量与患者的安全。

根据标准预防的原则，为防止疾病的进一步传播和感染，实行双向防护。医护人员根据预期可能的暴露选用手套、隔离衣、口罩、护目镜等防护用品，防止血液污染和飞溅等情况发生。在操作过程中认真细致，遵循操作规范，避免因操作不当等原因引起的意外伤害和感染风险。为了避免针刺伤引起的感染，医护人员应将使用过的针头就地放入锐器盒中，防止针头的丢失和随意乱扔所带来的潜在风险。锐器盒放置在操作区域内，方便医护人员操作。

A13：疏散人群

除了建立规范的血液透析治疗管理制度外，在明确丙肝患者诊断的同时，医院需立即疏散人群，其中最重要的措施之一是对可疑或已确诊的传染病患者进行隔离。隔离可以有效地防止病原体的传播，保护其他患者和工作人员的健康。应将患者设置在单独的病房，并提供足够的空间和基本的设施，如独立的洗手间、床铺和食品等。另外，还可通过封锁某些楼层或区域，设置通行管制点限制人员流动。

在隔离病房中，医院管理者应该配备经验丰富的医护人员进行患者的护理和管理，确保遵守隔离病房的各项规定和操作程序。根据透析机和患者的数量及透析环境布局，合理调整护士与患者的比例。每名护士每班负责治疗和护理的患者应相对集中，且不超过5名透析患者，确保医护人员对每位患者的关注度和专注度，减少因治疗质量不足而导致的患者不良反应或并发症的发生。

A14：防治普及

医务人员加强防控意识的培养，理解和掌握标准预防的原则，规范各项操作。进入透析治疗区，必须穿工作服，换工作鞋。进行治疗或护理操作时，严格遵守医疗护理常规和诊疗规范，执行标准预防，严格进行无菌操作，落实手卫生，严格规范注射、静脉输注、有创诊断治疗等操作，使用安全注射器等自毁型注射器。对于需要检测 HCV 的患者，医务人员在接触患者的血液和体液时应佩戴手套。此外，在接触易感人群或肝脏生物化学检测异常的人员时，应采取相同的防护措施。

在加强医务人员的防控意识的同时，还需普及患者防治知识。同时，认真遵守医生的治疗方案和要求，保持个人卫生，避免交叉感染的风险。此外，患者还应该积极配合医务人员的工作，按时做好血液透析等治疗，及时反映治疗情况和问题等。

A15：疫苗接种

该医院未对有关工作人员进行免疫接种。需定期对医护人员进行健康检查，了解其身体状况，并及时进行疫苗接种，以提高医护人员的免疫力和抗病能力，保障医务人员的职业安全。

A16：物资保障

该医院对此次疫情未涉及物资保障。在血液透析室中，医护人员可能接触到患者的血液和其他体液，因此需要采取一系列的防护措施，以避免感染病原体。这些防护措施包括佩戴口罩、手套、护目镜、防护服等防护用品。医院制订完善的物资管理制度，包括物资的采购、库存、分发和使用等方面，以确保物资的充足和有效使用；统一分发物资，根据科室和工作需求，合理分配物资，避免浪费和过度使用；建立物资储备，以备不时之需。在疫情等突发情况下，储备物资可以迅速投入使用，确保医护人员的物资需求得到满足；定期检查和更新物资，确保物资的使用情况和质量，及时更新过期或损坏的物资。

第四节　案例分析的可视化——知识图谱

一、知识图谱概念

图谱（graph）的应用最早能追溯至 20 世纪 60 年代早期，Garfield 等首先使用图谱展现 DNA 领域的历史研究进展；1998 年，图谱用于界定科学计量学、信息计量学及文献计量学等领域；2012 年，谷歌（Google）将知识图谱（knowledge graph）这一概念正式引入并广泛用于多学科领域。

知识图谱又称知识可视化技术，是人工智能的重要分支技术，它在 2012 年由 Google 提出，是结构化的语义知识库，用于以符号形式描述物理世界中的概念及其相互关系，其基本组成单位是实体-关系-实体三元组，以及实体及其相关属性-值对，实体间通过关系相互联结，构成网状的知识结构。从实际应用的角度出发可以将其理解为多关系图谱。图谱由节点和边构成，节点一般指现实世界中的事物，即实体；边一般指不同实体间的某种联系，即关系。多种实体和多种关系为构成知识图谱的基本要素。例如，在"护士职业图谱"里，"护士"可以作为实体，"医院""社区"也可以作为实体，实体之间的关系可以是"同事关系""朋友关系"，也可以是"现任职""曾任职"的关系。

随着交叉学科领域的发展，学科前沿之间的交互尤为重要，需要中间介质呈现出多学科之间的关联，而知识图谱可以将其以空间的形式展现出来，从而解释学科的发展规律。

Google 公司在 2012 年提出知识图谱引擎，特指其用于提升搜索引擎性能的知识库。广义的知识图谱泛指各类知识库项目，将各类信息、数据和连接关系聚合为知识，是大数据环境下知识的有效组织方法。各类大规模知识图谱在智能搜索、智能问答、智能推荐、情报分析、反欺诈、用户输入、社交网络、金融、医疗、电商及教育科研等领域发挥了重要作用。知识图谱通过将数据、信息和连接互相关联呈现出网状知识结构，该结构包含数据层和模式层，将知识以图谱形式反映各概念的相关程度。相互关联的知识层可发现与推理新的知识，形成知识交汇，将应用数学、图形学、信息可视化技术、信息科学等理论与方法结合，反映不同知识要素之间的关系，将复杂的知识领域通过数据挖掘、信息处理、知识计量和图形绘制而显示出来，网状知识数据库形成了多个大规模知识图谱，揭示知识领域的动态结构，为医学乃至其他领域提供切实且有价值的参考。

二、知识图谱的分类

知识图谱按照功能和应用场景可以分为通用知识图谱和领域知识图谱。其中通用知识图谱面向的是通用领域，强调知识的广度，形态通常为结构化的百科知识，针对的使用者主要为普通用户；领域知识图谱则面向某一特定领域，强调知识的深度，通常需要基于该行业的数据库进行构建，针对的使用者为行业内的从业人员及潜在的业内人士等。

三、知识图谱发展现状

知识图谱的起源可以追溯至 1960 年，在人工智能的早期发展中，有 2 个主要的分支，也就是 2 个派系，一个是符号派，注重模拟人的心智，研究如何用计算机符号表示人脑中的知识，以此模拟人的思考、推理过程；另一个则是连接派，注重模拟人脑的生理结构，由此发展了人工神经网络。这个时候提出了语义网络（semantic networks），作为一种知识表示的方法，主要用于自然语言理解领域。

1970 年，随着专家系统的提出和商业化发展，知识库（knowledge base）构建和知识表示得到重视。专家系统的主要思想认为专家是基于脑中的知识进行决策的，所以为了实现人工智能应该用计算机符号来表示这些知识，通过推理机来模仿人脑对知识进行处理。早期的专家系统常用的知识表示方法有框架语言（frame-based language）和产生式规则（production rule）。框架语言用来描述客观世界的类别、个体、属性等，多用于辅助自然语言理解；产生式规则主要用于描述逻辑结构，用于刻画过程性知识。

1980 年，哲学概念"本体"（ontology）被引入人工智能领域来刻画知识，笔者理解此本体大概可以说是知识的本体，一条知识的主体可以是人，可以是物，可以是抽象的概念，本体就是这些知识本体的统称。1989 年，Tim Berners-Lee 在欧洲高能物理研究中心发明了万维网，人们可以通过链接把自己的文档链入其中，在万维网概念的基础上，1998 年又提出了语义网（semantic web）的概念，与万维网不同的是，接入网络的不仅有网页，还包括客观实体（如人、机构、地点等）。2012 年谷歌发布了基于知识图谱的搜索引擎。

随着知识图谱可视化研究的快速发展，智能商业领域出现了越来越多的知识图谱构建和可视化的平台与工具，如 Cite Space、达观知识图谱、Data Exa-Sati、Protege 和 SCI2 等主流平台与工具已被广泛地应用于金融、安全、教育、医疗、文献检索等专业领域的知识图谱构建与可视分析任务。例如，搜索引擎，知识图谱可以提供更加精准的搜索结果，帮助用户更快地找到所需信息；语音识别和自然语言处理，知识图谱可以帮助机器理解自然语言表达的含义，实现更加智能化的语音识别和自然语言处理；智能客服，知识图谱可以帮助机器理解用户的问题，并提供更加准确和个性化的答案；金融行业，知识图谱可以帮助银行、保险公司等机构对客户信息和交易数据进行分析，提供更加精准的金融服务；教育领域，知识图谱可以帮助学生更加高效地获取知识，提供个性化的教育服务；电子商务，知识图谱可以帮助电商平台对用户数据进行分析，提供更加个性化的推荐服务。知识图谱可以应用于各种领域，帮助人们更好地理解和利用知识。近年来，人们使用知识图谱帮助医疗卫生行业、帮助医生对患者数据进行分析和诊断，提高医疗服务的效率和质量。

随着医学知识与大数据的交互，伴随着知识图谱逐渐与医学领域结合。医学知识图谱已初步成为人工智能辅助医疗系统的一部分，为探索医疗科研数据共享和应用提供了新方法，为医疗人工智能研发提供可参考依据。知识图谱在医学知识可视化方面的贡献：①知识图谱可实现多视图的医学知识，提供可视化方法，包括实体的树状层次结构分类视图、建立广泛链接的 Echarts 视图和简洁直观的 2D Canvas 等，为医学知识提供了多视图的呈现方法；②知识图谱为医学知识提供多维度的可视化方法，如 Web GL 版本的 1D、2D 和 3D 视图，同时借助当前流行的 VR 和 AR 技术可以更加丰富医学知识图谱；③提供从非结构化数据到结构化的交互式知识图谱，可以使医学知识不仅能查询到已有数据，还可以灵活地可视化为处理的数据。

目前医学知识图谱应用也是大数据的前沿研究问题，如临床决策、医学文献可视化、分析异常监控与风险控制、支持医疗智能问答及智慧搜索等功能。近年来新发传染病频繁发生，如严重急性呼吸综合征、甲型 H1N1 流感、埃博拉病毒感染，以及新型冠状病毒感染，新发传染病的流行严重影响全球健康，对人民的生命健康和财产安全造成了严重的威胁。因此，如何对新发传染病进行有效的防控是当今亟待解决的问题。目前大多学者将目光投向大数据分析异常监控和风险监控，将新发传染病抽象的知识可视化，通过收集新发传染病相关文献、学术期刊分布、研究的热点词、预防发展历程等对新发传染病防控预防趋势进行分析，建立更加合理、科学的公共卫生体系。

四、知识图谱的构建

（一）多元化数据来源

建立知识图谱首先要获得数据，这些数据是知识图谱的来源，它们可以是一些表格、文本、数据库等。根据数据的类型可以分为结构化数据、非结构化数据和半结构化数据。

结构化的数据为表格、数据库等按照一定格式表示的数据，通常可以直接用来构建知识图谱。非结构化的数据为文本、音频、视频、图片等，需要对它们进行信息抽取才能进一步建立知识图谱。半结构化数据是介于结构化和非结构化之间的一种数据，也需要进行信息抽取才能建立知识图谱。得到了不同来源的数据时，需要对数据进行知识融合，也就是把代表相同概念的实体合并，将多个来源的数据集合并成一个数据集。这样就得到了最终的数据，在此基础上可以建立相应的知识图谱。

（二）知识抽取

知识抽取可以分为实体识别、关系抽取、属性抽取等。目前结构化的数据是最主要的知识来源。针对结构化的数据，知识图谱通常可以直接利用和转化，形成基础数据集，再利用知识图谱补全技术进一步扩展知识图谱。针对文本型数据这种非结构化数据，知识获取的方式主要包括实体识别、关系抽取、属性抽取等。具体的方法又包括基于特征模板的方法、基于核函数的监督学习方法、基于深度学习的方法等。

（1）实体识别：是指在一段文本中识别哪些词代表实体，并打上标签（进行分类）。

（2）关系抽取：是指识别文本（或其他数据）中实体之间的关系。

（三）知识表示与建模

知识表示是指用一定的结构和符号语言来描述知识，并且能够用计算机进行推理、计算等操作的技术。知识表示的方法有以下6种。

1. 谓词逻辑表示法 将一句话或命题的句子成分分为个体词、谓词、量词，通过研究它们的逻辑关系，可以进行推理。例如，"π是无理数"这个命题中，"π"是一个个题词，"是无理数"是一个谓词；"任意无理数都是实数"这个命题中，"任意"是一个量词，根据这2个命题，可以做出推理："π是实数"。

谓词逻辑具有自然性、接近自然语言、容易接受、严密性、易于转化为计算机内部形式等优点，但同时也具有无法表示不确定性知识、难以表示启发性知识及元知识、组合爆炸、效率低等缺点。

2. 框架表示法 框架是一种描述所讨论对象（事物、事件、概念等）属性和行为的数据结构。框架的最高层次是固定的，并且它描述对于假定情况总是正确的事物，在框架的较低层次上有许多终端，被称为槽（slot）。在槽中填入具体值，可以得到一个描述具体事物的框架，每一个槽都可以有一些附加说明，被称为侧面（facet），其作用是指出槽的取值范围和求值方法等。框架系统的数据结构和问题求解过程与人类的思维和问题求解过程相似；框架结构表达能力强，层次结构丰富，提供了有效的组织知识的手段；可以利用过去获得的知识对未来的情况进行预测，而实际上这种预测非常接近人的认识规律，因此可以通过框架来认识某一类事物，也可以通过实例来修正框架对某些事物的不完整描述。但是同时框架表示法缺乏形式理论，没有明确的推理机制保证问题求解的可行性和推理过程的严密性；由于许多实际情况与原型存在较大的差异，因此适应能力不强；框架系统中各个子框架的数据结构如果不一致会影响整个系统的清晰性，造成推理困难。

3. 基于语义网络的表示法 语义网络利用节点和带标记的边结构的有向图描述事件、

概念、状况、动作及客体之间的关系。带标记的有向图能十分自然地描述客体之间的关系。语义网络具有联想性、易用性、结构性等优点，但是也存在无形式化语法、无形式化语义，缺少统一的描述形式和表示体系。

4. 基于语义网的表示法　语义网通过扩展现有互联网，在信息中加入表示其含义的内容，提高计算机的自动化和智能化。万维网联盟 W3C 制订了一系列的标准语言来对知识进行表示和建模，如 RDF、RDF-S 和 OWL。

RDF 是一系列语义网标准的核心。RDF-S（RDF Schema）是在 RDF 的基础上提供了对类和属性的简单描述，从而给 RDF 数据提供词汇建模的语言。RDF 和 RDF-S 缺少的特征：对局部值域的属性定义，类、属性、个体的等价性，不相交类的定义，基数定义，关于属性特性的描述，于是发展了 OWL 作为 RDF-S 的扩展，表达能力更强的本体构建语言。

知识图谱的主要数据模型有 RDF 图和属性图两种，形成了 RDF 数据的三元组库和属性图的图数据库。知识图谱的查询语言分为声明式和导航式两类。RDF 三元组库是语义网领域发展的数据库系统，它的数据类型是 RDF 图，用来查询的语言是 SPARQL，属于声明式查询语言，都遵循 W3C 标准；图数据库的数据类型为属性图，采用查询语言 Cypher、PGQL 等。

5. 知识融合　当想建立一个知识图谱，需要从多个来源获取数据，这些来源不同的数据可能会存在交叉、重叠，同一个概念、实体可能会反复出现，知识融合的目的是把表示相同概念的实体进行合并，把来源不同的知识融合为一个知识库。

知识融合的主要任务包括实体消歧和指代消解，它们都用来判断知识库中的同名实体是代表同一含义、是否有其他实体也表示相同含义。实体消歧专门用于解决同名实体产生歧义的问题，通常采用聚类法、空间向量模型、语义模型等。指代消解则为了避免代词指代不清的情况。

6. 知识推理　推理是模拟思维的基本形式之一，是从一个或多个现有判断（前提）中推断出新判断（结论）的过程。基于知识图的知识推理旨在识别错误并从现有数据中推断新结论。通过知识推理可以导出实体间的新关系，并反馈以丰富知识图，从而支持高级应用。

五、知识图谱在新发传染病领域的应用

（一）知识图谱在新发传染病领域的应用

知识图谱通过知识抽取、知识融合、知识加工等信息技术将大量非结构化数据源组织为结构化的语义网络，信息加工技术在新发传染病领域的应用，在一定程度上可实现多元信息的交互，建立各信息源之间的关联网。

医学知识涉及领域广泛、结构复杂，种类繁多，利用大数据构建新发传染病知识图谱，能够形成一套基于互联网技术、面向疾病筛查的医学知识图谱。可视化的知识转化，有助于提高用户对新发传染病的认知，提高对新发传染病的监测效率。如在疫情监测领域，知识图谱可以通过对疫情数据的收集、整合和分析，构建实时的疫情监测系统，帮助政府和公众及时了解疫情的发展态势，制订有效的防控措施；病毒溯源方面，知识图谱可以通过对病毒基因组序列、传播途径、宿主物种等多维度数据的整合和分析，帮助科学家确定病毒的起源和传播路径，为制订针对性的防控措施提供科学依据；药物研发方面，知识图谱可以通过对病原体、宿主、药物等相关数据的整合和分析，帮助科学家挖掘出潜在的治疗靶点和药物，加速新药的研发和上市；医疗资源分配方面，知识图谱可以通过对疫情数据、医疗资源等相关数据的整合和分析，帮助政府和医疗机构合理分配医疗资源，提高疫情防控的效率和精准度。

知识图谱在新发传染病领域的应用，可以提高疫情防控的科学性和精准性，为政府、医疗机构和公众提供更好的服务和保障，为未来的健康管理提供新业态、新模式。

（二）流行性感冒知识图谱

流行性感冒知识图谱是一种基于知识图谱技术构建的流行性感冒领域的知识表示和知识推理系统。它将流行性感冒相关的实体和关系进行结构化表示，通过自然语言处理、数据挖掘等技术，将大量的流行性感冒相关数据整合到一个统一的知识图谱中，形成一个完整、准确、可靠的知识库。

该知识图谱包括疫情监测、病因分析、药物研发、医疗资源分配等可视化数据展示。①疫情监测：通过对流行性感冒相关数据的监测和分析，可以实时了解疫情的发展趋势和变化规律，为政府和公众提供及时的预警和防控措施。②病因分析：通过对流行性感冒病原体、宿主、传播途径等数据的整合和分析，可以深入研究病因，为制订针对性的防治策略提供科学依据。③药物研发：通过对流行性感冒病原体、药物、临床试验等数据的整合和分析，可以挖掘出潜在的治疗靶点和药物，加速新药的研发和上市。④医疗资源分配：通过对流行性感冒疫情数据、医疗资源等数据的整合和分析，可以帮助政府和医疗机构合理分配医疗资源，提高疫情防控的效率和精准度。

以流行性感冒为例，知识图谱将抽象的知识映射为各个元素，在对传染病病例实体进行存储时，采用节点和边作为描述形式，以知识三元组[（实体、关系、实体）和（实体、属性、属性值）]实现流行性感冒实体的存储，可直观地感知和分析数据，从而提高流行性感冒预防体系的构建。可视化的表现形式反映出在预防流行性感冒过程中已有要素和缺失要素，对于新发传染病的防控改进措施，可以根据已有要素进行补充，进一步根据缺失要素加强对新发传染病的防控。通过上述流行性感冒知识图谱体现各要素之间的关系，将新发传染病早期预警与医院护理人员响应体系相结合，知识图谱将难收集汇总的资料进行整理，可反映医院护理人员和新发传染病之间的关系，为护理人员与传染病患者早期接触建立联系，使护理人员成为新发传染病发现人员之一，成为新发传染病的早期识别者，对护理人员在识别能力，以及疾病认识程度的层次提出了一定要求。

知识图谱将将已有的识别能力和认识程度进行可视化，将缺失要素进行总结便于改革，可视化的要素为今后的新发传染病事件提供早期识别的指导，这将有助于迅速查明潜在的传染病，使护理人员充分认识疾病，从而实现中断传播方式、切断感染链，达到有效防控的效果。

（三）霍乱知识图谱

霍乱弧菌是一种革兰氏阴性的弧菌，外形为弧形，通常生长在水中。霍乱弧菌是引起霍乱最主要的因素，是一种严重的肠道传染病，症状包括腹泻、呕吐和腹痛等，其致残率及致死率高的特性引起了广泛学者对霍乱弧菌信息的挖掘。霍乱弧菌的相关知识包括其形态、结构和生命周期等信息，以上信息能帮助人们更好地理解这种病原体。霍乱弧菌的形态和结构包括细胞壁、细胞膜、核酸、胞质和鞭毛等部分，其游动主要依靠鞭毛。此外，霍乱弧菌在水中的生长和传播过程等信息有助于人们更好地了解霍乱弧菌的特征和传播途径，从而采取有效的预防措施。

以副溶血弧菌为主建立霍乱弧菌知识图谱，霍乱弧菌知识图谱反映了突发公共卫生事件发生或进一步加剧的要素，网状线将各要素相互连接，建立各要素之间的关联，例如，通过霍乱弧菌知识图谱，可直观明确致害要素，如确诊病例、疑似病例、未得到应急响应案例。除了有害要素以外，非致害要素之间的关联也能直观呈现，例如，分析潜在变化危险的可能性，达到防患于未然的目的。医疗卫生人员可借助霍乱弧菌知识图谱查看致害要素所致的后果，间接掌握医疗机构对疾病的响应程度。通过对有害要素的分析，医疗卫生机构可以根据实际情况启动应急预案、成立领导小组、建立救治途径等。

知识图谱能简化新发传染病发生和防控的整个流程，例如，护理人员在新发传染病流行期间扮演疾病救助者的角色，他们是患者的第一道防线，负责为患者提供全面的护理和支持，同时也需要确保自身的安全和健康。护理人员根据患者的实际情况对患者进行分级护理，如对轻症状或无症状实施"二级护理"，较重症状实施"一级护理"，重症或急重症实施"特级护理"。根据不同的护理级别启用不同的应急预案，可实现资源最大化的合理利用。护理人员在执行护理方案的过程中需进行以下工作：①监测病情，护理人员需要经常监测患者的病情和症状，以便及早发现并处理任何变化；②实施隔离和防控措施，护理人员需要在遵守隔离和防控措施的前提下，为患者提供全面的护理和支持；③采集样本和进行检测，护理人员需要采集患者的样本，并将其送往实验室进行检测；④提供支持和心理护理，在新发传染病的情况下，患者可能会感到恐惧、焦虑和绝望，护理人员需要提供全面的支持和心理护理，以帮助患者克服这些情绪。通过知识图谱可迅速优化护理人员对新发传染病患者的护理程序，提高护理质量，对新发传染病起到有效的防控作用。护理人员是新发传染病防控工作中不可或缺的一部分。根据知识图谱的提示，在遵守相关规定和措施的前提下，为患者提供全面的护理和支持。

（四）新发传染病及其关键词知识图谱

关键词指在某项研究领域中具有语言精练、词义丰富的代表性词汇。通过整理 2019～2023 年度新发传染病的研究关键词，中国生物医学文献数据库（SinoMed）、北京大学核心期刊目录、中国科学引文数据库（CSCD）收录新发传染病研究相关论文 5740 篇，通过文件导入、信息单元抽取（关键词）、统计分析，进行热点词汇的可视化呈现。新发传染病的研究关键词包括病原体、传播途径、疫苗、免疫、治疗、疫情监测、社会心理等，这些关键词是研究新发传染病时常用的术语，有助于更好地了解和掌握新发传染病相关知识。

（1）病原体：是引起新发传染病流行的关键因素。例如，新型冠状病毒是导致新型冠状病毒感染流行的病原体。

（2）传播途径：是影响新发传染病流行的重要因素。例如，新型冠状病毒感染的主要传播途径是飞沫传播和接触传播。

（3）疫苗：是预防新发传染病的最有效方法之一。研究人员正在开发和研究针对不同病原体的疫苗，以帮助控制疾病的传播。

（4）免疫：了解人类免疫系统如何应对新发传染病是研究新发传染病的重要方面。研究人员正在探索免疫系统的不同方面，以帮助开发有效的治疗方法。

（5）治疗：是降低病死率和减轻患者痛苦的关键。研究人员正在研究各种治疗方法，包括药物、血浆治疗和细胞治疗等。

（6）疫情监测：了解疫情的传播和趋势是控制新发传染病的关键。研究人员正在使用各种监测方法，包括流行病学调查和基因组监测等，以帮助预测和控制疫情。

（7）社会心理：新发传染病不仅对人体健康造成威胁，还对社会心理产生影响。研究人员正在探索公众对新发传染病的态度和行为，以帮助应对疫情。

面对新出现的传染病，预防机制极其重要。需要根据新发传染病的病原体、传播途径、宿主等方面进行。如建立有效的监测系统，及时发现疫情，对疫情进行快速响应和处理。通过加强宣传教育，普及个人卫生知识，提高公众自我防护意识，如勤洗手、佩戴口罩、避免人群聚集等措施，以降低疾病传播风险。建立有效的防控策略，包括隔离、检测、追踪、治疗等措施，以控制疾病的传播。加强疫苗的研发和生产，提高疫苗接种的覆盖率，以预防新发传染病的发生。加强国际卫生合作，分享病原体信息、开展科学研究、联合防控等，共同应对新发传染病的威胁等措施以建设完善预警机制。

新发传染病预防机制和研究关键词如图 6-1 所示。在传染病暴发或流行时，政府机关下达预警响应文件，疾病预防控制中心、医院医护人员迅速响应，组建防控队伍对人群和环境进行监测，对感染人群进行实时监测，收集其采样样本，由实验监测组进行检测，所有检测结果最终将汇总于数据处理组，进而根据数据结果进行分析研判防控效果。通过知识图谱可直观反映防控效果，同时使医院护理人员清晰地明确自身职责和未来可能承担的职责，这对新发传染病的防控起到积极的作用。近年来，新发传染病频发，其研究关键词主要集中在传染病、公共卫生、突发公共卫生事件等，其研究内容主要以组织管理、疾病监测、流行病学研究、发病趋势、健康教育、效果评价、综合预防等为主，采用的研究方法主要为临床试验、定性研究、问卷调查等，建立新发传染病研究热点间的联系。

六、知识图谱在新发传染病领域中应用的不足

1. 数据的可访问性 数据处理的最大难处是无法得到数据。由于种种原因，新发传染病数据常无法充分公开，被封闭在数据孤岛上；或仅被用书面的方式保存，无法用电子形式读取处理，可访问性不好。提高可访问性的主要手段是把数据电子化、网络化，可以方便地进行网络链接和访问。其中涉及的技术有网络爬虫、PDF 格式转文本、图片中的字符识别和文本清理等。最后，使用人们广泛接受的传输协议，提供不同平台间的兼容。

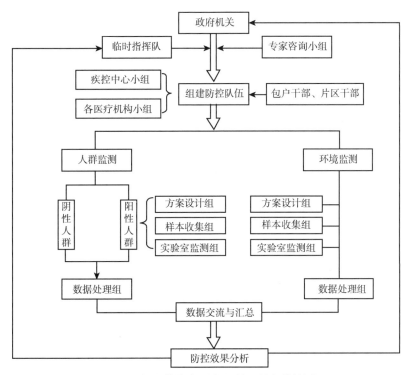

图 6-1 新发传染病预防机制和研究关键词

2. 数据的可发现性 原始数据往往存在很多问题，例如，数据本身在收录时有错误，必须被纠正；再如，数据会有重复，新发传染病的名称可能会有全名、缩写名等形式，处理时被当作不同的样本对待等。这些都会对后继的数据处理造成干扰，降低数据的可发现性。

3. 领域知识的集成 医学涉及多个分支和子学科，可以分为上百个领域，这些领域都或多或少需要集成领域的专业知识。不管是临床医学还是公共卫生管理，其中的主要概念、疾病分类、应急情况等都需要通过收集整理，并反映到领域知识库中。其中需要的主要技术为文档篇章分割、中文分词、实体提取及消歧、关系提取、规则库建设等。这些逻辑在数据之上表现为模型，需要在基础数据和领域知识的基础上实现。

七、知识图谱展望

在 2010～2022 年，传染病防控大致可以分为三个阶段。第一阶段：2010～2013 年，主要是突发公共卫生事件的应急防控，表现为前期的 SARS 事件和甲型 H1N1 流感的经验总结和制度完善；第二阶段：2014～2018 年，主要是重大突发急性传染病的防治，尤其是国际关注的重大突发公共卫生事件，如共建"一带一路"国家的传染病防治和发展。第三阶段：2019 年以后，随着 COVID-19 在全球范围内的蔓延，WHO 与多国卫生组织致力于构建 COVID-19 预防体系。随着可视化技术的兴起，CiteSpace 软件近年来在新发传染病领域的发展，防控方面的成果基本与新发传染病的暴发呈现高关联度。

知识图谱在新发传染病的监测与防控中应用广泛，在未来新发传染病预防领域可参考以下建议：第一，大规模知识图谱可视表达的创新与优化，随着新发传染病的频发，数据规模不断增长，知识图谱的结构变得越来越复杂，如何利用可视化方法清晰、有效地表达新发传染病大规模知识图谱中的语义关系，帮助各机构分析与决策成为关键问题，而现有的知识表示可视化方法存在显示空间利用率低、点线布局混乱复杂、视觉负担重等问题。因此，需要在知识表示方面探索更多的可视化新方法，帮助提升大规模知识图谱可视分析的效率。同时，随着移动设备的普及，需要学者不断优化知识图谱现有的可视化设计，简化交互功能，促使移动设备也能够较好地支持大规模知识图谱关键信息的表达。第二，提升大规模知识图谱可视分析效率。大规模知识图谱的数据量极大，新发传染病的数据类型复杂，很难对其进行高效率的绘制和渲染，影响了知识图谱表达的流畅性。此外，要促进大规模知识图谱的实时可视分析，需要从数据存储、构建模型和处理层面着手解决问题。例如，可以考虑利用采样方法缩小可视化规模，提高实时响应速度和可视分析的效率；同时，需要保证数据采样的有效性，满足知识图谱的构建质量要求。第三，知识图谱的应用拓展及可视分析工具的开发。虽然知识图谱在智能搜索、社交媒体、数据分析与决策等领域得到了广泛的应用，但在医学领域仍处于初级阶段，具有广阔的发展前景。因此，需要充分发挥可视分析技术在分析、推理和辅助决策方面的优势，推进知识图谱面向医学领域的行业拓展，使知识图谱在新发传染病防控体系中可以充分发挥作用。

除以上建议外，应该重视国外在新发传染病防控中的独到之处，进一步将目光投入国外传染病预防相关研究上，结合自身实际情况，借鉴国外经验，完善我国公共卫生体系。

参 考 文 献

冯子健，2013. 传染病突发事件处置[M]. 北京：人民卫生出版社.

付莉，张春兰，万彬，等，2009. 收治我国首例甲型 H1N1 流感患者病区管理的应对措施[J]. 护理管理杂志，9（9）：11-12.

管辉日，范光，曹邦宏，等，2022. 福建省永安市一起登革热暴发疫情与控制[J]. 上海预防医学，34（2）：139-142.

国家卫生健康委办公厅，2018. 国家卫生健康委疾控局关于印发流感样病例暴发疫情处置指南（2018 年版）的通知[EB/OL]. [2018-11-14]. http://jtj.pds.gov.cn/contents/18210/365748.html.

国家卫生健康委办公厅，2020. 国家中医药管理局办公室. 关于印发流行性感冒诊疗方案（2020 年版）的通知[EB/OL]. [2020-10-27]. http://www.gov.cn/zhengce/zhengceku/2020-11/05/content_5557639.html.

国家卫生健康委办公厅，2021. 新冠病毒疫苗接种技术指南（第一版）[EB/OL]. [2021-03-29]. http://www.gov.cn/fuwu/2021-03/29/content_5596577.html.

国家卫生健康委办公厅，2021. 新冠病毒疫苗接种技术指南[EB/OL]. [2021-03-29]. http://www.gov.cn/fuwu/2021-03/29/content_5596577.html.

国家卫生健康委办公厅，中医药局综合司，2022. 关于印发新型冠状病毒感染诊疗方案（试行第九版）的通知[EB/OL]. [2022-03-14]. http://www.gov.cn/zhengce/zhengceku/2022-03/15/content_5679257.html.

巨艳红，朱磷扬，许雷，2013. 连云港市首例人感染猪链球菌病例流行病学调查[J]. 现代预防医学，40（9）：1622，1628.

李兰娟，2011. 传染病学[M]. 2 版. 北京：高等教育出版社.

李宁江，2017. 霍乱确诊病例的护理措施与医院感染管理[J]. 基层医学论坛，21（27）：3774-3775.

联合国新闻，2023. 世卫组织发布最新新冠预防和治疗指南[EB/OL]. [2023-01-13]. https：//news.un.org/zh/story/2023/01/1114142.

刘洁，2021. 基于情景推演的突发公共卫生事件应急响应过程评价及对策研究[D]. 银川：北方民族大学.

龙江，杨雪帆，李勤，等，2022. 2014—2019 年重庆市甲型病毒性肝炎流行特征[C]//重庆市预防医学会第四届四次理事会暨学术年会论文集：54-61.

马涛，刘艳，王璇，等，2019. 南京市首例人感染猪链球菌病例调查[J]. 现代预防医学，46（16）：3042-3044.

秦鄂德，秦成峰，姜涛，2008. 登革病毒与登革病毒病[M]. 北京：科学出版社.

佟鑫，2022. 关于南京市某区一起托幼机构手足口病暴发疫情的流行病学调查分析[J]. 齐齐哈尔医学院学报，43（18）：1766-1770.

卫生部办公厅，2009. 卫生部办公厅关于印发《甲型 H1N1 流感诊疗方案（2009 年第三版）》的通知[EB/OL]. [2009-10-13]. http：//www.nhc.gov.cn/zwgkzt/pyzgl1/200910/43111.shtml.

武汉市疾病预防控制中心，2016. 霍乱防治手册（第 6 版）[EB/OL]. [2023-05-02]. https：//www.whcdc.org/view/900.html.

医政医管局，2019. 国家卫生健康委关于江苏省东台市人民医院发生血液透析患者感染丙肝事件有关情况的通报[EB/OL]. [2019-06-18]. http：//www.nhc.gov.cn/yzygj/s3594/201906/2d47e45677fe4ff2b12e5afd3eb04891.shtml.

张复春，卢业成，陈燕清，等，2005. 2002 至 2003 年广州及周边地区 1032 例登革热的临床特征[J]. 中华传染病杂志，23（2）：121-124.

张复春，杨智聪，2008. 登革热[M]. 北京：科学出版社.

赵俊仕，陈艳华，刘慧琳，等，2021. 湖南省某地一起疑似医院内传播新型冠状病毒肺炎疫情的调查分析[J]. 实用预防医学，28（6）：671-674.

中国疾病预防控制中心，2005. 丙型病毒性肝炎[EB/OL]. [2005-06-30]. https：//www.chinacdc.cn/jkzt/crb/zl/bdxgy/bxbdxgy/.

中国疾病预防控制中心，2022. 中国疾病预防控制中心发布《中国流感疫苗预防接种技术指南（2022-2023）》[EB/OL]. [2022-08-25]. https：//www.chinacdc.cn/yyrdgz/202208/t20220825_260956.html.

中华人民共和国中央人民政府，2010. 卫生部通知印发《医疗机构血液透析室管理规范》[EB/OL]. [2010-03-24]. http：//www.gov.cn/gzdt/2010-03/24/content_1563500.html.

中华人民共和国中央人民政府，2018. 关于印发手足口病诊疗指南（2018 年版）的通知[EB/OL]. [2018-05-25]. http：//www.gov.cn/zhengce/zhengceku/2018-12/31/content_5435156.html.

中华医学会肝病学分会，中华医学会感染病学分会，2019. 丙型肝炎防治指南（2019 年版）[J]. 临床肝胆病杂志，35（12）：2670-2686.

中华医学会感染病学分会，中华医学会热带病与寄生虫学分会，中华中医药学会急诊分会，等，2018. 中国登革热临床诊断和治疗指南[J]. 中华传染病杂志，36（9）：513-520.

Alhajj R，Rokne J，2014. Encyclopedia of Social Network Analysis and Mining[D]. New York：Springer.

Asada M，Gunasekaran N，Miwa M，et al，2021. Representing a heterogeneous pharmaceutical knowledge-graph with textual information[J]. Frontiers in Research Metrics and Analytics，6：670-686.

Bhatt S，Gething PW，Brady OJ，et al，2013. The global distribution and burden of dengue[J]. Nature，496（7446）：504-507.

Castro MC，Wilson ME，Bloom DE，2017. Disease and economic burdens of dengue[J]. The Lancet Infectious Diseases，17（3）：e70-e78.

Kularatne SAM，2015. Dengue fever[J]. BMJ，351：h4661.

Murphy BR，Whitehead SS，2011. Immune response to dengue virus and prospects for a vaccine[J]. Annual Review of Immunology，29：587-619.

Sharp TM，Tomashek KM，Read JS，et al，2017. A new look at an old disease：recent insights into the global epidemiology of dengue[J]. Current Epidemiology Reports，4（1）：11-21.

Shen W，Wang JY，Han J W，2015. Entity linking with a knowledge base：issues, techniques, and solutions[J]. IEEE Transactions on Knowledge and Data Engineering，27（2）：443-460.

Shepard DS，Undurraga EA，Halasa YA，et al，2016. The global economic burden of dengue：a systematic analysis[J]. The Lancet Infectious Diseases，16（8）：935-941.

Wang XT，Liu SX，Liu JL，et al，2016. Topic Panorama：a full picture of relevant topics[J]. IEEE Transactions on Visualization and Computer Graphics，22（12）：2508-2521.

World Health Organization，2009. Dengue：guidelines for diagnosis, treatment, prevention and control[EB/OL]. [2023-02-20]. http：//www.who.int/tdr/publications/documents/dengue-diagnosis.pdf.

Zhang F，Tang X，Hu X，et al，2007. A clinical, epidemiological and virological study of a dengue fever outbreak in Guangzhou，China-2002-2006[J]. Dengue Bulletin，31：10-18.

第七章 护理人员应对新发传染病的防控展望

第一节 护理人员应对新发传染病的防控进展

随着世界各国交流日益密切，在全球每年约发生 1 种新突发传染病的态势下，新发传染病已对全球人类健康造成严重威胁。其中严重急性呼吸综合征、甲型流感及新型冠状病毒感染等多种新发传染病对社会安定、经济建设和人民健康带来重大影响。据 WHO 的统计，截至 2003 年 8 月 7 日，严重急性呼吸综合征造成全球 32 个国家的 8422 人感染，919 人死亡；截至 2010 年 8 月 6 日，全球超过 214 个国家和海外领土或社区报告确诊甲型 H1N1 流感病例累计超过 130 万例，死亡达 18 449 人；截至 2015 年 5 月 25 日，全球 24 个国家和地区累计确诊中东呼吸综合征病例 1139 例，死亡 431 例；截至 2022 年 10 月 28 日，全球新型冠状病毒感染累计确诊病例已超 6 亿例，死亡病例超 600 万例。

在既往新发传染病防控实践过程中，护理人员承担的工作包括但不限于以下几种。

1. 患者的筛查和诊疗 护理人员需要对疑似病例进行筛查，将患者转运至相应的隔离区域进行诊断和治疗。同时，也需要根据医嘱对患者进行各种治疗操作，如静脉输液、注射药物、监测生命体征等。

2. 隔离区域的管理 护理人员需要对收治新发传染病患者的隔离区域实行管理和维护工作，包括环境清洁、通风、消杀。保证隔离患者居住舒适度的同时，重点避免发生院内交叉感染，注重个人防护，保障自身安全。

3. 患者家属的宣教和引导 护理人员需要向患者家属宣传新发传染病知识和防控措施，教育患者、家属和工作人员有关预防和控制新发传染病传播的知识和技能，以保证他们了解新发传染病疫情，理解并遵守医院防疫规定。同时，也要根据情况给予患者及其家属必要的心理或情感支持。

4. 信息上报和数据统计 护理人员需要及时上报相关信息，包括病例信息报告、医疗防护物资消耗情况、医疗器械使用情况和环境卫生情况等。同时，也需要进行数据统计和分析，为防疫工作提供科学依据。

5. 感染预防控制与防护 在新发传染病防控中，护理人员需要重视自身安全和他人安全，积极采取措施进行感染防护，如应用个人防护设备，保护自己和他人免受病原体的侵害；采取应用负压隔离病房、增加个人防护用品、限制与疑似或确诊病例的接触等隔离措施,防止疾病传播给其他患者和工作人员。

综合来说,在应对新突发传染病时,护理人员既承担为患者提供护理、治疗和支持的工作,也肩负着防止新发传染病进一步扩散流行的重任。从临床护士的角度来看,其岗位职责包括对患者进行全面的评估、确定患者的病情、制订有效的护理计划、对患者实施基础护理、用药护理、营养支持、心理护理等。从护理管理者的角度来看,其岗位职责包括协调管理护理人力资源和医疗防护物资、构建和实施一系列组织管理制度、协同多学科专业开展防控救护工作、开展新发传染病护理培训工作、为临床护理工作提供指导并支持其工作等。此外,由于新发传染病的不确定性,随时跟踪学习相关防控政策和诊疗救护指南,也是护理人员的工作重点。

除上述工作内容外,在实际防控新发传染病工作中,我国许多医院将护理人员安排为预检分诊岗位的主力,其主要职责是初步收集患者的症状体征,从而搭建起医院防控新发传染病的第一道防线,同时也成为医院对新发传染病实行监测预警流程的第一节点。目前从医院应用的传染病监测预警技术手段来看,主要以国家建设的传染病监测预警系统为主,基于大数据等新兴技术自行研发的监测预警系统为辅,但医院尚未能实现针对新发传染病的早期预警。从医院针对传染病监测预警岗位职责的设置来看,主要由门诊医生承担,其形式包括经由医生填写传染病个案病例信息上报国家传染病网络,或基于医生录入病例基础信息触发监测预警系统的预警阈值实现预警。从医院岗位分布与传染病监测预警流程来看,护理人员所在的岗位遍布患者就诊过程中的初始节点,如预检分诊、门急诊和病房入院登记处等,结合护理人员的专业医疗背景,可第一时间掌握并分析患者基础就诊信息,有助于第一时间发现就诊患者出现的可疑新突发传染病流行特征信息,但从医院现有监测预警职能分配来看,护理人员在传染病监测预警中的作用尚未得到充分重视,部分重点护理岗位潜在的传染病监测预警优势有待充分发挥。

结合护理人员开展传染病监测预警工作的优势和可行性,目前全球各地已采取多项措施增强护理人员对传染病的预警能力。例如,修订公共卫生学士学位护士的能力,包括已知疾病的监测、应急准备和灾难应对。全球健康安全议程也提出,将护理人员纳入公共卫生跨学科工作队伍,并认可其对传染病的监控能力。综合我国医院护理岗位实际分布情况及专业组织倡议行动来看,应对新发传染病,有待强调并促进护理人员实施传染病监测预警工作。

新发传染病的暴发引发社会恐慌的同时,造成大量人员伤亡,护理人员作为救援救护者,在保障人民群众的健康安全时,护理人员应对新发传染病的综合能力十分重要。与此同时,提升新发传染病护理的个人应对能力,保障自身安全也是护理人员在参与新发传染病防控工作中的关键。有研究显示,2003 年暴发严重急性呼吸综合征期间,护理人员感染率占总医护感染率的 83%。抗击新冠疫情时,截至 2020 年 2 月 11 日 24 时,全国共报告医务人员确诊病例 1716 例,其中有 6 人死亡,在确诊病例中,护理人员占多数。此外,在大量护理人员防控应对新发传染病经历的调查中可以发现,心理障碍、心理危机及更严重的心理疾病也会发生于参与防控应对新发传染病的护理人员。一项针对我国近 14 万名护士的研究显示,应对新冠疫情期间,我国 34% 的护士感到心力交瘁,56% 的护士有抑郁症状。面对新发传染病给普通群众及护士个人健康带来的严重危害,增强护理人员应对新发传染病能力成为至关重要的一环。

回顾我国新发传染病的抗击历程，我国学者发现，护理人员对传染病监测范围、上报流程、传染病防控法律法规及特殊传染病事件相关应对流程了解不足。并且除参与过重大疫情救护的护理人员外，其余护理人员应对新发传染病的能力普遍处于中等或中等偏下水平，其中基层护理人员的应对能力相对更低，护理人员应对新发传染病整体能力水平有待提升。

自 2003 年暴发严重急性呼吸综合征事件后，我国应急管理机制的建设逐步发展，并鼓励各行各业开展建设符合自身特点的应急机制。应对新冠疫情各医院护理管理者实施了一系列护理应急管理措施，包括启动护理应急预案，成立护理应急管理小组，组建应急护理梯队，开展应急能力培训、病区应急改造、人力资源统一调配制度、物资分配责任制管理、护理人员关怀等在内的一系列护理应急管理措施，促进了护理人员快速响应新发传染病应急救护，规范了新发传染病防控救治过程的护理管理方法与内容，使医院护理应急管理系统及时反应并快速响应防控应对新发传染病的工作，保障医院整体救治工作的顺利进行。

从护理管理者早期应对新冠疫情的经历访谈结果来看，护理应急管理机制仍需进一步完善。例如，①应对新发传染病早期个人防护物资储备不足，致使护士一直面临个人防护设备短缺的问题，也使护士面临自身感染及造成院内感染的风险，由于新发传染病早期暴发严重，医务人员防护物资紧缺，部分一次性防护物资可能会出现多次应用的情况。②非传染病专科医院的护理人员较缺乏有关新发传染病防控应对的培训和教育，致使日常感染预防控制知识或技能储备不足，个人防控应对能力准备不足。③应对新发传染病护理工作安排较多，护士工作负荷过重，较易产生工作倦怠，极易导致新发传染病护理应对工作中错误和疏忽的发生。一些参与救护的护理人员也提到部分日常进行的护理措施会因为资源限制或环境限制等原因而无法实施。由于各类限制而引起的护理缺失，在可能影响护理结局的同时，也会对护理人员造成一定的心理负担。④护理人员配置不足，新发传染病较易发展成为大流行，常面临人员短缺问题等。因人力需求增加而造成的人力短缺仅是防控新发传染病其中一项原因，职业满意度下降也是护理人力短缺的原因之一。2022 年 1 月国际护士协会发布的全球护理人力与新冠肺炎疫情报告中，首席执行官 Howard Catton 就表示在疫情开始时，已有多达 600 万名护理人力缺口，由于应对新型冠状病毒带来的巨大而长期的压力，以及可预见到的大量辞职与退休的发生，未来 10 年全世界需招募和保留多达 1300 万名护士。2022 年比利时的一项调查发现，新冠疫情期间 44% 的护士表示打算离职，27% 的护士考虑从事非护理职业。

对于未来仍将面对的新发传染病，护理人员面临着更大的挑战，护理组织应建立高效应急管理机制。尽管大多护理管理者在应急防控新发传染病时，表现出了强大的领导力和执行力，但仍暴露出新发传染病护理应急管理机制上存在的不足和漏洞。在面对未来仍将发生的新发传染病，单一的个人管理能力不能满足新发传染病防控应对需求，需要依托完善且运行流畅的护理应急管理机制。

第二节 护理人员应对新发传染病的对策建议

新发重大传染病疫情具有突发性、非预期性、原因多样性、危害直接性、发生隐蔽性、紧迫性、全球流动性和社会危害严重性等特点，其对人类健康的损害和影响达到一定的阈值会造成社会性恐慌和混乱，直接影响社会发展和稳定。护理人员需及早尽快地进行防控和应对，综合既往护理人员应对新发传染病的表现，可以看出我国护理人员应对新发传染病在监测预警职责、护理防控应对能力及组织应急管理机制方面仍有待进一步优化。对此，分别从强调监测预警新发传染病护理职责、增强新发传染病护理应对能力、完善新发传染病护理应急管理机制三个方面提出具体对策建议。

一、强调监测预警新发传染病护理职责

现代运输和通信的迅速发展，几乎消除了全球的时间和空间距离，某一地区正在发生的传染病，特别是新发传染病，极有可能迅速蔓延并发展成大流行，增强新发传染病早期预警能力是健全公共卫生体系的当务之急。医院护理人员是最早获得患者健康信息、感知潜在传染病流行风险的人群。然而从医院传染病监测预警工作部署来看，护理人员在实时监测和预警传染病方面的能力及作用还未得到充分重视，有待采取多种措施发挥护理人员在新发传染病监测预警工作中的优势和作用。

（一）圈定护理监测预警内容

WHO 对新发传染病所做出的解释是在人群中新发现或已经存在，并且发病率迅速增加或地理范围迅速扩大的疾病。国外学者对新发传染病的定义是由于现有生物体的变化或进化而产生的新感染，或是传播到新的地理区域或人群的已知感染，或是在正在进行生态改造的地区出现的以前未被发现的感染，又或是由于已知药物的抗微生物耐药性或公共卫生措施的不到位而重新出现的旧感染。从新发现的传染病这一角度来看，新发传染病可以是经一种或多种途径传播的不明原因的传染病，从重新出现的旧感染这一角度来看，新发传染病可以是已知的呼吸系统传染病、消化系统传染病或其他传染病。对于新发现的传染病，吸收传染病症状监测预警有效经验，依据呼吸系统、消化系统等不同系统划分和圈定护理监测预警内容或范围，如呼吸道症候群、消化道症候群、皮疹症候群、全身症候群、出血症候群、神经症候群等。对于重新出现的旧感染，应对其疾病基础信息进行划分，划分出护理人员工作紧密贴近的相关监测预警内容，如患者症状、体征、旅居史及基础实验室检查指标结果释义等。

（二）划分不同护理岗位监测预警职能

由于护理人员的工作特性，他们通常是最早接触患者，且接触最为紧密的医务人员。相较其他医务人员，能更快获取患者基础健康状态信息。从 2003 年 SARS 事件和 2019 年

新冠疫情应对经验看，预检分诊护理岗位对患者疾病状态的早筛是医院监测预警新发传染病第一哨点，但其监测要点敏感度和特异度较低。随着就诊患者在院医疗信息的增多，可利用的预警信息随之增多。较预检分诊岗位的护士而言，门急诊护士、病区主班和责任班等护理岗位的传染病监测内容会存在一定数量、类别与属性的差别，对新发传染病的预警有效性和敏感度会有所递增。对此，可依据现有护理岗位和医疗诊治流程，划分不同护理岗位监测预警职能。例如，预检分诊护士对就诊患者症状、体征及流行病学史进行监测，病区护士对患者症状、体征、实验室基础检测指标等进行监测。特别值得注意的一点是，针对预检分诊、发热/肠道门诊、病区责任岗位、医院感染控制岗位等重点新发传染病护理监测预警岗位（图 7-1），需细致划分监测预警职能要点，并给予相应传染病监测预警理论与技术指导。例如，细化门急诊等岗位对入院疑似传染病患者的症状、体征和流行病史等监测要点，病区护理岗位对多重耐药菌感染事件重点监测抗生素应用情况和环境及物表微生物的监测等。

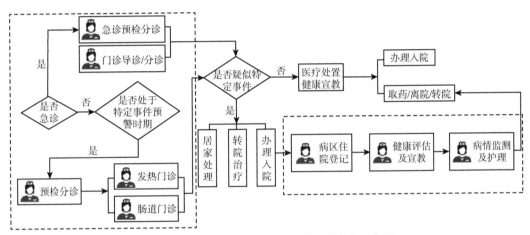

图 7-1　医疗诊治流程与护理监测预警岗位示意图

（三）制订护理监测预警指标

目前常用的传染病监测预警手段或技术，多是基于预警指标和预警阈值实现，预警指标是具有潜在预警价值的指标，指标的波动幅度在一定程度上与疾病的流行或暴发相关。一旦指标的波动范围达到或超过了规定的预警阈值，即可向相关部门或机构发出预警信号，以快速启动相应的流行病学调查或干预。预警指标需具备及时性、准确性和可操作性强的特点，其中及时性指的是指标能够尽可能早地发现新发传染病疫情或其前兆，能及时反映新发传染病发生前、发生时、发展中的相关情况，为应对措施启动赢得时间。准确性指的是通过指标可以尽可能准确地对新发传染病发出预警信号，避免启动不必要的应对措施。可操作性指的是指标所需要的数据和资料容易收集并获得。考虑护理人员目前较为缺乏传染病监测预警实践经验，制订适宜护理岗位的新发传染病监测预警指标，提供一套切实可行的传染病风险评判标准，有利于提高护理人员实施新发传染病监测预警工作的可行性和执行力。因此，应从传染病基础理论知识要点出发，结合目前现有的传染病防控指南和诊治标准，利用医院信息管理系统中海量的结构化、半结构化和非结构化医疗数据，借助数据治理和提取技术，提取医院传染病病例关键特征要素并分析护理岗位可接触的患者信息，遴选并整合护理人员适用的监测预警指标。

（四）发展应用新兴监测预警技术

传染病监测预警需要长期、连续、系统地收集传染病在人群中的发生、发展、分布及其影响因素的数据资料，并经过科学分析和解释后，及时地将获得的信息发送、报告和反馈给相关部门和机构，以发出警示信号来提醒传染病暴发或流行的可能或者其发生的范围可能扩大的风险。为达到早期预警、快速响应、及早控制传染病播散范围的目标，传染病监测预警技术不断发展，目前已有众多学者集成应用数学建模、区块链、物联网、大数据及人工智能等多种新兴技术实施传染病监测预警。在医院这一场所，其存储的海量医疗数据信息中包含传染病症候群等非特异性监测大数据和传染病病原学监测大数据，学者们倡导应用相关医疗数据信息开展新发传染病监测预警工作，并着手研发适用于医院端的传染病监测预警系统。在此过程中，护理人员可以通过推进和参与相关新兴技术在医院生物威胁监测预警工作中的应用，落实护理监测预警生物威胁事件职责。其中，与护理相关的应用范围包括疾病感染风险评估、院内交叉感染防控、抗生素临床应用管理和职业暴露监测管理等。

二、增强新发传染病护理应对能力

2023年5月国家卫生健康委员会发布《2022中国卫生健康统计年鉴》，截至年鉴调查统计时间，我国共拥有5 019 422名注册护士，就职于传染病专科医院的注册护士有31 660人。从整体护理人数来看，考虑部分综合医院传染科或感控科的护理人力，拥有传染病专业护理背景的注册护士或低于2%。护理人员作为医疗机构临床一线的工作人员，不仅是医院新发传染病防控的重要角色，更是国家防控重大新发传染病的关键力量，结合我国护理人员既往防控新发传染病能力水平和护理经验，有待采取多种措施进一步增强新发传染病护理应对能力。

（一）树立护理人员新发传染病防控危机意识

教育心理学领域中的学习动机理论，试图解释学习动机的形成和变化，并提出相应的干预和调节策略，以便帮助个体更好地发挥他们的内在动力和潜力，促进学习和发展。树立护理人员新发传染病防控危机意识，目的是通过强调新发传染病的危害性和防控意义，增加护理人员的认知驱动力和自我提高驱动力，激发护理人员产生对新发传染病相关知识或技能的学习动机，促进护理人员增强自身新发传染病护理应对能力。可采取继续教育、媒体传播等措施，充分利用医院网站、微信公众号和健康宣教公告板等多种传播途径普及新发传染病防控基础知识与正确行为；加强护理岗前新发传染病风险教育，通过专题讲座、业务学习等多种形式，强调新发传染病防控难度及其危害性，树立早发现、早预警、早防控意识；增加国内外新发传染病防控成功和失败案例的宣传教育活动，强化护理人员新发传染病预警防控意识，以及时采取防控措施，防止进一步传播扩散。

（二）明确护理人员应对新发传染病能力范围

基于能力的医学教育培养能够量化培训效果，有效提升医务工作者相关能力，但目前有关护理人员所需的新发传染病应对能力尚不全面，有待明确护理人员应对新发传染病能力范围。明确其应对能力范围可依据新发传染病特征特点，结合传统传染病、突发公共卫生、灾害灾难及医院感染防控等事件对护理人员的能力要求，以需求为导向，总结既往经验，细化、整合护理人员应对新发传染病能力。例如，感染预防控制能力、监测预警上报能力、心理危机防护能力、组织沟通协作能力等。在此基础上研究出一套系统的新发传染病护理应对能力指标体系。

（三）保障护理人员有充足的新发传染病防控培训演练

培养提升护理人员新发传染病应对能力顺应了新发传染病防控趋势的需要，本质在于提高新发传染病防控成效。可将新发传染病应对能力培训演练纳入护理人员继续教育体系中，基于新发传染病护理应对能力建立培训考核评价标准规范；结合医院实际情况，联合应用情境模拟仿真、人工智能等新兴技术，设置多种模拟新发传染病流行应对仿真场景，设计培训演习或方式、拟定培训演习规模、定期开展新发传染病防控培训演习活动；建立多元分层的应对能力培训体系，形成多部门组织、多种媒体配合、多层次的教育培训系统，综合提升护理人员新发传染病防控能力。

（四）落实日常感染预防控制措施监管监察

如同开展临床护理质量管理，相关新发传染病护理应对行为或能力，通常在平时工作中能获得培养和训练，如咳嗽礼仪宣教、标准预防、环境物表消杀及三区两通道管理等。可确保科室（病区）和护理人员遵守医院感染预防控制办法，规范日常防控行为，及时发现和防范潜在风险因素。为提升护理人员新发传染病应对能力，护理管理者可以强调日常感染预防控制行为的重要性，保持对护理人员感染预防控制措施实施的监管与督察，以促进护理人员在平时工作中不断提升传染病防控能力水平。

三、完善新发传染病护理应急管理机制

2003 年严重急性呼吸综合征疫情重创医疗机构应急管理体系，2019 年新冠疫情来势凶猛，暴露了医院应对新发传染病应急管理体系的若干短板。其中，护理部门作为医院医疗业务和公共卫生业务开展的重要组织部门，完善新发传染病护理应急管理办法，提升护理应急处置水平，有利于促进医院新发传染病防控救护协调联动，提高快速响应速度，提升医院新发传染病医疗救护水平，是医院高效预防和妥善处置新发传染病的一大保障，应采取多种措施完善新发传染病护理应急管理机制，加强护理应急管理。

（一）明确新发传染病护理应急管理队伍结构与主要职责

应急管理队伍的指挥决策是应急管理的核心，关乎应急处置的方向与成败。完善新发传染病护理应急管理机制，首先应结合医院现有护理领导小组结构梯度和新发传染病应急救治防控核心工作内容，明晰管理人员结构组成和主要职责任务，制订针对新发传染病护理应急管理的上层领导决策机制。

目前我国医院护理组织结构主要是以护理部为核心，依次为护理部主任-科护士长-（区）护士长。在既往应对新发传染病的经验中，新发传染病应急救治防控护理管理核心工作内容包括护理人力集结与调配、护理物资出入管理与协调、护理质量控制与监管、护理安全的保障与管理、护理人员的教育与培训等。因此，面对未来仍将应对的新发传染病，可参考以护理部主任为应急领导组组长，护理部副主任为副组长，内科、外科、急诊科、ICU、手术室、消毒供应室及疾病预防控制科感控护士管理专员为组员，负责全院新发传染病护理救治工作的领导决策与指挥协调；以内科总护士长为质量监管组长，各科室护士长为组员，负责全院新发传染病护理质量安全管理。以急诊科、ICU 护士长为应急救护指导与培训组长，疾病预防控制科感控护士管理专员为副组长，负责全院应急救护指导与护理人员的培训教育工作；以外科总护士长为资源保障组组长，消毒供应室护士长为副组长，负责新发传染病护理救治防控后勤保障工作。同时，筛选参加过多次新发传染病救治工作或具有丰富的传染病护理经验、熟练掌握急救知识和技能、身体素质好的护士组成一级应急护理梯队，并作为临床救护小组骨干，负责临床救护工作和基层实践护理指导工作。此外，依次根据护理人员职称、工龄、相关经验和日常护理考核成绩等组建二级、三级应急护理梯队和应急护理储备队。

（二）优化新发传染病护理应急管理流程运行机制

由于新发传染病的突发性和不确定性，护理人员在初期参与新发传染病的防控救护工作中，常处于被动状态，一是由于新发传染病通常是人畜共患疾病，受自然环境和社会环境影响，而非人为因素而产生；二是由于护理人员在传染病早期预警中的重要作用被忽视，其传染病预警消息获知来源于临床医生。对此，新发传染病护理应急管理机制的完善，还需优化新发传染病护理应急管理流程运行机制。调整既往护理应急管理流程被动运行的方式，基于新发传染病护理监测预警指标，制订科室新发传染病护理应急处置流程。以各科室护理人员为应急管理流程运行机制为主要触发者，依据不同症候群上报科室护士长和临床医生，联合临床医生决策判断后，护士长上报应急指挥协调组组长做好防控救护准备工作，并暂时管理疑似就诊患者。待医院新发传染病专家决策组确认后，联合医院总防控指挥组，护理应急管理指挥协调组启动护理应急管理流程，即分别启动应急防控流程、应急救护流程、应急资源供应流程，实施统筹管理。其中应急防控流程在疾控专家的指导下，以教育指导组成员、科室感控护士为主要执行人群。应急救护流程联合医院多学科团队，以应急救护组成员、应急护理梯队为主要执行人群。为保证在应急状态下工作流程的有序进行，应急资源供应流程随时处于活跃状态，保障各项物资供应顺利，在医院后勤部门的辅助下，由资源保障组成员为主要执行人群（图7-2）。

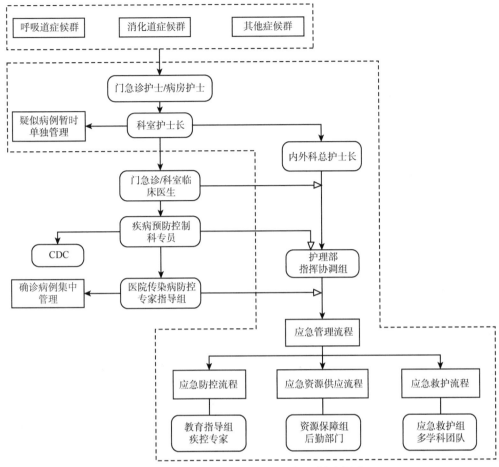

图 7-2　护理应急管理流程运行机制示意图

（三）研建平战防控下的新发传染病护理人力分配机制

防控新发传染病，护理人员配备是保证医疗救治防控效果基本条件之一，在新发传染病疫情下，我国紧张的护理人员数量与需求之间的供需不匹配矛盾突显。由人力欠缺引发的超负荷工作量、潜在护理风险及感染风险等对防控新发传染病十分不利。

随着社会信息化脚步不断加快，信息化技术在医院的应用十分广泛。例如物流系统的研发应用，减少了外勤护理人员的投入；移动护理工作站的应用，减轻了护理人员每日往返步数；移动护理 PDA 的应用，可在双人核对的基础上，强化护理"三查七对"效果。总的来说，信息技术的应用在一定程度上降低了护理人力的投入和护理工作量等，缓解了一定程度上的护理人力供需矛盾。可关注信息技术对护理人力调配的作用，从加快护理信息发展速度，促进护理人力资源和护理信息资源相辅相成开始。一方面借助医院相关护理信息资源，帮助合理调配和利用门诊护士、急诊护士、感控护士、传染科及部分内科护士等重点护理应对力量。另一方面有关护理信息资源还能在护理人力作用下进一步得到治理和统一规范。基于规范的医疗护理信息数据，使用自然语言处理技术，利用、处理医院存储的日常普通疾病和新发传染病患者诊疗事件日志记录，利用大数据挖掘和机器学习等数据分析技术，挖掘和学习大量医疗数据与诊疗事件存在的关联，构建新发传染病事件应对流程模型。通过分析其中患者就诊量、就诊时间、就诊节点及护理人力资源分布情况，建立针对平战防控下的新发传染病护理人力分配模型。在现有护理人力资源储备量的基础上，应用护理人力分配模型辅助优化并制订平战防控下的新发传染病护理人力分配机制。

综合来说，即使当下人工智能的不断飞速发展，且部分工作已有替代人类工作之势，但护理工作本身具有的关怀性、人文性等特点，信息化技术不能从根本解决护理人力欠缺等问题。对于目前全球存在的护理人力供需矛盾，仍需通过增强护理后备队伍，吸引扩大护理从业人才储备；增强护理人员执业待遇，提升工作幸福感和满意度，减少护理执业人才流失等。

参 考 文 献

金兰，韩燕茹，2004. 18 例医护人员 SARS 感染调查分析[J]. 中华医院感染学杂志，14（006）：637-638.

孔德华，冯霞，马茹兰，等，2020. 综合性医院医护人员传染病突发事件应对能力的现状分析[J]. 解放军预防医学杂志，38（10）：9-12.

李晓楠，葛静玲，2020. 普通病区预防新型冠状病毒医院感染应急护理管理实践[J]. 护理学杂志，35（7）：69-71.

马慧，2021. 护理人员面临的生物安全形势及应对策略[J]. 解放军护理杂志，38（11）：1-3.

潘爱红，于卫华，付飒，等，2020. 新型冠状病毒肺炎定点医院早期护理应急管理实践[J]. 中华护理杂志，55（S1）：266-268.

宋金兰，韩燕茹，2004. 18 例医护人员 SARS 感染调查分析[J]. 中华医院感染学杂志，14（6）：637-638.

王玲，彭小春，康乐，等，2020. 应对新型冠状病毒肺炎疫情中护理部的职能及部署[J]. 护理研究，34（4）：571-572.

徐晓华，徐璟，康磊，等，2020. 上海援鄂护士传染病突发事件应对能力的调查分析[J]. 中国护理管理，20（12）：1822-1826.

中华人民共和国国家卫生健康委员会宣传司，2020. 应对新型冠状病毒感染肺炎疫情联防联控机制 2020 年 2 月 14 日新闻发布会[EB/OL]. [2020-02-14]. http：//www.nhc.gov.cn/xcs/s3574/202002/5329d7ab7af24690a1d5b66982333af3. shtml.

Bruyneel A，Bouckaert N，Maertens de Noordhout C，et al，2023. Association of burnout and intention-to-leave the profession with work environment：a nationwide cross-sectional study among Belgian intensive care nurses after two years of pandemic[J]. International Journal of Nursing Studies，137：104385.

Campbell LA，Harmon MJ，Joyce BL，et al，2020. Quad Council Coalition community/public health nursing competencies：building consensus through collaboration[J]. Public Health Nursing，37（1）：96-112.

Chan WF，Adamson B，Chung JWY，et al，2011. Validity and reliability of the proposed core competency for infection control nurses of hospitals in Hong Kong[J]. American Journal of Infection Control，39（3）：e11-e13.

Li HD，Dong SJ，He L，et al，2021. Nurses' core emergency competencies for COVID-19 in China：a cross-sectional study[J]. International Nursing Review，68（4）：524-532.

Song S，Li XY，Bell SA，et al，2021. Emergency response：a cross-sectional study of core competencies for nurses regarding major infectious disease outbreaks[J]. Journal of Emergency Nursing，47（6）：902-913.

Wang Y，Qiang WM，Wang C，et al，2021. Nursing management at a Chinese fever clinic during the COVID-19 pandemic[J]. International Nursing Review，68（2）：172-180.

Zhou ZH，Wang CX，Wang JJ，et al，2012. The knowledge，attitude and behavior about public health emergencies and the response capacity of primary care medical staffs of Guangdong province，China[J]. BMC Health Services Research，12：338.